M. Liehn

S. Grüning

N. Köhnsen

OP und Anästhesie

Praxishandbuch für Funktionsdienste

M. Liehn
S. Grüning
N. Köhnsen

OP und Anästhesie

Praxishandbuch für Funktionsdienste

Mit 82 Abbildungen und 6 Tabellen

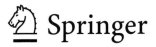 Springer

Margret Liehn
Am Rathausplatz 16
25462 Rellingen

Sylvia Grüning
Christian Förster Str. 30
20253 Hamburg

Niki Köhnsen
Hegibachstraße 75
8032 Zürich, Schweiz

ISBN-10   3-540-29511-9 Springer Medizin Verlag Heidelberg
ISBN-13   978-3-540-29511-2 Springer Medizin Verlag Heidelberg

Bibliografische Information der Deutschen Bibliothek
Die Deutsche Bibliothek verzeichnet diese Publikation in der Deutschen Nationalbibliografie; detaillierte bibliografische Daten sind im Internet über <http://dnb.ddb.de> abrufbar.

Springer Medizin Verlag
springer.de
© Springer Medizin Verlag Heidelberg 2006
Printed in Germany

Planung: Barbara Lengricht, Berlin
Projektmanagement: Dr. Ulrike Niesel, Heidelberg
Lektorat: Petra Rand, Münster
Zeichnungen: Christiane von Solodkoff u. Dr. Michael von Solodkoff, Neckargemünd
Titelbild und Design: deblik, Berlin
SPIN 11424949
Satz: TypoStudio Tobias Schaedla, Heidelberg
Druck und Bindung: Stürtz GmbH, Würzburg
Gedruckt auf säurefreiem Papier   22/2022 – 5 4 3 2 1 0

Vorwort

Wie kaum ein anderer Bereich unserer Gesellschaft, ist das Gesundheitswesen von einem rasanten Wandel der Rahmenbedingungen geprägt. Alle hier beschäftigten Berufsgruppen werden täglich mit den Auswirkungen dieser Wandlungen konfrontiert. Dadurch werden alle Beteiligten gezwungen, sich mit neuen Anforderungen auseinander zu setzen. Seit mehreren Jahren haben wir mit der Umsetzung von Konzepten zu Themen, wie Qualifizierungsmaßnahmen für Funktionsdienstpersonal im OP-Bereich und Verbesserungen der OP-Ablauforganisation, Erfahrungen sammeln können. Ein Konzept bestand darin, Pflegekräfte des Funktionsdienstes dahingehend zu schulen, sich gegenseitig unterstützen zu können. Wir stellten fest, dass diese Maßnahmen geeignet sind, den neuen Herausforderungen begegnen zu können, und damit die eigene Motivation, die Arbeitszufriedenheit und die Kooperationsbereitschaft zu steigern. Daraus entstand die Idee, alle Kollegen im Funktionsdienst an unseren Erfahrungen teilhaben zu lassen, und ihnen durch dieses Praxishandbuch Instrumente an die Hand zu geben, um notwendige Veränderungen in ihren Bereichen umsetzen zu können.

Wir freuen wir uns sehr, dass wir den Springer-Verlag dafür gewinnen konnten, dieses Werk mit uns zu veröffentlichen. Wir bedanken uns bei allen, die uns bei der Fertigstellung dieses Buches unterstützt haben, insbesondere bei unserer Lektorin, Frau Petra Rand, Springer-Verlag, für ihre unermüdlichen Nachfragen. Die Unterstützung durch Herrn Klaus Greisen, Dipl.-Bioingenieur für Medizintechnik und Inhaber der Greisen product service GmbH in Hamburg, war für die Kapitel HF-Chirurgie (Kap. 5) und Medizinproduktegesetz (Kap. 4) weiterführend. Herrn Dr. Gert Liehn, der alle Inhalte der Anästhesie prüfte, bei Bedarf korrigierte und jeder Zeit für Fragen zur Verfügung stand, danken wir. Last not least, danken wir allen Kolleginnen und Kollegen der zentralen OP-Abteilung der Asklepiosklinik Altona in Hamburg, die unermüdlich bereit waren, sich in unzähligen Fotos darstellen zu lassen. Auch gilt unser Dank den Firmen, die uns ihre Abbildungen für dieses Werk zur Verfügung stellten.

Für Kritik und Verbesserungsvorschläge wären wir dankbar.

Hamburg, im Februar 2006
M. Liehn, S. Grüning, N. Köhnsen

Inhaltsverzeichnis

Grundlagen

S. Grüning

1.1   Gesundheitsversorgung im Wandel

Am Beginn des 21. Jahrhunderts stehen alle postindustriellen Gesellschaften vor den gleichen Herausforderungen. Während die Nachfrage nach Gesundheitsleistungen steigt, sinken gleichzeitig die Mittel, die Staaten und gesetzliche Krankenkassen zur Finanzierung aufbringen können. Ein Grund für die steigende Nachfrage liegt in der Zunahme von älteren Menschen in der Bevölkerung. Auch die Erfolge in der Medizin und die Entwicklung der Medizintechnik erklären den steigenden Einsatz von Therapien. Die Gründe für die sinkenden Mittel zur Finanzierung liegen in der Abnahme der solidarischen Finanzierungsmöglichkeiten. Bedingt durch einen ständigen Rückgang der Beschäftigung fließt nicht mehr genügend Geld in die soziale Krankenversicherung. Im letzten Jahrzehnt des 20. Jahrhunderts wurden Post, Bahn, Nahverkehr, Energiewirtschaft und das öffentliche Kreditwesen umstrukturiert; jetzt ist es Zeit für den Gesundheitssektor (Lohmann u. Wehkamp 2002, S. 13).

1.2   Konzept der Multiprofessionalität

1.2.1 Herausforderung

Im Zuge der Umstrukturierungen, Zentralisierungen und der veränderten Abrechnungsmodalitäten wird es immer wichtiger, auch Personalstrukturen zu verändern. Die Einführung des Fallpauschalensystems (G-DRG-System), das gewissermaßen Festpreise für die Leistungen am Patienten festlegt, hat zur Folge, dass alle Anbieter von Gesundheitsdienstleistungen zum Handeln gezwungen sind. Die Kosten für den Ressourceneinsatz (Sachmittel, Personal usw.) dürfen nicht mehr höher sein als die Erlöse (Festpreise), die, z. B. Krankenhäuser, für ihre erbrachten Leistungen erhalten (Vetter u. Hoffmann 2005).

Somit müssen alle Berufsgruppen in der Gesundheitsbranche sich den neuen Anforderungen an Planung, Gestaltung und Steuerung des Behandlungsprozesses stellen. Dazu ist es erforderlich, die Medizinorganisation zu modernisieren. Das bedeutet, die Patienten und nicht die Bedürfnisse der Berufsgruppen und Institutionen müssen fortan im Mittelpunkt der Strukturen und Prozesse stehen. Dabei müssen die Ausgangspunkte aller Veränderungen immer Leistung und Qualität sein (Lohmann 2004, S. 180 f.). Planung, Gestaltung und Steuerung der Patientenbehandlung, die Kernleistungen also, werden für die Wettbewerbsfähigkeit von Krankenhäusern entscheidend. Wirtschaftliche Aspekte dürfen kein Tabuthema sein. Wenn die Ausgaben eines Krankenhauses höher als die Einnahmen sind, wird es für dieses Krankenhaus keine Zukunft geben.

Sich im Funktionsdienst, Anästhesie- und OP-Funktionsdienst, den neuen Anforderungen zu stellen, bedeutet auch, die Zukunft dieses Berufsbildes aktiv und inhaltlich weiterzuentwickeln. Im Ergebnis kann dann durchaus von einer »professionellen Aufwertung« gesprochen werden. Wir möchten Sie einladen, in den folgenden Kapiteln mit uns gemeinsam den spannenden Weg hin zur multiprofessionellen Zusammenarbeit im OP-Funktionsbereich zu gehen. Die Pflegekräfte in der OP-Abteilung, Anästhesie- und OP-Dienst, haben sich bisher immer freiwillig unterstützt und geholfen. Um diese Zusammenarbeit noch effektiver zu gestalten und damit auch die Motivation des Einzelnen zu erhöhen, die Arbeitsweisen der jeweils »anderen« Abteilung zu verstehen, ist es notwendig, Basiswissen zu haben und anwenden zu können.

1.2.2 Definition

Multiprofession setzt sich aus den Wörtern »multi« (mehrere; Duden, Bd. 5, 1997) und »Profession« (Beruf; Duden, Bd. 5, 1997) zusammen. Hieraus ergibt sich eine Ergänzung des originären Berufsbildes.

> Multiprofessionelles Handeln im OP- und Anästhesiefunktionsdienst besteht in der qualifizierten Durchführung von Basistätigkeiten der jeweils anderen Profession.

Dabei sind keineswegs die umfangreichen Kenntnisse und das spezielle Fachwissen des jeweils anderen Funktionsdienstes gefordert, sondern originäres Fachwissen soll ergänzt werden. Multiprofessionalität in diesem Zusammenhang bedeutet, dass alle Berufsgruppen, die im OP aufeinander treffen, um gemeinsam an der Therapie des Patienten mitzuhelfen, sich als Team verstehen. Voraussetzungen, Rahmenbedingungen und Qualifizierungsmaßnahmen werden in den folgenden Kapiteln ausführlich erläutert.

1.2.3 Ziele

Ziele der multiprofessionellen Zusammenarbeit im Funktionsbereich OP sind:

- Fitmachen für neue Herausforderungen (»anders arbeiten«),
- Aufwertung des Berufsbildes,
- Förderung der ergänzenden und unterstützenden Zusammenarbeit,
- Entwicklung eines multiprofessionellen Teams (nicht nebeneinander, sondern miteinander),
- flexiblerer Personaleinsatz,
- Prozessoptimierung in der OP-Ablauforganisation,
- Terminsicherheit für Patienten und Operateure sowie
- qualifizierte Patientenversorgung im ambulanten OP-Bereich.

Hierbei geht es nicht darum, mit weniger Personal mehr zu leisten oder immer schneller zu arbeiten, um die Produktivität zu steigern. Es geht darum, Wege aufzuzeigen, wie »anders«, und zwar ohne Qualitätsverlust, gearbeitet werden kann. Interdisziplinäres Arbeiten fördert das Verständnis und damit die Motivation. Es kann ein einheitliches Notfallmanagement unter Einbeziehung aller Berufsgruppen geben; der Informationsfluss wird intensiver. Nur mit berufsübergreifenden Maßnahmen in Diagnostik, Therapie und Pflege ist es möglich, qualitativ hochwertige Arbeit zu leisten, und die Qualität auch zu messen. Erkennen und Nutzen der Stärken der einzelnen Berufsgruppen fördern Synergieeffekte und intensivieren die Zusammenarbeit.

1.2.4 Modell

Bevor das multiprofessionelle Team als Arbeitsmodell der Zukunft vorgestellt wird, soll zunächst kurz zurück in die Vergangenheit geblickt werden. In den letzten 45 Jahren hat sich der Funktionsdienst im OP – nebeneinander her- und voneinander wegorientiert – an dem jeweiligen medizinischen Fachbereich entwickelt. Obwohl eine identische Ausgangsbasis (Krankenpflegeausbildung) zugrunde liegt, können nach kurzer Zeit kaum noch gemeinsame Aufgabenfelder identifiziert werden. Besonders große Unterschiede bestehen mittlerweile zwischen dem Anästhesie- und dem OP-Funktionsdienst. Forciert wurde diese getrennte Entwicklung auch durch äußere Strukturen in Form von fachspezifischen Abteilungen mit entsprechender Aufbauorganisation (Leitung, Vertretung, Mitarbeiter analog zur ärztlichen Abteilungsstruktur). Diese Trennung wurde z. T. durch eigene Räumlichkeiten (getrennte Büros der Leitungen, unterschiedliche Lagerräume und auch getrennte Aufenthaltsräume im selben Funktionsbereich) betont. Auch Qualifizierungsmaßnahmen, wie z. B. Fachweiterbildungen, Fortbildungen, Kongresse und entsprechende Literatur, wurden fachlich getrennt voneinander entwickelt und angeboten. Diese Trennungen haben sich dann (nachvollziehbar) im OP fortgesetzt; gemeinsame Aufgabenfelder konnten sich bei dieser Art von Abgrenzung schwerlich entwickeln. Der OP-Funktionsdienst definiert daher seine Professionalität fast ausschließlich über das operationstechnische Know-how, der Anästhesiefunktionsdienst über das anästhesietechnische Know-how. Diese Abgrenzungen untereinander und die Orientierung ausschließlich am eigenen Fachgebiet sind, historisch betrachtet, nachvollziehbar und hatten bis zur Mitte des letzten Jahrzehnts des 20. Jahrhunderts sicherlich ihre Berechtigung. Betrachtet man jedoch die Anforderungen des Gesundheitswesens heute, bedingt durch Gesetze und Rahmenbedingungen sowie durch medizinische und technische Entwicklungen, wird deutlich, dass sich auch für den Funktionsdienst im OP Veränderungsbedarfe ergeben.

> Dem Funktionsdienst im OP, der seine Arbeitsinhalte an die Zukunft anpassen will, wird das Zukunftsmodell des multiprofessionellen Teams empfohlen.

1.2.5 Aufgabenbereiche

Aufgabenbereiche und Arbeitsinhalte des Anästhesie- und OP-Funktionsdienstes sind aus den genannten Gründen bisher stark voneinander getrennt. Der Kern des Modells »multiprofessionelles Team« besteht darin, dieser Trennung systematisch und inhaltlich zu begegnen, um eine schrittweise Annäherung der Aufgabenbereiche und Arbeitsinhalte zu ermöglichen. Anwendbar ist das Modell auf jeden OP, da die inhaltliche Ausgestaltung von den vor Ort tätigen Funktionsdienstmitarbeitern gemeinsam festgelegt wird.

Festlegung

Zur Umsetzung des multiprofessionellen Konzeptes müssen die folgenden Fragen geklärt werden:

- Wie sehen die einzelnen Schritte aus?
- Wer initiiert und steuert den Prozess?

Der Umgestaltungsprozess wird von einer »zentralen Funktionsdienstleitung« (► Kap. Glossar), die beiden Funktionsdiensten vorsteht, initiiert. Eine zentrale Leitungsstruktur ist eine wesentliche Voraussetzung für die erfolgreiche Bearbeitung und Umsetzung in die Praxis. Die zentrale Funktionsdienstleitung stellt die Projektgruppe »multiprofessionelles Team« zusammen, leitet diese und begleitet den gesamten Prozess. Die folgenden Schritte werden durchgeführt:

1. Erstellen der einzelnen Tätigkeitskataloge,
2. Zusammenfügen der Tätigkeitskataloge und
3. Theorie-Praxis-Transfer.

Erstellen der einzelnen Tätigkeitskataloge

OP-Funktionsdienst: Zunächst wird ein Katalog erstellt, in dem die originären Tätigkeiten (Aufgaben) des OP-Funktionsdienstes aufgelistet werden.

Anästhesiefunktionsdienst: Parallel dazu wird auch hier ein Katalog, in dem die originären Tätigkeiten (Aufgaben) des Anästhesiefunktionsdienstes aufgelistet werden, erstellt.

Zusammenfügen der Tätigkeitskataloge

Gemeinsame Aufgaben der OP- und Anästhesiefunktionsdienste: Auf der Basis dieser beiden Kataloge werden die Tätigkeiten (Aufgaben) bestimmt, die von dem jeweils anderen Funktionsdienst durchgeführt werden könnten. Dies sind:

- mögliche Tätigkeiten des Anästhesiefunktionsdienstes im Tätigkeitsbereich des OP-Funktionsdienstes und
- mögliche Tätigkeiten des OP-Funktionsdienstes im Tätigkeitsbereich des Anästhesiefunktionsdienstes.

Damit ist ein gemeinsamer Tätigkeitskatalog erarbeitet, der eine Annäherung der Aufgabenbereiche im OP- und Anästhesiefunktionsdienst ermöglicht. In die Festlegung der Aufgabenbereiche des OP-Funktionsdienstes muss das

Spektrum der durchgeführten Operationen einbezogen werden. Gemeinsam wird in der Arbeitsgruppe überlegt, welche Operationen in den jeweiligen Fachgebieten für »multiprofessionelles Arbeiten« geeignet sind. Nun steht **theoretisch** fest, welche Tätigkeiten bei welchen Operationen multiprofessionell geleistet werden könnten.

Theorie-Praxis-Transfer

Unter dem Stichwort Herausforderung (▶ Abschn. 1.2.1) wurde bereits angedeutet, dass es sich bei der Multiprofessionalität im Funktionsdienst im Wesentlichen um Ergänzungen der originären Profession und qualifizierte wechselseitige Durchführungen von Basistätigkeiten handeln wird. Der Anspruch, dass Leistung und Qualität immer Ausgangspunkte aller Veränderungen sein müssen, kann nur erfüllt werden, wenn diese Veränderungen von entsprechenden Qualifizierungsmaßnahmen begleitet werden. Die Qualifizierungsmaßnahmen zum Thema »multiprofessionelles Team« setzen sich sinnvollerweise aus einem theoretischen und einem praktischen Teil (▶ folgende Übersicht) zusammen.

Inhalte für Qualifizierungsmaßnahmen

- ▬ Theoretischer Teil:
  - – Rechtliche Grundlagen
  - – HF-Chirurgie
  - – Lagerungstechniken im OP (Theorie)
  - – Basisinformationen zu Nahtmaterial (Teilnehmer aus der Anästhesie)
  - – Basisinformationen zu Medikamenten/Monitoring im Anästhesiebereich (Teilnehmer aus dem OP)
- ▬ Praxisteil:
  - – Hospitation in der Anästhesie
  - – Hospitation im OP-Bereich

Um Aufgaben zu verteilen, ist es sinnvoll, Aufgabenbeschreibungen zu erstellen. Mit standardisierten Aufgaben und regelmäßigem »controlling« kann die Qualität der Arbeit gemessen und bei Bedarf verbessert werden. Aufgabenbeschreibungen helfen, die Stärken der einzelnen Abteilungen zu erkennen und zu nutzen. Eine forcierte Teamentwicklung hilft, Konflikte rechtzeitig zu erkennen und zu beheben.

OP-Funktionsbereich

Alle Tätigkeiten, die mit dem Patienten und seinem geplanten Eingriff zu tun haben, beginnend bei der Operationslagerung, über die Vorbereitung des Sterilguts und Einwegmaterials bis zur Assistenz während der Operation im sterilen (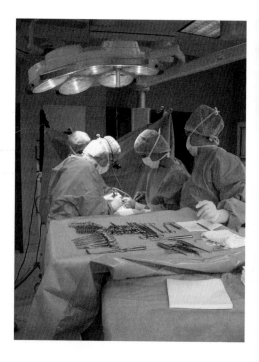 Abb. 1.1) sowie im unsterilen Bereich zählen zum Aufgabenbereich des OP-Funktionsdienstes. Dazu sind Kenntnisse der Hygiene sowie der Arbeits- und der Unfallverhütungsvorschriften absolut unabdingbar. Die genaue Kenntnis der geplanten Operation, und welche Materialien dafür benötigten werden, gilt als Voraussetzung für einen komplikationslosen Ablauf.

Anästhesiefunktionsbereich

Die Anästhesiefachkraft betreut den Patienten in der Vorbereitungsphase zur Narkose und bereitet die Anästhesie vor. Die psychische Betreuung eines

Abb. 1.1. Strumaresektion

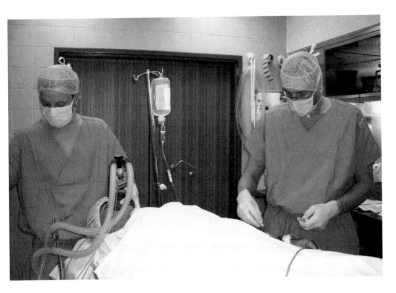

☐ **Abb. 1.2.** Narkoseeinleitung

prämedizierten Patienten verlangt u. a. kommunikative Fähigkeiten. Alle gängigen Anästhesieformen sind bekannt und können vorbereitet werden. Eine Assistenz der Narkoseeinleitung (☐ Abb. 1.2) fordert Kenntnisse der Wirkungsweise der benötigten Medikamente und Narkosegeräte.

1.2.6 Gesetze und Rahmenbedingungen

Die historische Entwicklung der Gesundheitssysteme der westlichen Welt lässt sich in 3 Phasen einteilen:

- Kostendeckung,
- Kostendämpfung und
- Effizienz.

Im deutschen Gesundheitswesen wird das Ende der Kostendeckungsphase auf das Jahr 1993 (Gesundheitsstrukturgesetz) terminiert. Derzeit befindet sich das Gesundheitswesen am Übergang von der Kostendämpfungsphase zur Effizienzphase. Diese Phase wird durch die Einführung des DRG-Systems, durch die schrittweise Etablierung von sektorenübergreifenden Versorgungsstrukturen (integrierte Versorgung, DMP; ► Kap. Glossar) und durch die zunehmende Bedeutung von Qualitätssicherungs- und Qualitätsmanagementelementen charakterisiert (Lauterbach u. Schrappe 2004). In der Phase der Kostendeckung gab es nur wenige Qualitätssicherungsprojekte. Inzwischen sind die Krankenhäuser gesetzlich verpflichtet, über die Qualitätssicherung hinaus ein einrichtungsinternes Qualitätsmanagement einzuführen, sowie jährlich einen Qualitätsbericht zu veröffentlichen. In diesem Zusammenhang wurde ein umfassendes Zertifizierungskonzept für Krankenhäuser nach KTQ entwickelt (► Kap. 2).

Eine wesentliche Neuerung mit weit reichenden Konsequenzen für den operativen Bereich im Rahmen des SGB V bildet der »Katalog 115b«. Hier sind ambulant durchführbare Operationen und sonstige stationsersetzende Eingriffe gemäß § 115b SGB V aufgeführt. Es handelt sich um eine Vielzahl niedrigkomplexer Operationen und Eingriffe, die in der Vergangenheit stationär bzw. kurzzeitchirurgisch durchgeführt wurden, heute aber nur noch ambulant (viel geringere Erlöse) abgerechnet werden dürfen. Patienten können in immer kürzerer Zeit in den Krankenhäusern diagnostiziert und therapiert werden. Darüber hinaus steigen die Versorgungsmöglichkeiten außerhalb, z. B. in ambulanten Versorgungssektoren. Das stellt viele traditionelle Krankenhausleistungen nachhaltig infrage. In den Fachbereichen Gynäkologie, Kinder- und Jugendmedizin sowie Augenheilkunde ist diese Entwicklung bereits sehr weit fortgeschritten, und in viele weitere Fachbereiche hält der »Trend zur ambulanten Behandlung« mehr und mehr Einzug (Lohmann 2004, S 36 ff.).

Ein entscheidender Faktor für Veränderungsprozesse bei den Krankenhäusern ist die ökonomische Knappheit. Gerade Krankenhäuser in Metropolen stehen unter ganz erheblichem Kostendruck und versuchen daher, ihre Leistungsfähigkeit durch Rationalisierungs- und Modernisierungsmaßnahmen zu erhalten. Waren Krankenhäuser früher durch staatliche Gesetze in ihrem Bestand geschützt, erleben sie heute eine Anpassung an allgemeine marktwirtschaftliche Bedingungen (Lohmann 2004, S 181 ff.). Alle Erfahrungen zeigen, dass die ökonomische Notwendigkeit der zentrale Anstoß für Umbrüche sein und innovative Potenziale freisetzen kann. Denn Krisen bieten immer auch Chancen. Moderne Krankenhäuser müssen darauf bedacht sein, ihre Wettbewerbsfähigkeit zu steigern und dabei auf Qualität setzen.

Produktivität lässt sich jedoch nicht unbegrenzt durch »schnelleres Arbeiten« steigern, ohne dass darunter die Qualität der medizinischen Leistungen leidet. Deshalb geht es mittelfristig um »anderes Arbeiten« (Lohmann 2004, S 181 ff.). Moderne Medizin ist interprofessionell, interdisziplinär und technikbasiert. Wer in Zeiten des Umbruchs auf Hilfe von außen wartet, hat schon verloren. Deshalb ist es wichtig, dass die Funktionsdienste auf ihre Stärke vertrauen. Sie können sich Ansehen durch professionelles Auftreten verschaffen und sind daher nicht auf Anerkennung von außen angewiesen.

1.2.7 Medizinische und technische Entwickung

Gegenwärtig ist im Gesundheitswesen alles im Fluss. Was heute als gesicherte Erkenntnis gilt, kann morgen schon obsolet sein.

> Nur durch die Konzentration auf eine ganzheitliche, integrative und innovative Medizin können die Probleme bewältigt werden, die sich seit Jahren angehäuft haben (Grönemeyer 2005, S. 68 f).

Dabei kommt innovative Medizin ohne Medizintechnik nicht aus, denn erst sie ermöglicht das hohe Maß an Präzision in Diagnostik und Therapie. Eindrucksvolle Beispiele der jüngsten Vergangenheit zeigen, wie grundlegend und tief greifend Fortschritte in Medizin und Medizintechnik die Patientenbehandlung im Krankenhaus innerhalb von nur wenigen Jahren verändert haben (Vetter u. Hoffmann 2005, S. 28 f.):

- Bislang aufwändige und für den Patienten sehr belastende Operationen werden durch Eingriffe »en miniature« (MIC) ersetzt.
- Offene operative Verfahren mit tiefen Schnitten werden mehr und mehr durch bildgesteuerte OP-Verfahren und Therapien ersetzt.
- An die Stelle der Vollnarkosen treten zunehmend lokale Anästhesieverfahren.

Ganz besonders gilt dies auch für invasive Verfahren. Die moderne Medizintechnik stellt heute extrem miniaturisierte Instrumente, feinste Sonden und Endoskope zur Verfügung. Das macht neuartige Eingriffe unter Einsatz dieses Instrumentariums, Kathetern oder hochenergetischen OP-Systemen, wie Laser, und mithilfe bildgebender Verfahren möglich (CT, MRI oder digitale Durchleuchtung und Endoskopie; Grönemeyer 2005, S. 113). Ein Ende dieser

Entwicklungen ist sicher noch nicht in Sicht. An dieser Stelle jedoch wird bereits der Einfluss auf die Aufgaben und das Berufsbild des Funktionsdienstes deutlich: Flexibilität der Mitarbeiter ist gefordert, da die Medizintechnik zukünftig einen noch größeren Raum einnehmen wird.

Informationstechnologie im Funktionsdienst

Die Nutzung moderner IT ist aus unserem Alltag nicht mehr wegzudenken. Mit einiger Verspätung hat IT in allen Bereichen des Krankenhauses Einzug gehalten; dies löste jedoch nicht bei allen Mitarbeitern automatisch Begeisterung aus. Dabei kann es zur Notwendigkeit einer unterstützenden IT keine Einwände geben. Im Gegenteil, allein die rechtlichen Anforderungen (Dokumentationen, Qualitätssicherungsmaßnahmen, Informationen, Planungen, Kostenzuordnung, Statistiken usw.) sind ohne IT-Unterstützung nicht erfüllbar.

> Eine unterstützende IT-Software, z. B. für den Funktionsbereich OP, muss an OP-Prozesse angepasst sein und nicht umgekehrt. Dies setzt voraus, dass die Prozesse vor der Installierung definiert sein müssen. Erst danach sollte das passende IT-Software-Programm ausgewählt werden.

In der folgenden Übersicht werden die Anforderungen an ein OP-Software-Programm zusammengefasst (Arbeitsgemeinschaft LBK Hamburg 2003):

Anforderungen an eine OP-Software

1. Unterstützung und Planungsoptimierung für
   - Patienten (OP-Termin)
   - OP-Team
   - Mitarbeiter
   - Bettenführende Abteilungen
   - Funktions- und Leitstellen
2. Planung und Erhöhung der Einsatzeffizienz der relevanten OP-Ressourcen, wie z. B.:
   - Betriebene OP-Säle
   - Benötigte/verfügbare Mitarbeiter

- Benötigte Hardware (Siebe, Implantate, Geräte, Medikamente, Medizinprodukte…)
- Verfügbarkeit von Intensivbetten
3. Keine Medienbrüche bei der Patientenverwaltung und -erfassung:
   - Keine Redundanzen bei der Eingabe
   - Dokumentationsentlastung in allen Berufsgruppen
   - Hohe Datenautentizität
   - Verbesserung des Patientenreports durch umgehende Verfügbarkeit entstandener Befunde
   - Transparenz des Patientenprozesses
4. Zeitnahe Dokumentation relevanter Daten:
   - Medizin:
   - Vorliegen aller für die Weiterbehandlung notwendiger Daten in einem Dokument beim Verlassen des AWR (Aufwachraum)
   - Verwaltung:
   - Zeitnahes Erfassen aller relevanten Abrechnungsdaten
   - Qualitätssicherung
5. Aspekte der Krankenhaussteuerung:
   - Zeitnahe Ermittlung und Auswertung von verabredeten Kennzahlen
   - Datengrundlage zur Steuerung und patientenbezogener Zuordnung von Kosten für Verbrauchsmaterialien, Medizinprodukten usw.
   - Unterstützung der Mitarbeiter beim Führen von Leistungsnachweisen (z. B. OP-Kataloge)

Die unterschiedlichen Anforderungen aller beteiligten Berufsgruppen müssen in das OP-Software-Programm einfließen. Das bedeutet, dass jede Berufsgruppe ihre spezifischen Anforderungen definieren muss.

OP-Verfahren

Im ▶ Abschn. 1.2.2 wurden medizinische und technische Fortschritte im Gesundheitswesen skizziert. Im Folgenden wird auf die Entwicklung moderner Diagnose- und Therapieverfahren sowie deren Konsequenzen für den OP-Bereich eingegangen. Diese Entwicklungen wiederum wirken sich unmittelbar auf die Anforderungen und Tätigkeiten des Funktionsdienstes aus.

»Minimal-invasive OP-Techniken« (z. B. endoskopische Therapieverfahren) haben sich in den letzten 10 Jahren in nahezu allen operativen Disziplinen etabliert. Was noch vor wenigen Jahren als experimentelles Verfahren in der Chirurgie galt, ist heute ein Routineeingriff. Minimal-invasive Techniken werden bei den folgenden Operationen erfolgreich eingesetzt:

- Cholezystektomien,
- Appendektomien,
- Hernienoperationen,
- Operationen im Magen-Darm-Trakt,
- Eingriffe an den Harnwegen,
- gynäkologische Operationen,
- Gelenkspiegelungen (Grönemeyer 2005, S. 124 ff.),
- neurochirurgische Eingriffe,
- Operationen im Nasenbereich sowie
- Operationen in der Kardio- und Gefäßchirurgie.

In der Gefäßchirurgie zeichnet sich eine Verschiebung der operativen Eingriffe hin zur »stentgestützen Angioplastie« ab. Diese finden nicht im OP sondern im Funktionsbereich der Kardiologie statt. Es kann davon ausgegangen werden, dass sich die Anzahl operativer Eingriffe im OP verringern wird. Vetter und Hoffmann (2005, S. 28. f.) erwarten eine Reduktion der

- gefässchirurgischen Eingriffe um ca. 20% und
- Bypassoperationen um ca. 50%.

Im Universitätsklinikum Hamburg Eppendorf (UKE) ist es z. B. im Juli 2005, weltweit das erste Mal, gelungen, eine Mitralklappe ohne Operation, lediglich mithilfe eines Katheters, zu reparieren. Dieser Eingriff wurde nicht von einem Herzchirurgen sondern von einem Kardiologen im Herzkatheterlabor durchgeführt (Hamburger Abendblatt 2005). Bis diese Methode als Routineeingriff die klassische Herzklappenchirurgie abgelöst haben wird, vergeht sicher noch eine Weile. Aber der Trend ist erkennbar.

Radiologische bildgebende Verfahren

Die radiologischen Methoden haben sich, seit Wilhelm Conrad Röntgen Ende des vorletzten Jahrhunderts die fotografische Darstellung von Körperteilen auf Platten oder Filmen mithilfe von Röntgenstrahlen entwickelt hat, rasant fortentwickelt. Einen besonders großen Fortschritt bildete das Zusammenführen von Röntgenverfahren und neuer Computertechnik, Durchleuchtung, CT, EBT, MRT (▶ Kap. Glossar).

Ein weiteres hochmodernes Verfahren ist die »virtuelle Endoskopie«; sie wird in Zukunft die konventionelle Diagnostik, zugunsten von CT und MRT, ablösen. Die virtuelle Endoskopie fügt tomographische Bilder im Computer dreidimensional zusammen. Man »fliegt« sozusagen mit dem Monitor als Cockpit durch das Innere des Patienten. Das zurzeit modernste Verfahren zur Darstellung von Organen und Zellfunktionen ist die PET. Mithilfe dieses Verfahrens kann beispielsweise ein sog. Hirnschrittmacher zur Behandlung von Morbus Parkinson implantiert werden (Grönemeyer 2005, S. 133 ff.).

Operative Mikrotherapie

Die »Mikrotherapie« wird künftig wesentlicher Bestandteil aller medizinischen Fachdisziplinen sein. Das besondere Merkmal von Mikrotherapie ist die Nutzung von Miniaturinstrumentarium (Laser, Endoskope, OP-Instrumente) in Kombination mit simultaner Bildgebung. Diese Therapien können zunehmend auch ambulant durchgeführt werden. Anwendungsgebiete der operativen Mikrotherapie (Grönemeyer 2005, S. 133 ff.) sind:

- Hirntumore,
- Bandscheibenvorfälle,
- Biopsien,
- chemische Verödungen von Nerven (Schmerztherapie),
- Hyperthermie von Tumoren,
- Kryotherapie von Tumoren,
- Gefäßerweiterungen bei Tumoren, Arteriosklerose und Embolien,
- Gefäßverschlüsse bei Aneurysmen, Fisteln und Tumorgefäßen sowie
- Drainagen von Abszessen oder Zysten.

Auch in Operationen genutzte Navigationssysteme erhöhen die Präzision der Schnittführung und des Instrumenteneinsatzes. Die Navigation nutzt hierbei unterschiedliche Bildgebungsverfahren, z. B. werden präoperativ Bilder mithilfe von CTs angefertigt, Röntgenstrahlen u. a. werden eingesetzt. In den Eingriffsräumen ist zu berücksichtigen, dass Platz benötigt wird, um den Computer, den Monitor und/oder das Röntgengerät so zu positionieren, dass Sicht und Sterilität gewährleistet sind. In der Neurochirurgie ermöglichen computergesteuerte Navigationsgeräte, ohne größere Zerstörung von gesundem Hirngewebe zum Operationsgebiet vorzudringen. Auch hier ist im Vorfeld ein CT erforderlich. In anderen Disziplinen, wie z. B. Gefäßchirurgie oder Orthopädie, hat sich die CT-Navigation ebenfalls bewährt. Bereits während eines Eingriffs kann anhand einer CT-Aufnahme das Ergebnis der Operation beurteilt werden. So kann schon jetzt das weitere Vorgehen geplant werden, und nicht erst Tage später, wenn die dann fertigen Bilder die Notwendigkeit eines weiteren Eingriffs deutlich machen.

Die modernen Verfahren lösen die klassischen Methoden in den Industrieländern zunehmend ab. Diese Entwicklung wird das Eingriffsspektrum jeder operativen Fachabteilung mehr und mehr verändern. Die Eingriffe werden sich von den traditionellen, offenen Operationen mit tiefen Schnitten hin zu mikrotherapeutischen Verfahren (Operationen ohne Skalpell) entwickeln. Vielleicht wird es in absehbarer Zeit auch möglich sein, Operationen ganz ohne Narben durchzuführen?

Dr. Antony Kalloo, Internist am John-Hopkins-Krankenhaus in Baltimore (USA) ist überzeugt, dass Operationen, die heute mikroinvasiv durchgeführt werden, endoskopisch, durch den Verdauungstrakt, machbar sind. Das Verfahren hat er bisher jedoch nur an Schweinen getestet (Apotheken Umschau 2004). Aber so beginnen neue operative Methoden in der Medizin in der Regel immer. Man darf gespannt sein, wann der erste Patient mit dieser Methode therapiert wird.

Medikamente

Neben der ständigen Weiterentwicklung immer hochwirksamerer Pharmazeutika für die medikamentöse Behandlung von Krankheiten, tritt jetzt mehr die »medikamentöse Mikrotherapie« in den Fokus. Mithilfe von Mikroinstrumentarium und unter simultaner Bildgebung werden Pharmazeutika millimetergenau in die erkrankte Körperregion eingebracht. Diese Methoden kommen in Weichteiltumoren der Leber, der Wirbelsäule und anderen Organen zum Einsatz. Sogar in der Behandlung von hochakuten und chronischen Bandscheibenvorfällen hat sich diese Therapie bewährt und teilweise die »klassischen« Operationen ersetzt (Grönemeyer 2005, S. 139 f.).

Bei der Arteriosklerose hat sich der Verdacht, dass es sich hier um entzündliche Prozesse handelt, erhärtet. Vetter und Hoffmann (2005, S. 29) vermuten, dass durch gezielte prophylaktische antientzündliche Therapien künftig keine Angioplastie oder Bypassoperation mehr notwendig sein wird.

Auch die »Ulkuschirurgie« ist innerhalb von nur wenigen Jahren verschwunden, weil sich Diagnostik und Pathogenese veränderten. Ein Ulkus kann heute ambulant medikamentös behandelt werden, dadurch entfallen mehrere zehntausend Eingriffe in den chirurgischen Abteilungen (Vetter u. Hoffmann 2005, S. 28).

Durch die Einführung des Prostataspezifischen-Antigen- (PSA-)Tests zur Früherkennung des Prostatakarzinoms (Anfang bis Mitte der 1990er-Jahre) stieg die Anzahl der radikalen Prostatektomien nach positivem Testergebnis signifikant an. Inzwischen ist die Zahl dieser Operationen jedoch wieder rückläufig, da festgestellt wurde, dass 60% der mit dem PSA-Test diagnostizierten Prostatakarzinome »irrelevant«, d. h. harmlos und sehr langsam wachsend, sind. Diese irrelevanten Prostatakrebse wären ohne den Test nicht entdeckt worden und hätten auch keine Beschwerden bereitet. Die Operation »radikale Prostatektomie« kann bei den Patienten Inkontinenz und Impotenz zur Folge haben und ist damit für die Betroffenen sehr belastend. Deshalb geht von den Patienten ein starker Druck aus, das Prostatakarzinom mit weniger invasiven Methoden (z. B. »seed implantation«, Strahlentherapie, Hormontherapie) zu behandeln. Bei der Seed implantation werden in Voll- oder Teilnarkose unter ständiger Ultraschallkontrolle bis zu 80 kurz strahlende, kleinste Strahlungsquellen (»seeds«) aus Jod in die Prostata eingesetzt. Dies geschieht mithilfe von Punktionsnadeln, die über ein Koordinatenzielsystem an genau vorausberechnete Positionen in der Prostata platziert werden. Die Seeds werden an der gewünschten Position in der Prostata abgelegt; hier verbleiben sie, um ihre Strahlenwirkung auf das Prostatakarzinom zu entfalten. So wird das Tumorgewebe durch hochdosierte, gezielte Strahlung von innen zerstört.

Die Möglichkeiten, Krankheiten medikamentös zu behandeln, werden immer weiterentwickelt. In welchem Umfang dadurch Operationen wegfallen werden, bleibt abzuwarten. Bei neueren Entwicklungen, v. a. in der Anästhesie, wird auf gute Steuerbarkeit der Wirkung und geringe Kreislaufeffekte Wert gelegt. Damit können kürzere Verweilzeiten im AWR erreicht werden, es wird dem zunehmenden Bedarf an ambulant durchzuführenden Narkosen und den häufiger multimorbiden Patienten Rechung getragen.

In einigen Bereichen sind in den letzten 15 Jahren deutliche Fortschritte erzielt worden: Sevofluran und noch deutlicher Desfluran sind Inhalationsanästhetika mit sehr kurzer Halbwertszeit, mit Remifentanil steht ein stark wirksames Opioid zur Verfügung, das durch Umverteilung in Minuten unwirksam wird. Von entscheidender Bedeutung ist die »kontextsensitive Halbwertszeit«

(Zeit, nach der noch die Hälfte des Medikaments im Blutspiegel messbar ist), d. h. die Halbwertszeit verändert sich auch nach längerer Anwendung nicht. Normalerweise verlängert sich die Halbwertszeit durch die Anwendungsdauer. Bei der kontextsensitiven Halbwertszeit werden die Anwendungsdauer und damit die Verlängerung der Halbwertszeit berücksichtigt. Die Narkoseführung muss den Besonderheiten dieser Substanzen angepasst werden (z. B. Schmerzprophylaxe vor Ausleitung der Narkose). Bei Relaxanzien besteht Bedarf an Medikamenten, die (noch) seltener Allergien oder Histaminausschüttung auslösen als die zurzeit verfügbaren. Wünschenswert ist auch ein ultrakurz wirksames Relaxans, das die Nachteile des depolarisierenden Succinylcholins vermeidet. Trotz der unaufhaltsam fortschreitenden Entwicklung sind also auch im Rahmen der Medikamentenweiterentwicklung noch Wünsche offen.

Geräte und Apparate

Alle medizintechnischen Geräte, die der Anästhesie und der Operation dienen, sind einer ständigen Weiterentwicklung unterworfen. In der Narkoseführung ist der Wunsch nach ultrakurz wirkenden Medikamenten, kleinen Narkosegeräten mit perfektem Monitoring nahezu verwirklicht, in der Chirurgie erlauben Computer auf den einzelnen Patienten abgestimmte Implantate einzubringen und robotergesteuerte Instrumente fördern fein gesteuerte Operationen in schwer zugänglichen Arealen des menschlichen Körpers.

Mit Argon-Laser-Geräten lassen sich u. a. Augenoperationen schonend und ohne große Narbenbildung vornehmen. In der Chirurgie kommen Laser zur Anwendung, die hauptsächlich durch ihre unterschiedliche Anwendungstemperatur wirken. Das Licht des Kohlenstoffdioxid- (CO_2-)Lasers ist für das menschliche Auge nicht erkennbar ist. Deshalb wird das Gas mit einem Helium-Neon-Gemisch, dessen rotes Licht als Zielpunkt genutzt wird, kombiniert. Der CO_2-Laser wird in erster Linie zum Schneiden genutzt; seine Eindringtiefe ist gering, da das Licht vom Gewebe schnell absorbiert wird. Neodym-Yttrium-Aluminium-Garnet- (YAG-)Laser werden u. a. in der Neurochirurgie und der Endoskopie eingesetzt. Das Licht wird zumeist über Lichtleitfasern geleitet, die Koagulation kann über direkten Kontakt mit dem Gewebe oder indirekt mit kleinem Abstand zum Gewebe erfolgen. Die Entwicklung der Laser-Chirurgie wird v. a. in der ästhetischen Chirurgie vorangetrieben.

In der minimal-invasiven Chirurgie erwirken Trokare und Stapler geringere Traumata, dadurch wird der Heilungsprozess enorm verkürzt. Es können zunehmend mehr Eingriffe über endoskopische Methoden vorgenommen werden, weil die Technik es ermöglicht, viel Licht an den Eingriffsort zu bringen, mit Klammernahtgeräten schnell und zuverlässig Gefäße und/oder Darm zu verschließen und/oder zu anastomosieren.

Mikroskopgesteuerte Operationen in der Chirurgie ermöglichen Eingriffe unter einer Vergößerung, die Lupenbrillen nicht erreichen können. Das OP-Mikroskop ist für jede Operation umbaubar, die Vergrößerung einstellbar und das sterile Beziehen ist schnell und komplikationslos möglich. Die Mobilität ist durch fahrbare Stativmikroskope gegeben; in Disziplinen, in denen die mikroskopische Technik überwiegt, ist die Anbringung an ein Deckenstativ (❑ Abb. 1.3) sinnvoll und platzsparend.

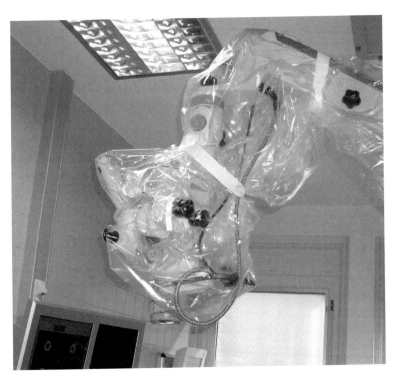

❑ **Abb. 1.3.** Steril bezogenes Deckenmikroskop der Neurochirurgie

Roboter

Ohne Computer ist vieles in der Medizin nicht mehr denkbar. OP-Roboter sind der nächste Schritt, deren Einführung v. a. in den Medien sehr kontrovers diskutiert wird. Der »robodoc« soll dem Chirurgen helfen, Präzisionsarbeit abzuliefern. Dabei ist es möglich, dass der Operateur nur noch via »joystick« seine Instrumente steuert, deren Wirkung er auf dem Bildschirm verfolgt. Der Computer verfolgt den Einsatz der Instrumente und vergleicht die Wirkung mit den CT- oder MRT-Bildern, die die Diagnose sichern. Etabliert sind diese OP-Roboter sicher noch nicht; dies liegt an vielen Faktoren. Noch sind sie teuer, groß und die Bedienung ist noch nicht so unproblematisch, wie es wünschenswert wäre.

Sinnvoller sind sensible Computersysteme, die interaktiv mit dem Operateur zusammenarbeiten. Der Chirurg operiert weiterhin, aber der Computer überprüft ständig den korrekten Einsatz der Instrumente. So könnte der Rechner rechtzeitig warnen, wenn Strukturen erhalten bleiben müssen, die im Situs schwer erkennbar sind. Als Beispiel ist hier die Knieprothese zu nennen, der Computer berechnet die genaue Passform, wie viel vom Knochen entfernt werden muss, welche Bänder geschont werden müssen. Damit wird dem Patienten eine passgenaue Prothese implantiert, die die postoperativen Schmerzen geringer sein lässt.

In der Wirbelsäulenchirurgie sind millimetergenaue Passformen der Schrauben und Platten ohne den Einsatz von Computern und Navigationssystemen schwierig; dies rechtfertigt sicher einen Einsatz von Robotern. Auch in der minimal-invasiven Chirurgie, ebenfalls in der Kardio- und Kieferchirurgie, ist der Robodoc schon eingesetzt worden.

Die Weiterentwicklung dieser Geräte und Apparate durch die Industrie ist unaufhaltsam; innovative Ideen helfen bei der Diagnose und Therapie der Patienten. Ein technisch hochausgestatteter OP ist in der Zukunft sicherlich nicht mehr wegzudenken.

Organisation und Management im Funktionsbereich OP

2.1 Funktionsbereich OP

S. Grüning

Der OP-Bereich ist das Kernstück vieler Krankenhäuser. Er verursacht einerseits die höchsten Kosten (☐ Tab. 2.1), andererseits werden in ihm die Leistungen erbracht, mit denen die höchsten Erlöse erwirtschaftet werden. In Zeiten knapper werdender Mittel, steigender Anforderungen durch Gesetze und Rahmenbedingungen (▶ Abschn. 1.2.6) ist daher eine effiziente Arbeits- und OP-Organisation unerlässlich. Dafür benötigen die Krankenhäuser Strukturen, die den optimalen Einsatz teurer und knapper Ressourcen ermöglichen.

2.1.1 Kosten

☐ Tabelle 2.1 fasst die geschätzten Kosten eines OP-Bereiches zusammen.

Als **effizient** (besonders wirtschaftlich, leistungsfähig) wird ein Funktionsbereich angesehen, wenn z. B. die OP-Säle innerhalb der täglichen Betriebszeit (damit sind nicht die Bereitschaftsdienstzeiten gemeint) optimal ausgelastet sind, also operiert (produziert) wird. Demgegenüber muss der Zeitanteil, in dem nicht operiert (produziert) wird, auf ein Minimum reduziert werden.

2.1.2 Produktiv- und Wechselzeit

Die OP-Saal-Auslastung wird z. B. anhand von **Kernleistungszahlen** errechnet:
- Produktivzeit: SNZ und
- Wechselzeit: NSZ (▶ Kap. Glossar).

☐ Tab. 2.1 Kostenverteilung im OP. (Diemer 2004)		
Kostenarten	Kostenanteile	
Fallkosten	25–50% der gesamten Fallkosten entstehen im OP	
Personalkosten	250–500 EUR/h	4,10–8,20 EUR/min
Sachkosten	125–250 EUR/h	2,05–4,10 EUR/min
Betriebskosten	500–1000 EUR/m² für Investitionen und Logistik	
Der Hochkostenbereich OP wird nur zu 25% genutzt		

Von einer **optimalen Auslastung** spricht man, wenn je OP-Saal/Jahr durchschnittlich 75.000 min SNZ produziert wird. Das sind 5 h/Tag bei 7,7 h Arbeitszeit. Die OP-Zeiten im Bereitschaftsdienst zählen nicht dazu. Die SNZ ist die reine OP-Zeit (daher auch Produktivzeit), dabei wird z. B. die Zeit vom »Beginn des ersten Schnittes bis zur letzten Naht einer Operation« gemessen. Die Zeit, die für Vor- und Nachbereitungen einer Operation benötigt wird, bezeichnet man als NSZ. Für die NSZ werden auch die Begriffe »Wechselzeit« oder »Zwischenrüstzeit« verwendet. Hier wird die Zeit von der letzten Naht einer Operation bis zum ersten Schnitt der nächsten Operation gemessen. Kommt es zu »Leerlauf- und Wartezeiten«, erhöht sich zwangsläufig die NSZ (Wechselzeit)/OP-Saal, dadurch kann sich die SNZ (Produktivzeit)/Saal sehr schnell auf ein »unwirtschaftliches« Maß reduzieren. Die Länge der Wechselzeit (NSZ) unterscheidet sich je nach Fachgebiet. Das Deutsche Krankenhausinstitut (DKI) empfiehlt die in ◻ Tab. 2.2 aufgelisteten durchschnittlichen Minutenangaben für die NSZ.

◻ **Tab. 2.2.** Empfehlungen zur Länge der Naht-Schnitt-Zeit. (Deutsches Krankenhausinstitut; Plücker, pers. Mitteilung 2005)

Fachgebiet	Naht-Schnitt-Zeit [min]
Chirurgie	
Allgemein-(Abdominal) Chirurgie	30–35
Unfall- (Knochen-)Chirurgie	35–45
Neurochirurgie	45–55
Urologie	
Schnittoperation	18–20
Endoskopische Eingriffe	25–30
Gynäkologie	
Abdominale Eingriffe	15–20
Vaginale Eingriffe	Bis 25
HNO	15–25
Augen	10–15

Diese Minutenangaben können selbstverständlich nur als Richtwerte verstanden werden. Es gilt, die NSZ auf ein Minimum zu reduzieren. Jede Berufsgruppe muss dazu ihren Beitrag leisten und sich überlegen, welche Maßnahmen aus ihrer Berufsgruppe dazu dienen. Im OP-Bereich trifft Personal der verschiedensten Berufsgruppen mit unterschiedlichen Interessen und vielfach unabgestimmten Prozessen auf engstem Raum aufeinander. Die dadurch entstehenden Reibungsverluste tragen nicht dazu bei, die Prozesse (Abläufe) im OP-Bereich den künftigen Anforderungen anzupassen. Deshalb müssen (Führungs-)Strukturen gewählt werden, mit denen eine zukunftsfähige Prozessgestaltung effektiv umgesetzt werden kann. Wie das erreicht werden kann, soll im Folgenden dargestellt werden.

2.1.3 OP-Management

Ziele und Aufgaben

Es ist unbestritten, dass im Krankenhaus ein **effizientes OP-Management** benötigt wird. Diese Aufgabe ist weitaus komplexer, als die reibungslose und effiziente Abfolge der geplanten oder ungeplanten Operationen zu gewährleisten, besonders im Hinblick auf den erheblichen Kosten- und Qualitätsdruck, unter dem der gesamte Leistungsprozess eines OP-Betriebes steht.

> Ziel des OP-Managements ist der optimale Einsatz von Ressourcen zur Erbringung einer größtmöglichen Produktivität in Verbindung mit Optimierung der Patientenakzeptanz (Busse 2005, S. 3).

Übersetzt man den Begriff »Management« aus der betriebswirtschaftlichen Theorie, bestehen die Aufgaben aus:
- planen,
- entscheiden,
- organisieren,
- beschaffen,
- führen,
- kontrollieren und
- bewerten (Busse 2005).

Die Aufgaben, die sich daraus für ein OP-Management ergeben lassen sich, wie in der folgenden Übersicht, zusammenfassen.

OP-Management

- Strategische Aufgaben
  - Entwicklung der strategischen Planung der Organisationseinheit
  - Koordination der internen und externen Schnittstellen (Nahtstellen)
  - Entwicklung und Sicherstellung der strategischen Personalentwicklung
  - Entwicklung und Koordination externer Allianzen
- Operative Aufgaben
  - Verantwortung für Planung, Durchführung und Ablaufsteuerung des gesamten OP-Prozesses unter Berücksichtigung von Effizienz und Effektivität
- Budgetmanagement
  - Verantwortung für die Budgetplanung (Wirtschaftsplan, Investitionsplan) der OP-Bereiche
  - Verantwortung für das strategische und operative Budgetcontrolling (monatlicher Report/Management von Abweichungen) und Ableitung von Optimierungsmaßnahmen zur Einhaltung des vereinbarten Budgets
- Qualitäts- und Leistungsmanagement
  - Definition und Kontrolle der quantitativen und qualitativen Leistungsziele
  - Entwicklung und Optimierung von Kernleistungszahlen
  - Steuerung der Definition, Implementierung und Kontrolle der Standards zum Qualitätsmanagement in Abstimmung mit den leitenden Ärzten der operativen Fachabteilungen
  - Mitwirkung bei der Entwicklung und der Umsetzung eines angemessenen Belohnungs- und Anreizsystems in Abstimmung mit der Krankenhausleitung
- Kapazitätsmanagement
  - Sicherstellung der langfristigen Material- und Gerätedisposition
  - Verantwortung für die Bereitstellung von Konsiliar- und Sekundärleistungen
  - Strategisch-operative Leitung durch Steuerung und Optimierung der langfristigen OP-Planung, des Engpassmanagements und der Verteilung von OP-Kontingenten

- Patientenmanagement
  - Erarbeitung, Implementierung und Weiterentwicklung von Systemen, Leitlinien und Prozessen des Patientenmanagements, z. B. Belegungsmanagement, Patientenaufnahme/-verlegung/-entlassung, Allianzpartnerschaft
- Personalmanagement
  - Anwendung von zeitgemäßen Führungsinstrumenten, z. B. Zielvereinbarungs- und Feedbackgesprächen
  - Organisatorische Weisungsbefugnis gegenüber allen im Funktionstrakt tätigen Mitarbeitern (inklusive der Operateure)
  - Überwachung der Steuerung und Kontrolle der Personaleinsatzplanung
  - Personalbeschaffung
- Eskalationsmanagement
  - Entscheidungsfindung und -umsetzung im Konfliktfall im OP durch den OP-Manager. (Gegen die Entscheidung kann bei der Krankenhausleitung Beschwerde eingereicht werden)
  - Formulieren (mündlich oder schriftlich) einer Entscheidungsbegründung auf Anforderung des Krankenhausdirektoriums
- Kommunikations- und Informationsmanagement
  - Sicherstellung und Durchführung von regelmäßigen OP-Konferenzen als ein Instrument der Regelkommunikation

Die Erfüllung dieser komplexen Aufgaben ist jedoch nur mit einer Struktur möglich, die diese Aufgabenvielfalt unterstützt. Mit der Struktur einer historischen OP-Organisation (■ Abb. 2.1) wird dies nicht leistbar sein.

Dezentrale Organisation der Vergangenheit

In der Vergangenheit waren (meist kleinere) OP-Bereiche mit einer entsprechenden Anzahl von Sälen den jeweiligen operativen Fachabteilungen zugeordnet. Die Organisation dieser OP-Bereiche und -Säle erfolgte dezentral, und die OP-Planung wurde über die jeweilige operative Fachabteilung gesteuert.

Hierarchisch sind die operativen und die anästhesiologische Fachabteilung, einschließlich des ärztlichen Personals, dem ärztlichen Direktor zugeordnet.

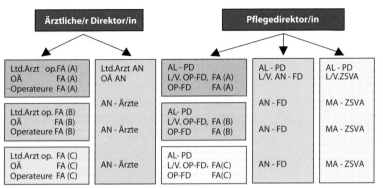

Ltd. Arzt op. FA (A,B,C) = Leitender Arzt der operativen Fachabteilung
Ltd. Arzt AN = Leitender Arzt der Anästhesie
OÄ FA (A) = Oberärzte Fachabteilung (A,B,C)
AN -Ärzte = Anästhesieärzte
AL-PD = Abteilungsleitung des Pflegedienstes
L/V. OP-FD = Leitung/Vertretung, OP- Funktionsdienst (Fachabteilungen (A,B,C)
L/V AN-FD = Leitung/Vertretung, Anästhesiefunktionsdienst
L/V ZSVA = Leitung/Vertretung, Zentrale Sterilgutversorgungsabteilung
MA-ZSVA = Mitarbeiter/in, Zentrale Sterilgutversorgungsabteilung

■ **Abb. 2.1.** Historische OP-Aufbauorganisation ohne OP-Management, dezentrale Organisation. (Jedes Kästchen des Organigramms symbolisiert eine in sich geschlossene Abteilung, mit eigener hierarchischer Struktur (Leitung, Vertretung, nachgeordnete Mitarbeiter). Gleiche Farben symbolisieren die fachliche Zugehörigkeit, unterschiedliche Farben zeigen die Abgrenzungen der Abteilungen und Berufsgruppen innerhalb des OP-Bereiches. Dadurch wird auch die Trennung zwischen den Funktionsdiensten, einschließlich ZSVA, deutlich)

Analog dazu sind die Funktionsdienste der Pflegedirektion zugeordnet. Zwischen der Pflegedirektion und dem Funktionsdienst agieren pflegerische Abteilungsleitungen. Sie sind in der Regel für mehrere medizinische Fachabteilungen zuständig. Im Unterschied zu ihrem ärztlichen Pendant, dem ärztlichen Abteilungsleiter, sind sie nicht an der direkten Patientenversorgung vor Ort, beteiligt. Die pflegerischen Abteilungsleitungen sind für sämtliche pflegerische Belange – qualitativ, quantitativ und disziplinarisch – verantwortlich. Für größere OP-Bereiche mit verschiedenen Fachabteilungen sind häufig sogar mehrere pflegerische Abteilungsleitungen zuständig.

Im nachfolgenden Organigramm (■ Abb. 2.1) wird beispielhaft der OP-Bereich mit historischer Aufbauorganisation, ohne OP-Management und mit dezentraler Organisation, dargestellt.

Es fällt nicht schwer sich vorzustellen, dass es mit dieser Struktur nicht gelingen kann, Prozesse und Abläufe effektiv in den OP-Bereichen sicherzustellen. Mit einer zentralen OP-Organisation und einem effektiven OP-Management dagegen können die künftigen Anforderungen in OP-Bereichen bewältigt werden.

Zentrale Organisation der Zukunft

An dieser Stelle soll darauf hingewiesen werden, dass eine zentrale OP-Organisation auch realisiert werden kann, wenn dezentrale OP-Bereiche vorhanden sind. Es besteht keine zwingende Voraussetzung, dass die OP-Bereiche auch räumlich zentrale Strukturen aufweisen müssen. Im Sinne eines optimierten Ressourceneinsatzes ist jedoch eine überwiegend räumlich zentrale Struktur anzustreben. Eine zukunftsfähige OP-Aufbauorganisation mit OP-Management stellt sich in der Aufbauorganisation, wie in ◘ Abb. 2.2, dar.

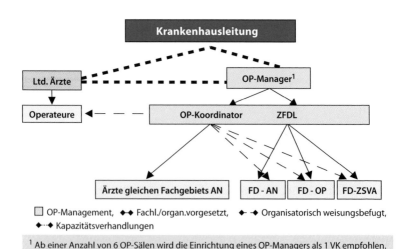

◻ OP-Management, ◆▸◆ Fachl./organ.vorgesetzt, ◆ ▸◆ Organisatorisch weisungsbefugt,
◆··◆ Kapazitätsverhandlungen

[1] Ab einer Anzahl von 6 OP-Sälen wird die Einrichtung eines OP-Managers als 1 VK empfohlen. In Einheiten mit weniger als 6 Sälen kann die Position des OP-Koordinators und des OP-Managers in Personalunion ausgeübt werden. Die Einführung einer ZFDL (Zentrale Funktionsdienst Leitung) als 1 VK wird empfohlen

© LBK Hamburg 2004

◘ **Abb. 2.2.** Zukunftsfähige OP-Aufbauorganisation **mit** OP-Management, zentrale Organisation

Es liegt auf der Hand, dass die »zukunftsfähige« OP-Aufbauorganisation mit OP-Management und zentraler Organisation eher dazu in der Lage sein wird, künftige Anforderungen zu bewältigen und einen optimalen Einsatz teurer und knapper Ressourcen zu ermöglichen als die »klassische« OP-Aufbauorganisation. In der historisch dezentralen Organisation sind die unterschiedlichsten Verantwortlichkeiten auf **viele Personen und viele Bereiche** verteilt. Soll nun diese Vielzahl von Personen in den unterschiedlichen Bereichen/Abteilungen (jeder für sich) die Managementaufgaben erfüllen, lässt sich erahnen, dass diese Aufgaben in einer dezentralen Organisationsstruktur nur mit erheblichem Personal- und Zeitaufwand erbracht werden können. Vom optimalen Einsatz teurer und knapper Ressourcen kann in diesem Zusammenhang dann nicht ausgegangen werden. Außerdem wird jeder Bereich daran interessiert sein, die Prozesse im eigenen Bereich und innerhalb der eigenen Berufsgruppe zu optimieren, ohne den Gesamtprozess berücksichtigen zu können und zu wollen.

> Der entscheidende Vorteil einer zentralen Organisationsstruktur mit einem effizienten OP-Management besteht in der Bündelung der Gesamtverantwortung.

Mit dieser Struktur besteht darüber hinaus die Möglichkeit, die unterschiedlichen Interessen und Ressourcen zu bündeln (◨ Abb. 2.3).

Ein weiterer Vorteil besteht darin, dass das OP-Management **direkt** der Krankenhausleitung und nicht dem Leiter einer Fachabteilung untersteht. So

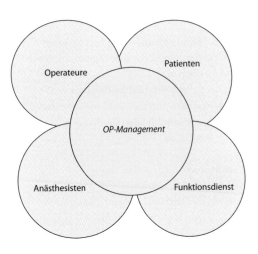

◨ **Abb. 2.3.** Interessen- und Ressourcenbündelung durch OP-Management

kann ein Abhängigkeitsverhältnis zu einer Fachabteilung vermieden werden und der Verdacht der Vorteilsnahme einer einzelnen Fachabteilung gar nicht erst aufkommen.

Zusammensetzung des OP-Management-Teams

Das Team besteht aus OP-Manager, OP-Koordinator und ZFDL.

Die Bereiche des OP-Management betreffen:

- strategische Entwicklung und Kontrakte,
- Finanzen,
- Qualität- und Leistung,
- Kapazität,
- Patienten,
- Personal und
- Eskalation.

Sie werden vom OP-Manager, OP-Koordinator und der ZFDL gemeinsam wahrgenommen. In der konkreteren Darstellung der Aufgaben (▶ folgende Übersicht) zeichnen sich jedoch, entsprechend der Funktion, notwendige Schwerpunkte ab.

Funktionabhängige Schwerpunktverteilung

- **Schwerpunkte des OP-Managers**
  Der OP-Manager untersteht der **Krankenhausleitung** und berichtet dieser. Gemeinsam mit dem **OP-Koordinator** und der **Funktionsdienstleitung** bilden sie das **OP-Management**.
  - Steuerung und Koordinierung aller **betrieblichen Prozesse** im OP
  - Verantwortung für **Schnittstellen** Krankenhaus und unternehmensweit
  - Steuerung der **strategischen und langfristigen OP-Planung**
  - **Entscheidungsfindung** im Konfliktfall
  - Budgetverantwortung
- **Schwerpunkte des OP-Koordinators**
  Der OP-Koordinator ist Teil des OP-Managements.
  - Planung und Verantwortung für Durchführung und Effizienz der OP-Prozesse und des OP-Plans **im täglichen Betrieb**

- **Weisungsbefugnis** gegenüber allen Mitarbeitern im OP **bei der Durchführung betrieblicher Abläufe**
- Bildung der **zentralen Schnittstelle** im OP
- **Enge Abstimmung** mit allen Beteiligten
- Schwerpunkte der ZFDL
  Die ZFDL ist Teil des OP-Managements.
  - Führung **aller** im OP-tätigen Funktionsdienste; einschließlich ZSVA
  - Bildung der Bereiche mit **Bereichsleitungen** für mehrere operative Fächer. Auch der Anästhesiefunktionsdienst und die ZSVA werden als Bereiche geführt.
  - Verantwortung für die Personalentwicklung, Qualifizierung und Ressourcenplanung der Funktionsdienste.

> Innerhalb des OP-Management-Teams gilt der OP-Manager als »Chef«. Es ist wichtig, darauf hinzuweisen, dass die Berufsgruppe, aus der der OP-Manager stammt, nicht festgelegt ist. Wichtig ist, dass die notwendigen Qualifikationen für diese Managementaufgabe vorhanden sind. Mitarbeiter aus dem Funktionsdienst können für eine Aufgabe innerhalb des OP-Managements ebenso qualifiziert sein (oder sich qualifizieren) wie Mitarbeiter aus dem ärztlichen Dienst.

Für die Funktionen OP-Manager, OP-Koordinator und ZFDL sollten jeweils detaillierte Aufgabenbeschreibungen zugrunde liegen. In diesen Aufgabenbeschreibungen müssen auch die notwendigen Qualifikationen und Fähigkeiten beschrieben sein. Verantwortlich für die Erstellung solcher Aufgabenbeschreibungen ist die Krankenhausleitung.

> Organisationsveränderungen einzelner Bereiche innerhalb eines Krankenhauses dürfen nie isoliert bearbeitet und durchgeführt werden.

Verändert nur ein Bereich seine Abläufe, beeinflusst das die Arbeitsprozesse aller vor- und nachgelagerten Bereiche. Deshalb ist es, im Sinne von Prozessoptimierung, nicht sinnvoll, wenn ausschließlich z. B. ein OP-Bereich unabgestimmt seine Arbeitsprozesse optimiert. Hier ist die Führung eines Krankenhauses gefordert, zielgerichtete Kommunikationskulturen zwischen den Berufsgruppen zu etablieren. Bezogen auf z. B. OP-Bereiche eines Krankenhauses, gelingt dies vorzugsweise mit einem OP-Management-Team und einer zentralen OP-Organisation.

2.2 Qualitätsmanagement und Dokumentation

M. Liehn

Ein funktionierendes Qualitätsmanagement muss in der heutigen Zeit dem Kostendruck, dem Anspruch der Krankenkassen an die Gesundheitsorganisationen und den berechtigten Ansprüchen der Patienten gerecht werden. Ohne eine durchdachte, einfach durchzuführende Dokumentation kann weder die Qualität der Arbeit gemessen und bei Bedarf verbessert werden, noch ist eine korrekte Abrechnung der Leistungen mit den Krankenkassen möglich.

2.2.1 Qualitätsmanagement

Die Implementierung eines funktionierenden Qualitätsmanagements ist aus vielerlei Gründen notwendig. Es ist gesetzliche Pflicht. Im Krankenpflegegesetz von 1985 wird u. a. in § 4 vom OP-Pflegepersonal eine umfassende, sach- und fachkundig geplante Pflege erwartet. Das Bedürfnis der Öffentlichkeit nach Transparenz im Gesundheitswesen wird immer stärker.

Im Rahmen der DRG-Einführung fordert der Gesetzgeber ein Qualitätsmanagementsystem in Gesundheitseinrichtungen zu etablieren. Darüber hinaus sind Krankenhäuser ab dem Jahr 2005 verpflichtet, alle 2 Jahre ihre Qualitätsberichte im Internet zu veröffentlichen.

Definition

In *Der kleine Duden* (1977) wird Qualität mit »Wert, Beschaffenheit oder Güte« definiert. Laut DIN EN ISO 9000 ist Qualität die »Gesamtheit von Merkmalen (und Merkmalswerten) einer Einheit bezüglich ihrer Eignung, festgelegte und vorausgesetzte Erfordernisse zu erfüllen« und wird damit durch das Verhältnis einer realisierten zu einer geforderten Beschaffenheit bestimmt (http://www.quality.de/lexikon/iso_9000.htm). Damit ist aber immer noch nicht ganz klar, wie die Qualität einer Dienstleistung gemessen werden kann. Für den einen Patienten mag es **gute Qualität** bedeuten, wenn seine Beschwerden abklingen, er gebessert nach Hause gehen kann, unabhängig von der Güte, der Länge des Aufenthalts oder der Freundlichkeit und Kompetenz der Mitarbeiter. Für einen anderen Patienten ist die Besserung seiner Beschwerden selbstverständlich, aber er misst die Qualität des Krankenhauses an der Freundlichkeit der Mitarbeiter, der Schmackhaftigkeit des Essens und der Zeit seines Aufenthalts. Das bedeutet, es müssen Messinstrumente entwickelt werden, um eine **objektive Qualitätsermittlung** möglich zu machen.

Entwicklung

Rückblickend in der Entwicklung von Qualitätsmanagement im Gesundheitswesen, fällt zuerst vielleicht Ignaz Semmelweis (1818–1865) auf. Mit der Einführung einer Händedesinfektion – er gab Chlorkalk in Wasser – vor dem Betreten der Entbindungsstation minimierte er die Frauensterblichkeit. Niemand sprach damals von Qualitätsmanagement, aber Semmelweis sah die Problematik der hohen Frauensterblichkeit und setzte ein Instrument zu seiner Minimierung, die Händedesinfektion, ein. Er kontrollierte deren Durchführung und konnte den Erfolg dieser Maßnahme anhand der Sterblichkeitsrate der Frauen im Vergleich zu der gegenüberliegenden Station messen, die die Händedesinfektion noch nicht forderte.

Das Wort »Qualitätsmanagement« stammt aus der Autoindustrie. Am Fließband wurden die einzelnen Arbeitsschritte optimiert, verglichen und die Mitarbeiter daraufhin geprüft. Im Endergebnis war gefordert, weniger Reparaturen am neuen Auto in der Garantiezeit vornehmen zu müssen. Man stellte fest, dass es sinnvoll war, nicht nur den Produktionsprozess, sondern auch Dienstleistungen zu kontrollieren und zu bewerten. Im nächsten Schritt ging es darum, die Mitarbeiterzufriedenheit und die Kundenorientierung zu optimieren. Dies alles dauerte Jahre, zeigte allerdings im Ergebnis, dass die Garantieleistungen der Autohersteller massiv abnahmen, die Mitarbeiter zufriedener waren und die Kunden die Verbesserung honorierten.

Qualitätssicherung

Um Qualität zu sichern, muss zuerst der **Ist-Zustand** in dem jeweiligen Bereich festgestellt werden. Der Anspruch an die Qualität im Pflegebereich wird z. B. anhand von Pflegeleitlinien formuliert. Um feststellen zu können, inwieweit diese den eigenen Ansprüchen gerecht werden können, müssen darüber hinaus Pflegestandards und Nachweisformulare (Dokumentation) über die durchgeführte Leistung eingesetzt werden.

2

> ❯ Ein Pflegestandard beeinhaltet, in welcher Form, von wem und mit welchen Materialien in welcher Zeit ein Arbeitsablauf vorgenommen werden muss.

Die Beschreibung der durchzuführenden Leistung muss für jeden im Team – für die Auszubildenden und auch für die Experten des Funktionsdienstes – verständlich sein. Der Standard muss regelmäßig daraufhin überprüft werden, ob seine Inhalte noch mit der Realität übereinstimmen. Die beschriebene Verhaltensweise ist von jedem Mitarbeiter einzuhalten; Ideale zu formulieren hilft im Arbeitsalltag nicht. Standards sorgen dafür, dass exakt festgestellt werden kann, wie viel Zeit eine Leistung in Anspruch nimmt. Ein Standard sichert, dass jeder Mitarbeiter eine Leistung in der gleichen Weise durchführt und nur aus begründetem Anlass davon abweicht.

Hier soll noch auf ein weiteres Instrument der Qualtätssicherung hingewiesen werden, die **prä- und postoperativen Pflegevisiten**, die jedoch aufgrund mangelnder psychologischer Schulungen der Mitarbeiter und der selten eingeworbenen Personalressourcen nur sehr selten durchgeführt werden können. Mit der präoperativen Pflegevisite kann jeder Patient individuell auf seine Situation im Funktionstrakt vorbereitet werden, die Informationssammlung des Pflegepersonals, die Pflegeanamnese, wird vollständig und Probleme beim Einschleusen oder der Operationslagerung können minimiert werden, da die Pflegebedürftigkeit des Patienten und seine Ressourcen im Vorfeld festgestellt werden. Gleichzeitig nimmt die Furcht des Patienten ab, da er sich aufgehoben sowie sicher fühlt und vielleicht durch Fotos auf die Situation in der Patientenschleuse vorbereitet ist. Durch die postoperative Pflegevisite kann die Funktionspflege evaluiert werden; die Resultate der Pflegemaßnahmen im OP können überprüft werden.

Mit den oben genannten Instrumenten können die Leistungen transparent und vergleichbar gemacht und an die formulierten Qualitätsansprüche der Patienten angeglichen werden. Leistungen werden für den Patienten und die Krankenkassen darstellbar. Dies ist nur möglich, wenn über die Instrumente der Qualitätssicherung Einigkeit besteht und die Messbarkeit geregelt ist. Unbekannte Qualität ist nicht zu messen und damit nicht zu sichern. Mit einem funktionierenden Qualitätsmanagement ist eine **Zertifizierung** möglich, die neben anderen Gründen auch ein Marketinginstrument sein kann. Eine Zertifizierung soll eine Maßnahme sein, die nach außen darstellt, dass die Dienstleistungen einer vorgegebenen Norm oder Regel entsprechen und in vorgegebenen Abständen kontrolliert und überarbeitet werden. Zertifizierungsmöglichkeiten gibt es viele; hier sollen DIN EN ISO 9000, EFQM und KTQ kurz erläutert werden.

DIN EN ISO 9000

Dies ist ein verbreitetes Qualitätsmanagementsystem mit dem Ziel der optimalen Kundenzufriedenheit. Die Arbeitsabläufe werden überprüft, verbessert und dann gesichert. Nach DIN EN ISO können auch Teilbereiche einer Klinik zertifiziert werden; die Zertifizierung erfolgt immer durch unabhängige Unternehmen.

European Foundation for Quality Management

Die »European Foundation for Quality Management« (EFQM) ist ein europäisches Modell, dass die Klinik auf dauerhaftes Bemühen um Spitzenleistungen in Bezug auf Kunden, Mitarbeiter und Gesamtergebnis überprüft. Kunden sind in diesem Fall nicht nur die Patienten, sondern auch die einweisenden Ärzte, nachsorgende Pflegeeinrichtungen und Lieferanten. In allen Bereichen wird eine ständige Verbesserung angestrebt, die nur erreicht werden kann, wenn alle Beteiligten in ihrer Position motiviert werden. Dabei ist die Selbstbewertung ein großer Bestandteil der Zertifizierung. Diese Art der Bewertung hat den Vorteil, dass auch subjektive Wahrnehmungen in das Ergebnis miteinfließen; dies ist ein wesentlicher Punkt neben den realen Fakten zur Zufriedenheit der Mitarbeiter und der Kunden.

Kooperation für Transparenz und Qualität im Krankenhaus

Die Kooperation für Transparenz und Qualität im Krankenhaus (KTQ) ist ein speziell für deutsche Kliniken entwickeltes Zertifizierungsmodell, das von der Bundesärztekammer, der DKG (Deutsche Krankenhausgesellschaft), dem DPR (Deutscher Pflegerat) und den Spitzenverbänden der gesetzlichen Krankenversicherungen (GKVen) getragen wird. Das KTQ-Verfahren verbindet Selbstbewertung und Fremdeinschätzung miteinander. Wesentliche Faktoren sind auch hier Kunden und Mitarbeiter, aber auch Sicherheit im Krankenhaus, Informationswege, Führungsstrukturen und implementiertes Qualitätsmanagementsystem. Nach der Selbstbewertung wird eine Prüfung der Klinik durch unabhängige Experten vorgenommen. Eine KTQ-Zertifizierung kann nur die gesamte Klinik erhalten.

Zertifizierung bedeutet für alle Mitarbeiter einer Klinik viel Arbeit, aber allein durch die Auseinandersetzung mit der Thematik wird die Sensibilisierung für Qualität erhöht. Durch Vereinheitlichung der Arbeitsschritte, Abschaffung von Mehrfachtätigkeiten und Einbeziehung aller Mitarbeiter ist das Ergebnis von Vorteil für Patienten und Personal. Unter dem Aspekt Verbesserung von Prozess- und Strukturqualität können Arbeitsprozesse optimiert, dadurch Zeit, Arbeit und Geld gespart und u. a. auch die Mitarbeiterzufriedenheit gesteigert werden. Es wird eine optimierte Personaleinsatzplanung möglich, materialsparende Lösungen werden gesucht und Zeitressourcen freigesetzt. Als Grundeinsicht ist zu sehen, dass jede Berufsgruppe für die **Sicherung der Qualität ihrer Arbeit** verantwortlich ist und jeder Einzelne dabei als Multiplikator für die Qualität des Ganzen wirkt.

2.2.2 Dokumentation unter »Diagnosis-related-group-Aspekten«

Dokumentation der geleisteten Arbeit, dafür aufgewendete Zeiten und Abrechnung der Leistungen gehören zusammen, da nachvollziehbar sein muss, welche Tätigkeiten an einem Patienten vollzogen wurden. Die Zuordnung der Prozeduren im OP ist relevant für die Abrechnung und damit für die Erlössituation eines Krankenhauses von entscheidender Bedeutung. Dazu zählt nicht nur die Kodierung der ärztlichen Leistungen, sondern auch der Aufwand des Funktionsdienstes für den einzelnen Patienten.

Definition der Diagnosis related group

Nach der DRG-Methode (▶ Kap. Glossar) wird in den Kliniken seit 2003 abgerechnet. Das für Deutschland modifizierte System wird als G-DRG bezeichnet. Hierbei werden die Patienten einer bestimmten Diagnosegruppe zugeordnet, alle weiteren bekannten Erkrankungen zählen als Nebendiagnose. Jede Diagnose hat einen eigenen Kode, der für die Abrechnung wichtig ist. Die Summe der Kodes bildet die entscheidende Grundlage für die Höhe der Erlöse, die das Krankenhaus von den Kostenträgern (z. B. Krankenkassen) erhält.

Entwicklung

Das DRG-Abrechnungssystem orientiert sich an einem international eingesetzten Vergütungssystem. Die Grundlagen dafür bot das australische System. Es wurde entwickelt, um medizinische Schweregrade abzubilden. Die überarbeiteten DRGs differenzieren die Schweregrade auf der Grundlage vergleichbarer Hauptdiagnosen und mindestens 3 Nebendiagnosen. Die Leistungsdokumentation der Krankenhäuser war um 2001 eine wesentliche Grundlage für die Anpassung und spätere Einführung der DRGs. Die Forderung war eine durchgehende, leistungsorientierte und pauschalisierende Abrechnung. (Ausgenommen sind noch die Einrichtungen der Psychiatrie.) Die Bewertung der einzelnen Diagnosegruppen bedeutet eine zugeordnete Kostengewichtung. Grundsätzlich wird jeder Patient für den gesamten Aufenthalt im Krankenhaus einer definierten Fallgruppe zugewiesen. Zusätzliche Leistungseinheiten kennt das DRG-System nicht, damit sind Abrechnungen von Mehrfachleistungen oder multidisziplinäre Behandlungen nicht problemlos möglich. Die Einführung der DRGs bedeutet einen Abschied von den bisherigen, weitestgehend auf Teilen der operativen Fächer beschränkten deutschen Fallpauschalen und Sonderentgelte.

Grundlagen der DRGs sind:

- diagnosebezogene Abbildung stationärer Fallkosten,
- aufwands- und kostenbezogene Fallgruppen sowie
- Qualitätssicherung.

Auswirkungen auf das Krankenhaus

Da dieses Abrechnungssystem nicht auf die Therapie des einzelnen Patienten zugeschnitten werden kann, ist das Krankenhaus gefordert, feste Abteilungsstrukturen zu öffnen. Fachübergreifende Versorgung des Patienten benötigt einen koordinierten Behandlungsplan zwischen den beteiligten Fachabteilungen. Zeitnahe Kommunikation und GBA fördern eine hohe Versorgungsqualität. Durch die Verschiebung von vollstationärer Behandlung nach Kurzzeit- und ambulanten Behandlungen werden weniger Betten, also auch weniger Stationen, benötigt; dies führt zu einer Kostensenkung. Demgegenüber kommt es zu einer Zunahme teilstationärer und ambulanter Zentren (▶ Kap. 9). Nur über eine Optimierung der Arbeitsprozesse und die korrekte Kodierung der Leistungen kann die Erlössituation des Krankenhauses die Leistungen widerspiegeln. Da die Abrechnung retrospektiv erfolgt, muss die Dokumentation während des gesamten Aufenthalts im Krankenhaus perfekt sein, da Leistungen ohne Nachweis nicht abgerechnet werden können. Die Leistungen müssen am tatsächlichen Bedarf ausgerichtet sein, dadurch werden die Strukturen für Diagnose, Therapie und Pflege des Patienten neu ausgerichtet und gestrafft werden müssen.

Zielsetzung der Dokumentation

Ziele der Patientendokumentation sind:

- Die Behandlung des Patienten ist in jeder Abteilung des Krankenhauses, auch für folgende Therapiegruppen und Behandlungsteams, eindeutig nachvollziehbar.
- Die Qualitätssicherung ist anhand der Dokumentation nachweisbar.
- Die Erfassung der Pflegeintensität ist wichtig für die Kodierung und damit für den Erlös der Behandlung.
- Die Arbeitseffizienz wird erfasst und kann damit ggf. erhöht werden.
- Eine Materialerfassung und -kontrolle ist nachweisbar. (Zur Zuordnung von Kosten ist es wichtig, zu überschauen, welche Materialkosten bestehen.)
- Die Dokumentation gilt als Nachweis in haftungsrechtlichen Fragen.

Dokumentationssysteme

Es werden 2 Systeme unterschieden:
- handschriftliche Dokumentation und
- IT-gestützte Dokumentation.

Handschriftliches System

Lesbar, in Kopie, eindeutig, zeitnah, gemäß hinterlegter Standards, Korrekturen müssen erkennbar und mit Handzeichen versehen sein, der Datenschutz muss gewährleistet sein. Mit der Unterschrift abzeichnen. Handzeichenliste muss hinterlegt sein.

IT-System

Eindeutig, zeitnah, gemäß hinterlegter Standards nachvollziehbar, Korrekturen müssen erkennbar sein, Datenschutz muss gewährleistet sein, mit einem eigenen Kürzel sichern und abzeichnen. Änderungen durch andere im Nachhinein nicht möglich.

Durchführung

Zeitsparender ist sicher das EDV-gestützte System. Wenn alle Standards sowie Teammitglieder, Lagerungen, Implantate und andere relevante Daten hinterlegt sind, sind die meisten Eingaben mit einem Mouse-Klick zu erledigen. Die Benutzung von Abkürzungen und Symbolen muss eindeutig und auch noch nach Jahren nachvollziehbar sein. Dazu bedarf es einer aktuellen Liste der gebrauchten Abkürzungen. Das Personal bekommt eigene Passworte, um in die Dokumentation zu gelangen. Vornamen werden nur im Zusammenhang mit den Nachnamen benutzt, bei Namensgleichheit wird ein unverwechselbares Erkennungszeichen angefügt.

Relevante Daten

Die Dokumentation muss beinhalten, von wem, wann und warum Maßnahmen am Patienten vorgenommen wurden. Die Relevanz der Daten ist von den einzelnen Abteilungen zu klären (bei der folgenden Aufflistung wird kein Anspruch auf Vollständigkeit erhoben):

- Patientenstammdaten,
- OP-Team,
- Anästhesieteam,
- Zeiten,
- Indikation und Operation,
- Durchführende mit vollem Namen,
- Lagerung mit Platzierung der neutralen Elektrode und Durchführender,
- Abweichungen vom Standard mit Begründung,
- Sterilitätskontrolle,
- Textilien, Anzahl und Form,
- Implantate, Chargennummern,
- spezifische Instrumente und Materialien, die nicht im Standard erwähnt werden,
- Blutsperre/Blutleere mit Angabe des Ortes und der Zeit,
- Röntgen mit Angabe der Zeit und der Dosis,
- Medikamente und Dosierung,
- Drainagen, Art, Anzahl und Platzierung sowie
- Besonderheiten, die in der Dokumentationsmaske nicht enthalten sein müssen.

Probleme

Es kommt immer wieder zu Unstimmigkeiten, wie in der EDV-Dokumentation zu gewährleisten ist, dass Eingaben der einen Berufsgruppe nicht von anderen verändert werden können. Hier ist eine Absprache mit dem Hersteller der Software anzustreben, dass Bemerkungen, die mit dem eigenen Passwort versehen wurden, nicht gelöscht werden können. Die Hauptarbeit liegt in der

Vorbereitung eines IT-gestützen Dokumentationssystems und der Pflege des Systems. Alle Standards müssen hinterlegt und von den Teammitgliedern jederzeit einsehbar sein. Das bedeutet auch, dass Veränderungen in den Standards regelmäßig eingegeben werden müssen. Dokumentationsmängel sind Qualitätsmängel und führen z. B. in Schadensersatzprozessen dazu, dass der Patient weit reichende Erleichterungen in der Beweisführung hat; sie haben damit häufig prozessentscheidende Wirkung. Dokumentation muss patientenbezogen sein, das bedeutet, dass eine zweite Dokumentation in weiteren Büchern nicht beweiskräftig sein kann. Jede patientenbezogene Dokumentation muss 30 Jahre aufbewahrt werden.

2.3 Mitarbeiterkompetenzen (»soft skills«)

M. Liehn

Über die fachliche Qualifikation hinaus werden bei den Mitarbeitern ebenso Eigenschaften gefordert, die zeigen, dass der Mitarbeiter belastbar und motiviert ist. Diese »soft skills« (engl.: weiche Fähigkeiten), die dem Anforderungsprofil einer Funktionsdienstpflegekraft bzw. OTA/ATA entsprechen, sollen im Folgenden erläutert werden. Es geht in erster Linie um Persönlichkeit, Kommunikations- und Teamfähigkeit. Wichtig ist die Kenntnis von sich selbst, den eigenen Stärken und Schwächen, um die Stärken zu nutzen und an den Schwächen arbeiten zu können. Dieses Kapitel kann nur Hinweise aus der Sicht der Praktiker geben, wissenschaftliche Literatur zu diesem Thema von Psychologen und Sozialwissenschaftlern gibt einen tieferen Einblick in dieses sehr komplexe Thema (s. Molcho 2001; Schulz von Thun 1981, 1989, 1998; Watzlawick 2000; Willig 1989).

2.3.1 Selbstorganisation

Selbstorganisation bedeutet, dass jeder Mensch die Möglichkeit hat, innerhalb eines von anderen gesetzten Rahmens, sein Leben selbst zu gestalten und sich somit eigene Handlungsspielräume zu geben. Diese werden durch wechselseitige Beziehungen innerhalb des Teams ständigen Veränderungen unterworfen und müssen deshalb reflektiert werden. Eine Veränderung innerhalb des Teams oder in der Arbeitsstruktur verändert auch das eigene Verhalten und kann dann zum Ausgangspunkt von Konflikten werden.

❯ Ein Arbeitsteam funktioniert gut, wenn jedes einzelne Mitglied des Teams seine Selbstorganisation mit der Gesamtorganisation der Abteilung in Einklang bringen kann.

Exkurs

Beispiel
Sie haben herausgefunden, wie die Vorbereitung einer Narkose effektiv und zufrieden stellend zu leisten ist. Nur wenn Sie diese Vorstellungen in den Abteilungsstandard einbringen können, werden Ihre Selbstorganisation und die Organisation der Abteilung kombiniert und bestmöglich genutzt.

In einem funktionierenden System können Kompetenzen genutzt, Fehlerhaftes kann erkannt und verbessert sowie die Motivation des Einzelnen genutzt werden. Also ist Selbstorganisation ein ständiger Prozess innerhalb fester Strukturen. Durch eine Selbstorganisation können eigene Interessen in das Team eingebracht werden. Die Arbeit wird als sinnvoller und effektiver angesehen. Diese Flexibilität wirkt sich auf den Zeitaufwand innerhalb der Abteilung positiv aus.

2.3.2 Zeitmanagement

Die Arbeitsbelastung zu reduzieren und gleichzeitig effizienter zu arbeiten, erscheint zunächst utopisch. Doch systematisches Planen schafft Disziplin und Zeit, weil die Prioritäten der einzelnen Tätigkeiten bewusst werden. So lassen sich im Vorfeld manche hektische Situation und damit Konfliktpotenzial vermeiden. Stimmt das eigene Zeitmanagement, kommt der Mitarbeiter morgens ohne Stress pünktlich zum Dienst. Stimmt dann das OP-Management (z. B. eine realistische OP-Tages-Planung), funktioniert der Tagesablauf auch unter Einbeziehung der Notfälle komplikationslos. Die Zufriedenheit ist höher und der Erschöpfungsgrad am Ende eines Arbeitstages geringer. Werden einzelne Arbeitsprozesse optimiert, wird ersichtlich, dass manche Zeit durch Vermeidung von Ritualen, doppelten Erledigungen und unstrukturierten Handlungsabläufen eingespart werden kann.

Exkurs

Beispiel

Sie bereiten einen »Steinschnitttisch« vor und wollen alle Lagerungshilfsmittel bereit legen. Leider müssen Sie Gelkissen, Armausleger und Fixationsgurt zusammensuchen, weil es keine gültige Regel der Aufbewahrung gibt. Dies kostet Ihre Zeit, die des Patienten sowie des gesamten Teams. Dieser Ablauf trägt nicht zu Ihrer Arbeitszufriedenheit bei.

In einer Funktionsabteilung müssen Zeiten eingebaut werden, die eine strikte Planung abpuffern, denn der Patient hat Anspruch auf individuelle Pflege, die häufig den Zeitplan verändert.

Stellt sich im Laufe der Zeit heraus, dass Fehlplanungen verändert werden müssen, beginnt der Planungsprozess von Neuem. Auch Unvorhergesehenes muss flexibel einbaubar sein. Der Gesamtplan gilt nur als Orientierungshilfe. Zeitmanagement ist erlernbar, und das Ergebnis ist für den Einzelnen sowie für die Abteilung messbar.

2.3.3 Kommunikationsverhalten

Allgemein entstehen die meisten Konflikte innerhalb eines Teams aufgrund des Kommunikationsverhaltens des Einzelnen. Kommunikation (lat. communicare: mitteilen, teilen, vereinigen) gilt als Übermittlung von Worten und Zeichen und soll der Verständigung dienen. Zu bedenken ist, dass hierbei nicht nur die Sprache zählt, sondern Gestik und Mimik eine große Rolle zufällt. Selbst schriftlich dargelegte Worte können durch den Stil in ihrer Wirkung verändert werden.

Bei Menschen ist zu bedenken, dass nicht nur der Informierende versucht, seinen Stil beizubehalten, sondern auch der Zuhörende meint, eine Kodierung zu erkennen, die nicht der Intention des Senders entsprechen muss.

Exkurs

Beispiel

Wenn der Arzt lobt: »Das haben Sie wieder gut gemacht!«, kann genau das Gegenteil gemeint sein. Wie finde ich heraus, was der Sinn dieser Aussage

▼

war? Hier gibt es viele Möglichkeiten. Ich kann versuchen, zu interpretieren. Dies misslingt zumeist, weil die vorgefasste Meinung nur schwer zu revidieren ist. Ich kann nachfragen:»Wie meinen Sie das?« Eventuell kann diese kurze Frage zur Klärung beitragen, weil der Arzt entweder merkt, dass Ironie fehlplatziert war, oder irritiert sein Lob wiederholt.

Das Kommunikationsverhalten muss analysierbar sein; manchmal hilft simples Nachfragen. Konflikte entstehen häufig aus Missverständnissen heraus. Ein Missverständnis muss ggf. mithilfe einer dritten Person aufgeklärt werden. Andererseits muss jeder Mensch davon ausgehen, das niemand die Welt sieht, wie er selbst, und muss eine gewisse Toleranz an den Tag legen.

Exkurs

Beispiel
Ich sehe durch das Fenster und stelle fest, dass es draußen grau ist, aber es regnet nicht. Meine Kollegin freut sich, dass es endlich nicht regnet, der andere Kollege ärgert sich, dass schon wieder die Sonne nicht scheint. Wieder ein anderer sieht nur, dass die Fenster dringend geputzt werden müssen. Eine Situation und vier Ansichten.

Es empfiehlt sich, Kommunikation zu trainieren, Missverständnisse zu artikulieren und bei Bedarf zeitnah zu klären.

Paul Watzlawicks (österreichischer Psychotherapeut und Kommunikationswissenschaftler, geb. 1921) These zur Kommunikation lautet:

Man kann nicht nicht kommunizieren (Watzlawick 2003, S. 51).

Sobald 2 Menschen sich gegenüberstehen, kommunizieren sie miteinander, da sie innerhalb einer sozialen Beziehung die Körpersprache des anderen subjektiv interpretieren. Also, selbst wenn wir schweigen, kommunizieren wir, denn Gestik, Mimik und Körperhaltung sprechen ihre eigene Sprache. Samy Molcho (Pantomime und Experte für Körpersprache) spricht sogar von 80% nonverbalem Anteil an der Kommunikation. Dann bleiben für das gesprochene Wort nur noch 20% (http://de.wikipedia.org/wiki/Samy_Molcho)!

Einen wichtigen Aspekt, um Komunikation zu verstehen, hat Friedemann Schulz von Thun [Professor für Psychologie, Universität Hamburg, (2005)] genannt: Selbst verbale Kommunikation findet zwischen dem Sprechenden

(Sender) und dem Hörenden (Empfänger) auf verschiedenen Ebenen statt. Schulz von Thun hat das »Vier-Ohren-Modell« entwickelt, nach dem eine Mitteilung immer aus 4 Botschaften besteht und, wie folgt, empfangen wird:

1. das **sachliche Ohr**: worüber ich informiere,
2. das **Ohr der Selbstoffenbarung**: was ich von mir zu erkennen gebe,
3. das **Beziehungsohr**: was ich von dir halte und wie ich zu dir stehe und
4. das **Appellohr**: was ich bei dir erreichen möchte.

Wer etwas sendet, gibt eine sachliche Information, zeigt etwas von sich selbst, aber auch, was er von seinem Gegenüber hält, und er teilt mit, was er von seinem Gesprächspartner möchte. Der Empfänger hat die gleichen vier Möglichkeiten zum Hören. Wenn die Gesprächspartner sich aber nicht auf der gleichen Ebene befinden, kann es nur zu Missverständnissen kommen, da die Deutung nicht einheitlich ist.

> Kommunikation kann ein problematischer Faktor im Team sein.

Hier ist immer die ZFDL gefragt, denn auch das ist **originäre Leitungsaufgabe**, alle im Team, die Lauten und die Zurückhaltenden kommunikativ auf eine Ebene zu bringen.

2.3.4 Psychohygiene

Hier steht im Vordergrund, welche Instrumente zur Verfügung stehen, um mit beruflichen Belastungen, sei es physischer oder psychischer Natur, umzugehen.

Je nach Aufgabenbereich müssen Pflegende im Funktionsdienst viel laufen und/oder viel stehen, beides bedarf einer entsprechenden Entlastung im Privatbereich. Jeder sollte für sich Aktivitäten finden, die körperliche Belastungen zumindest so weit ausgleichen, dass keine gesundheitlichen Schäden entstehen. In vielen Krankenhäusern werden für das Personal Kurse in Rückenschulung und in Kinästhetik zum schonenden Heben und Tragen von schweren Lasten bzw. Patienten angeboten.

Schwieriger wird es im Umgang mit psychischen Belastungen. Zum Erhalt der seelischen Gesundheit muss auch für den Funktionsdienst mehr getan werden, um mit dem Leid, mit dem Pflegende vielfach konfrontiert werden, umgehen zu können. Probleme, die aus den besonderen Belastungen im Funktionsdienst, aus Rollenproblemen oder Kompetenzschwierigkeiten entstehen, müssen verarbeitet werden. Auch hier ist es Aufgabe der Leitung, ihr Team zu beraten und zu unterstützen sowie Instrumente zur Bewältigung von psychischen Belastungen zu suchen und zu finden.

> ❯ Das elementare Instrument der Psychohygiene ist die Selbstpflege.

Maßnahmen zur Selbstpflege finden sich ebenso in den Stressbewältigungsstrategien (s. unten) wieder. Krankenpflegekräfte/Funktionsdienste stehen unter hohem Erfolgsdruck. Die jederzeitige Verfügbarkeit im Dienst, die von allen verlangt wird, ebenso wie ein schnelles Arbeitstempo, unter dem der Patient nicht leiden darf, führen z. T. zu Situationen, die nur schwer zu managen sind. Jeder muss deshalb lernen, auch auf sich selbst zu achten, seine Bedürfnisse zu artikulieren und auf eigene Gefühle Rücksicht zu nehmen. Psychische Belastungen müssen als solche erkannt und dürfen nicht verdrängt werden. In einem Team müssen die Belastungen, die z. B. nach dem Tod eines Patienten auftreten, zum Thema gemacht werden. Wer an seinen eigenen kommunikativen Fähigkeiten arbeitet, wird immer besser lernen, Stresssituationen zu erkennen, zu benennen und zu verarbeiten. In der Regel ist ein effektiver Umgang mit Stress und psychischen Belastungen durch eigene Strategien und ein Teamgespräch möglich. In Ausnahmesituationen oder im Stadium des »Burn-out-Syndroms« ist sicherlich Hilfe von außen unerlässlich. Dazu gibt es verschiedene Instrumente, die hier ohne eine weitere Erklärung genannt werden sollen:

- **Supervision** durch weitergebildete Supervisoren im Fall von Teamproblemen oder »mobbing«,
- **Weiterbildung** der kommunikativen Fähigkeiten und
- **Trainingseinheiten** im Umgang mit Konflikten.

Unter Psychohygiene sollte v. a. verstanden werden, sich selbst zu pflegen, um beruflichen Belastungen gewachsen zu sein.

2.3.5 Stressbewältigungsstrategien

Dass das Pesonal im Funktionsbereich Stress ausgesetzt ist, ist sicher unbestritten. Die Arbeit mit kranken Menschen unter einem straffen Zeitmanagement, die hohen Belastungen durch Bereitschaftsdienste, das Erlernen neuer Methoden der Operation und Anästhesie werden als große Stressfaktoren erlebt. Nicht selten belastet die tägliche Hektik, die durch eine unvollkommene Organisation entsteht. Hinzu kommt der Aspekt, dass die enge Zusammenarbeit mit den Teamkollegen zwischenmenschliche Probleme entstehen lässt und häufig den Arbeitsalltag erschwert. Trotzdem sollte nicht vergessen werden, dass Stress nicht automatisch negativ, sondern auch positiv sein und die Leistungsbereitschaft erhöhen kann. Nur wenn keine Möglichkeiten der Kompensation bestehen, ist es an der Zeit, zu überlegen, was gegen zu viel negative Stressfaktoren getan werden kann.

Werden genügend Entspannungspausen eingelegt? Sicher nicht. Der daraus folgende Erschöpfungszustand zieht andere Belastungen, wie Unausgeglichenheit, Schlaflosigkeit, Nervosität, Konfliktbereitschaft und höhere Fehlerqoten, nach sich.

Jeder Mensch muss sich Strategien überlegen, wie er mit seinen eigenen Stressfaktoren umgeht (► Abschn. 2.3.4), da jeder unterschiedlich auf Belastungen reagiert. Des Weiteren ist zu kären, ob eine Bewältigung allein erfolgen kann, oder ob Hilfe in Anspruch genommen werden sollte. Solche Strategien sollten nicht der Griff zur Zigarette als Erholungspause, der Verzicht auf sportliche Aktivitäten zur Zeitersparnis oder die Ernährung durch »fast food« sein, da diese gesundheitsschädigende Lebensweise die Belastungen durch physischen und psychischen Stress nur erhöht.

Es bieten sich 3 Möglichkeiten der Stressbewältigung an:

- Das **Zeitmanagement** überarbeiten, um Zeit für Entspannung und Ruhe zu erhalten. Dies beginnt in einer besseren Organisation der Abteilung, des eigenen Arbeitsverhaltens sowie der Umorganisation und Prioritätensetzung in der Freizeit.
- **Methoden der inneren Ruhe** zu erarbeiten, wie **autogenes Training**, **Yoga** o. Ä. Durch gezielte Anleitung ist es möglich, Erholungsphasen auch mit geringen zeitlichen Kapazitäten einzubauen. Dadurch verringert sich die körperliche Anspannung, und es wird z. B. wieder möglich durchzuschlafen.
- Eine Erhöhung von Stresshormonen kann durch **gezielte sportliche Übungen** abgebaut werden. Der menschliche Körper ist darauf programmiert, bei erhöhtem Stress mit Kampf oder Flucht zu reagieren. Diese Möglichkeiten sind nicht mehr adäquat. Um trotzdem in eine Erholungsphase kommen zu können, müssen wir dem Körper durch Bewegung Gelegenheiten geben, diese Hormone abbauen zu können.

❯ Sie haben es also auch selbst in der Hand Strategien herauszufinden, die Ihr Wohlbefinden steigern und Ihre Stresshormone senken.

2.3.6 Selbstkontrolle

Um sich selbst kontrollieren zu können, muss man sich kennen. Jeder sollte feststellen, welche Stärken, welche Schwächen, welche Wünsche und Ängste er hat. Nur dann ist der Mensch in der Lage, seine Emotionen zu verstehen und zu akzeptieren. Warum empfindet man in bestimmten Situationen Freude, Furcht, Trauer, Neid, Scham oder gar Eifersucht? Kann man diese Gefühle benennen? Sind sie eine Behinderung im Umgang mit Kollegen oder Freunden? Vielfach hilft hier Fachliteratur und/oder Gespräche mit Supervisoren.

2.3.7 Selbstreflexion

Reflexion leitet sich aus »reflectere«, »reflexum« (lat.: zurückbeugen, zurückbiegen) ab. Für den Menschen bedeutet dies, dass er in der Lage sein sollte, zurückzuschauen, Erlebnisse und Situationen retrospektiv zu betrachten sowie sein Verhalten in einer bestimmten Situation zu analysieren, um in Zukunft bei Bedarf anders reagieren zu können. Des Weiteren kann durch dieses Zurückschauen auf das Verhalten auch der eigene Standpunkt innerhalb einer Abteilung festgestellt werden. Jeder sollte lernen, strukturiert über seine Erfahrungen nachzudenken.

> Selbstreflexion bedeutet die Möglichkeit des Umgangs mit positiven sowie negativen Erfahrungen und hilft so bei der Suche nach Motivation. Damit ist die Selbstreflexion ein Instrument des Qualitätsmanagements, denn Eigenmotivation ist ein bedeutender Faktor der Leistungserbringung.

2.3.8 Arbeitsverhalten

Das eigene Arbeitsverhalten lässt sich durch folgende Fragen überprüfen:
- Kann ich ohne Druck lernen? Interessiere ich mich für mein Arbeitsgebiet auch außerhalb der Regelarbeitszeit? Informationen muss man sich zum großen Teil selbst einholen, aber weiß ich, wo ich nachlesen kann?
- Bin ich flexibel genug, um auch in Notfallsituationen problemlos auf ein anderes Fachgebiet, schnelleres Arbeiten und andere Teammitglieder umschalten zu können?

▬ Kann ich die dazu nötigen Informationen kurz und präzise weitergeben? Kann ich vorausschauend arbeiten, also die Arbeitsplanung methodisch vornehmen, die Materialien in der Reihenfolge, in der sie benötigt werden, vorbereiten und anreichen?

▬ Kann ich bei Bedarf im richtigen Moment Hilfe holen, oder übersehe ich die Situation nicht und fordere zu spät Unterstützung an?

▬ Kann ich mich selbst einschätzen? Ist die Selbsteinschätzung mit der Einschätzung durch Kollegen und Vorgesetzte vereinbar?

▬ Aber auch die Frage nach Pünktlichkeit und Verlässlichkeit in der Erledigung von Aufgaben soll hier nicht vergessen werden.

> Das eigene Arbeitsverhalten regelmäßig zu betrachten sowie mit Kollegen und Vorgesetzten zu besprechen, hilft sich selbst einzuschätzen, sich bei positiver Rückmeldung zu motivieren sowie bei konstruktiver Kritik zu verändern und damit zu verbessern.

Aufgaben der Führungskraft

Die Verantwortung für die Entwicklung und Einführung von **Teamentwicklungsmaßnahmen** ist eine der originären Aufgaben von Führungskräften.

> Teamentwicklung ist der bewusste und gelenkte Führungsprozess im Hinblick auf Ergebnisorientierung und Produktivität einer Gruppe von Menschen durch koordiniertes Arbeiten und unter Verwendung gruppendynamischer Prozesse.

Daneben haben Führungskräfte auch Fürsorgepflichten gegenüber dem **einzelnen Teammitglied** wahrzunehmen. Die Führungskraft hat dafür zu sorgen, dass die Mitarbeiter, den individuellen Fähigkeiten und der Qualifikation entsprechend, ihre Aufgaben erfüllen können. Dies setzt voraus, dass die Führungskraft ihre Mitarbeiter genau kennt. Demgegenüber weiß die Führungskraft um die vielfältigen Anforderungen und Aufgaben, die innerhalb ihres Verantwortungsbereiches erfüllt werden müssen.

Führungsrolle im Team

Entsprechend den vorher aufgeführten Aufgaben bedeutet **Führung im Team** vorrangig erst einmal:

▬ Offenheit und Vertrauen zwischen Teammitgliedern herstellen, Teammitglieder zu ermutigen, Fehler als Lernchance zuzulassen,

- Feedback zu geben und den konstruktiven Umgang mit Feedback sicherzustellen,
- Aufbauend hierauf ist es dann auf der Sachebene wichtig, das Team zu stimulieren durch:
  - methodisches Vorgehen, Beherrschung von Techniken (Problemlösung, Projektmanagement, Präsentationstechniken usw.) und
  - Anregung von Lernprozessen (Begleitung des Teams durch die Teamentwicklungsphasen).

> Je kompetenter das Team (die Teammitglieder) in fachlicher und kommunikativer Hinsicht entwickelt ist, desto weniger muss die Führungskraft investieren und stimulieren.

Ohne entsprechende Kompetenz der Führungskraft wird es allerdings nicht gelingen, eine Gruppe von Menschen in ein Team zu entwickeln.

2.3.9 Angst/Angstabbau

Wenn hier von Angst die Rede ist, ist nicht die Krankheit, die Phobie, gemeint sondern die alltäglichen Ängste, die den Menschen beeinträchtigen und sein Wohlbefinden schmälern. Angst ist ein Gefühl und somit nicht zu verallgemeinern, da jeder Mensch andere Auslöser der Ängste kennt. Wichtig ist, sich die eigenen Ängste bewusst zu machen und dadurch Möglichkeiten zu finden, besser mit angsteinflößenden Situationen oder Menschen umzugehen. Ängste schränken den Willen und die Reaktionsfähigkeit ein; deshalb sollten eigene Angstauslöser bekannt sein.

Häufig resultieren diese Ängste aus Unsicherheit. Bei einer für den Beteiligten beängstigenden Lagerung oder Technik hilft Training, denn Training gibt Sicherheit.

> **Exkurs**
>
> **Beispiel**
> Im Videoturm fällt während einer minimal-invasiven Operation der Monitor aus. Wer die Technik und die üblichen Fehlerquellen kennt, kann gezielt auf Fehlersuche gehen, Quellen ausschließen und häufig den Fehler beheben. Ist aber der Umgang mit dem Turm und seinen technischen Geräten nicht
>
> ▼

vertraut, werden unüberlegt viele Handlungen durchgeführt, die nicht zum Erfolg führen können. Die Unsicherheit ist spürbar und führt zu Diskussionen, die die Angst vor dem Versagen noch fördern.

Es hilft also, Informationen einzuholen sowie Handlungsabläufe zu planen und zu trainieren.

2.3.10 Autorität

In vielen Bereichen des Krankenhauses herrscht immer noch eine ausgeprägte Hierarchie. Autorität ist kein negativ belegter Begriff, sondern zeigt die Befugnisse eines Menschen, seine Macht oder seinen Wissensvorsprung. Die Bewertung der Autorität resultiert daraus, ob die Autorität aufgrund der Anerkennung der Mitarbeiter und Kollegen entsteht oder aufgrund der Stellung der Person innerhalb der Hierarchie. Ein weiterer Aspekt ist der Umgang des Menschen mit seinen Befugnissen und seinem Wissen. Jedes Teammitglied in der Abteilung hat seine eigene Autorität aufgrund seiner Kompetenzen. Um eine funktionierende Abteilung zu haben, wird die Akzeptanz der einzelnen Autoritäten benötigt, sofern kein Missbrauch damit betrieben wird.

2.3.11 Beobachtungen

Beobachtungen, die im Rahmen der Pflege gemacht werden, müssen bewertet und bei Bedarf weitergeleitet werden. Krankenbeobachtungen vorzunehmen, zu bewerten und zu formulieren, wird im Rahmen der Grundausbildung gelehrt. Im Funktionsdienst verändern sich die Ergebnisse, da die Patienten prämediziert und/oder in Narkose sind. Hier hilft ausgeprägte Fach- und auch rhetorische Kompetenz, die Beobachtungen zu formulieren und in die Dokumentation einzugeben.

2.3.12 Reaktionen

Reaktionen auf bestimmte Situationen sind auf die Rolle des Mitarbeiters im Team, seine Kompetenzen, seine Methoden zum Umgang mit sich selbst (▶ Abschn. 2.3.4), seine Möglichkeiten zur Stressbewältigung und sein Kommunikationsverhalten zurückzuführen. In Situationen, in denen man im Nachhinein mit der gezeigten Reaktion nicht zufrieden ist, helfen nur Reflexion, Selbsteinschätzung und ggf. Veränderung der Strategie im Umgang mit Stress.

2.3.13 Gefühle

Gefühle sind individuell und damit schwer erklär- und vermittelbar. Voraussetzungen dazu, im Team die Gefühle anderer zu erkennen, zu tolerieren oder zu verändern, sind eine vertrauensvolle Teamstruktur und Kritikfähigkeit der einzelnen Mitarbeiter. Jeder Mensch nimmt die Welt mit seinen Sinnesorganen auf, aber die Bewusstmachung ist von Erfahrungen und Kompetenzen abhängig und somit wahrscheinlich individuell unterschiedlich. Der Umgang mit Gefühlen, seien sie unangenehmer oder auch angenehmer Natur, ist ebenso von der Erfahrung des Einzelnen geprägt. Sofern das Team problemlos mit den Gefühlsäußerungen des Einzelnen umgehen kann, bestehen keine Probleme. Herrscht aber eine emotionsgeladene Atmosphäre, sollte im Team eine Konfliktanalyse stattfinden, und es sollten Lösungswege gesucht, gefunden und umgesetzt werden.

2.3.14 Teamkompetenzen

Wenn ein Team seine Leistungen kompetent erbringen soll, müssen die Teammitglieder die Fähigkeiten besitzen, miteinander zu kooperieren, zu kommunizieren sowie aufgaben- und zielorientiert zu arbeiten. Die Vorteile der Förderung der Teamkompetenzen liegen auf der Hand:

- Die Fachkompetenz erhöht sich.
- Damit geht eine Erhöhung des Qualitätsniveaus einher.
- Die Mitarbeiter steigern durch Zusammenarbeit ihre Leistung.
- Probleme werden im Anfangsstadium gelöst.
- Veränderungen einzuführen, kostet weniger Zeit und bringt weniger Konflikte.

2.3.15 Teamdefinition

Die scherzhafte Definition eines Teams: »Toll, ein Anderer macht's«, kann es nicht sein, denn dann bestünde ein Team aus vielen Einzelkämpfern, die sich bemühen, die Arbeit von anderen erledigen zu lassen. Aus der Übersetzung des englischen Wortes abgeleitet, wäre ein Team ein Zusammenschluss von mehr als 2 Menschen, die ein gemeinsames Ziel haben, hier die Pflege des Menschen im Funktionsbereich. Ein gemeinsames Ziel bedeutet aber noch nicht, dass alle den gleichen Weg dahin gehen. Also ist es notwendig, den Teammitgliedern einen oder mehrere Wege aufzuzeigen, z. B. durch die Erstellung von Standards, die den vorbestimmten Weg einer Arbeitsleistung bieten.

2.3.16 Teamentwicklung

Ein miteinander arbeitendes Team ist kreativer und motivierter als ein Einzelner, da das Miteinander anspornt, Zeit sparen hilft und Arbeit vereinfacht. Diese Möglichkeiten des positiven Miteinanders unterliegen ständigen Veränderungen durch interne und externe Einflüsse, wie Personalwechsel, Materialveränderungen und technischer Fortschritt. Diese Veränderungen müssen vom Team kreativ begleitet werden. Eingefahrene Verhaltensmuster müssen erkannt, durchbrochen und verändert werden. Die Entwicklung des Teams kann und muss maßgeblich von der Führung moderiert werden.

> Das Ziel eines Teams muss definiert und die Wege dahin müssen formuliert sein. Eine Erfolgskontrolle sollte zur Motivationsförderung und zur Evaluation regelmäßig erfolgen.

Wenn die Kompetenzen des Einzelnen in ein Team eingefügt und genutzt werden können, kann der Arbeitsprozess optimiert werden und damit eine Steigerung der Freude am Beruf, der Kompetenz aller Mitglieder sowie der Qualität unter Kosteneinsparung oder -neutralität erreicht werden.

Grundlagen des Funktionsbereiches OP

3.1   Allgemeine Kompetenzen

M. Liehn

Die allgemeinen Kompetenzen, die von Mitarbeitern im Funktionsdienst erwartet werden, lassen sich aus den Anforderungsprofilen der einzelnen landesrechtlichen Ordnungen zur Weiterbildung im OP oder in der Anästhesie ableiten. Es gibt jedoch **kein einheitliches Berufsbild**, dass die Anforderungen an Fachpersonal im Funktionsdienst definiert. Die **allgemeinen Anforderungen** an OP-Fachpflegekräfte unterscheiden sich, verglichen mit denen der Anästhesiefachpflegekräfte, nur geringfügig und werden hier deshalb nicht ausgeführt. Erst im Besonderen der einzelnen Aufgaben gibt es Unterschiede, die berücksichtigt werden müssen (▶ Abschn. 3.1.1 und 3.1.2). Funktionsdienstpflegekräfte müssen alle Regeln der Hygiene, des Arbeitsrechts und der Unfallverhütung kennen, um Patienten, Kollegen und sich selbst vor gesundheitlichen Schäden zu schützen. Da diese Regeln ständig aktualisiert werden, gilt als selbstverständlich, dass Änderungen zur Kenntnis genommen und in den täglichen Arbeitsprozess integriert werden. In Zeiten der Internetkommunikation und des »world wide web« ist es relativ einfach, auf dem neuesten Stand zu sein. Hier wird der Begriff des »lifelong learnings« (lebenslanges Lernen) wichtig. Informationen, die wir für unseren Beruf benötigen, können und müssen wir auch selbst einholen.

> In Mitarbeiterbesprechungen sollten berufliche Neuigkeiten ausgetauscht werden, um voneinander zu profitieren.

Sicherheit im Umgang mit der Pflegedokumentation muss vorausgesetzt werden, Instrumente der Qualitätssicherung sind bekannt und werden angewendet. Allgemeine Regeln der Kommunikation, der Konfliktanalyse und der Teamfähigkeit werden genutzt (▶ Kap. 2); die gute psychische Betreuung der Patienten ist gewährleistet. Kenntnisse des Strahlenschutzes sind vorhanden und werden bei Anwendung von Röntgenstrahlen genutzt. Die Fachkompetenz muss durch veränderte Maßnahmen der Anästhesie und Intensivmedizin sowie der Chirurgie immer wieder auf einen neuen Stand gebracht werden. Die Informationen können gemeinsam genutzt werden. Es empfiehlt sich, die Interessen des Einzelnen zu nutzen und eine gegenseitige Information als verbindlich vorzugeben. Diese Schlüsselqualifikationen gelten schon für die Ausbildung zur Krankenpflegekraft und bleiben selbstverständlich als Grundpfeiler bestehen.

3.1.1 Allgemeine Aufgaben im OP-Funktionsdienst

Die Aufgaben einer OP-Fachkraft werden in Instrumentanz und unsterile Saalassistenz, zumeist als »Springertätigkeiten« bezeichnet, unterteilt. Beide Tätigkeiten sind gleichwertig und nicht unabhängig voneinander durchführbar.

Unsterile Saalassistenz

Voraussetzung für ein komplikationsloses Saalmanagement ist die Kenntnis über die geplanten Operationen. So können die benötigten Materialien und das Sterilgut in Kooperation mit dem Instrumentanten standardisiert vorbereitet werden. Der benötigte OP-Tisch wird vor der Einschleusung des Patienten mit allen Lagerungshilfsmittel versehen. Das OP-Team wird in Absprache mit dem Anästhesieteam zeitnah benachrichtigt. Öffnen und Anreichen der bereitgestellten benötigten Materialien für den geplanten Eingriff (Container, Textilien, Nahtmaterialien, Stapler usw.) erfolgen unter sterilen Kautelen. Das bedeutet, dass der Blick immer auf die sterilen Materialien gerichtet ist und der Abstand zu den Instrumentiertischen eingehalten wird. Das Material wird von dem Instrumentanten angenommen und nicht auf die sterilen Tische geworfen. Die präoperative Zählkontrolle der Instrumente und Verbrauchsmaterialien erfolgt gemeinsam mit dem Instrumentanten (▶ Kap. 5) und wird im Zählprotokoll dokumentiert. Hilfe beim Bekleiden des OP-Teams und bei der Durchführung der Operationslagerung leistet das unsterile Team. Dabei sind Dekubitus-, Thromboseprophylaxe und zu erwartender Wärmeverlust zu berücksichtigen (▶ Kap. 5). Kenntnisse über die Funktionen des OP-Tisches sind unerlässlich. Nach der sterilen Abdeckung des Patienten werden die medizinischen Geräte angeschlossen. Die vorherige Funktionsprüfung gemäß des MPG ist einzuhalten (▶ Kap. 4). Während des operativen Eingriffs erfolgen die Dokumentation und bei Bedarf das situationsgerechte Anreichen der benötigten Materialien ohne Aufforderung. Dazu ist es nötig, dem Verlauf der Operation zu folgen und die einzelnen Operationsschritte vorauszusehen. Materialien, die nicht im Vorbereitungstandard erwähnt werden, müssen extra dokumentiert werden. Die korrekte Versorgung und Beschriftung sowie Entsendung der histologischen oder bakteriologischen Präparate sind verantwortungsvolle Tätigkeiten, deren Konsequenzen bekannt sein müssen (▶ Abschn. 5.3.3). Benötigte Implantate sind bekannt, werden vorbereitet, bei Bedarf angereicht und korrekt dokumentiert. Intra- und postoperative Zählkontrolle sowie Dokumentation des Zählstands von Textilien und Materialien sind Aufgaben der Saalassistenz in Kooperation mit dem Instrumentanten. Zum Ende des Eingriffs werden Drainagen fixiert, die Lagerung zum Verschluss der Operationsinzision verändert und der folgende Patient rechtzeitig abgerufen. Die Dokumentation wird beendet. Die Saalreinigung wird in Auftrag gegeben und überwacht, das benötigte Material nach Vorgaben der Hygiene und der ZSVA nachbereitet und der Aufbereitung zugeführt. Der OP-Saal wird für die folgende Operation mit Materialen bestückt. Bei Eingriffen in lokaler Anästhesie sind eine EKG-Überwachung und ein intravenöser Zugang vorzubereiten (▶ Kap. 6) und während des Eingriffs zu kontrollieren. Außerdem ist eine psychische Betreuung des Patienten nötig.

Instrumentanz

Als Vorbereitung eines chirurgischen Eingriffs gilt die chirurgische Händedesinfektion, deren Regeln bekannt sind und eingehalten werden. Für den Instrumentierenden ist die Kenntnis des geplanten Eingriffs unerlässlich. Nur dann kann das Material ohne Zeitverzögerung vorbereitet und bereitgelegt werden. Der Umgang mit dem Abdeckmaterial ist bekannt und unter sterilen Bedingungen durchführbar. Alle Instrumente sind in ihrer Funktionsweise bekannt, die Zusammensetzung des Instrumentariums ist geübt worden und funktioniert komplikationslos. Vor Beginn der Operation werden in Kooperation mit der unsterilen Saalassistenz alle Textilien und Materialen gezählt, und der Zählstand wird dokumentiert. Mit dem Ankleiden des OP-Teams sowie dem Abdecken und Konnektieren des Patienten mit benötigten medizinischen Geräten beginnt der Eingriff. Die Anatomiekenntnisse sind umfassend genug, um die einzelnen OP-Schritte zu verstehen, dann kann antizipativ instrumentiert und unnötige Wortwechsel können vermieden werden. Das Anreichen der Instrumente erfolgt situationsgerecht und so, dass ein Umgreifen des Operateurs unnötig ist. Kenntnisse über Nahtmaterial, dessen Stärke und Wirkungsweise werden vorausgesetzt. Das Abgeben der entnommenen Gewebematerialien erfolgt unter korrekter Benennung des Organteils und Angabe der geplanten Untersuchung. Zum Ende der Operation wird wieder der Zählstand der Textilien und Instrumente ermittelt und dokumentiert. Nach Anlegen des Verbandes und Fixation evtl. nötiger Drainagen wird das Einwegmaterial nach bekannten Hygienerichtlinien entsorgt und das Instrumentarium der Aufbereitung zugeführt.

3.1.2 Allgemeine Aufgaben im Anästhesiefunktionsdienst

Durch die Anästhesiefachkräfte wird die gesamte anästhesiologische Logistik sichergestellt, d. h. die festgelegte Bevorratung von Medikamenten, Steril- und anderem Material aufrechterhalten, Verfallsdaten überwacht, der Tagesbedarf in den OP-Sälen aufgefüllt usw. Die Buchführung für Medikamente, die dem BTMG unterliegen wird i. Allg. vom Anästhesiefunktionsdienst übernommen; ebenso kann die Funktionsprüfung der Narkosegeräte bei Betriebsbeginn an die Anästhesiepflegekraft delegiert sein.

Weitere Aufgaben sind:

- Prüfen des OP-Plans auf praktische Durchführbarkeit (wird z. B. ein nur einmal vorhandenes Gerät in 2 Sälen gleichzeitig gebraucht?)
- Falls kein OP-Management existiert, wird die Organisation des Patiententransports übernommen. Nach Rücksprache mit dem für den OP-Saal zuständigen Anästhesisten wird der jeweils nächste Patient von der Station abgerufen.
- Für die perioperative Pflege des Patienten ist bekannt, welches Pflegeleitbild in der Klinik gilt, sodass eine individuelle Pflegeplanung, z. B. anhand der Lebensaktivitäten, möglich ist. Pflegewissenschaftliche Erkenntnisse sind bekannnt und können in die Praxis umgesetzt werden.
- Der Mitarbeiter im Anästhesiefunktionsdienst gilt als Bezugsperson des Patienten innerhalb des anästhesiologischen Teams. Richtlinien der Hygiene, der Kommunikation, des Arbeitsschutzes und der Unfallverhütung sind bekannt und werden eingehalten.

Anästhesieassistenz

In vielen Kliniken gehört das Einschleusen des prämedizierten Patienten zu den Tätigkeiten des Anästhesiefunktionsdienstes. Die Betreuung des Patienten im Einleitungsraum und die Vorbereitung der geplanten Anästhesieform erfordern eine geschickte Gesprächsführung und die fachliche Qualifikation unter Einbeziehung der Abteilungsstandards. Die Assistenz bei der Narkoseeinleitung, -fortführung und -ausleitung erfordert Kenntnisse der Medikamentenwirkung, aller benötigten medizinischen Geräte und des Ablaufes der Anästhesie. Die Details des Monitorings sind bekannt und machen eine Überwachung des Patienten während der Narkose möglich. Der Umgang mit Betäubungsmitteln und die Dokumentation sind bekannt. Bei Bedarf ist die

Assistenz während einer Reanimation möglich und erfolgt antizipativ und ohne Zeitverzögerungen. Eine Dokumentation der Tätigkeiten ist obligat. Organisation und Durchführung der perioperativen Arbeitsabläufe, wie z. B. die Blutkonserven- und Laborlogistik, gehören zum Aufgabenbereich der Anästhesiefachkraft. Die postoperative Überwachung der Patienten im AWR kann in das Aufgabenfeld integriert werden.

3.2   Basiswissen für OP- und Anästhesiefunktionsdienst

M. Liehn

Um im multiprofessionellen Team miteinander arbeiten zu können, ist es notwendig, dass die beteiligten Mitarbeiter ein breites Basiswissen erhalten, das sie befähigt, in den vielfältigen Situationen fachkompetent miteinander zu arbeiten. Dieses Basiswissen ist nicht nur einer Abteilung im Funktionsdienst zuzuordnen, sondern gilt für alle Mitarbeiter. Im Folgenden wird dieses Basiswisen detailliert beschrieben.

3.2.1 Ausstattung des OP-Funktionsbereiches

Die Ausstattung eines Funktionsbereiches ist in seiner Struktur natürlich von der baulichen Substanz eines Krankenhauses abhängig. Das Personal hat darauf keinen Einfluss, muss aber aus dem Vorhandenen das Beste machen. Bei der Erstellung der Pflegestandards ist daher auch immer die Infrastruktur eines Krankenhauses zugrunde zu legen, denn sonst sind manche Vorgaben nicht erfüllbar.

Exkurs ─────────────────────────────────

Beispiel

Wenn es nur einen Fahrstuhl zum Funktionsbereich gibt, ist die Patienten-bestelllogistik darauf abzustimmen. Dann hilft es wenig, wenn im Standard steht, um 7.00 Uhr seien die Patienten für 7.15 Uhr zu bestellen.

Wenn es keinen separaten Narkoseeinleitungsraum gibt, sind während der Einleitungsphase vom Gesamtteam andere Verhaltensregeln zu akzeptieren, als wenn der Patient in einem ruhigen abgeschirmten Raum einschlafen kann. Der Patient benötigt während einer Einleitung Ruhe und keine Gespräche oder klappernde Instrumente. (Notfallsituationen sind anders zu handhaben.)

Räumliche Ausstattung

Der Funktionstrakt ist über Personal- und Patientenschleusen zu erreichen. Die Ausstattung gibt **definierte Verhaltensregeln** vor, die allen Mitarbeitern schriftlich zur Kenntnis gebracht werden und mit der Abteilung für Krankenhaushygiene abgesprochen sind. Sterile Materialien kommen im Idealfall über einen separaten Zugang (Materialschleuse) in den Funktionstrakt und können so kontaminationsfrei einsortiert werden. Ist keine Materialschleuse vorhanden, müssen alle Umverpackungen vor dem Funktionstrakt entfernt und die Transportwagen getauscht werden. Sterile Materialien sollten in einem Schrank gelagert werden, weil – so zusätzlich geschützt – die Lagerungszeiten verlängert werden. Die benötigten Instrumentensiebe liegen im Sterilflur oder vor den Eingriffssälen und sind ohne lange Wege zur Vorbereitung der Eingriffe erreichbar. Die Patienten können in einem Einleitungsraum vorbereitet werden, dabei ist die nötige Ruhe vorhanden und Irritationen, die die Angst des Patienten erhöhen können, werden vermieden. Gleichzeitig ist so bei genügend Personal bereits die Narkoseeinleitung des nächsten Patienten möglich, während der vorhergehende Eingriff beendet wird. Dies verkürzt die Wechselzeiten. Ist dieser Raum nicht vorhanden, sollte darauf geachtet werden, dass die prämedizierten Patienten nahe des OP-Trakts überwacht werden und erst in den OP-Saal zur Einleitung gebracht werden, wenn alles vorbereitet ist. Zu bedenken ist dabei, dass die Geräuschkulisse während der instrumentellen Vorbereitung sehr groß sein kann, und der Patient während der Einschlafphase Ruhe benötigt. Gegebenenfalls ist es sinnvoll, die Vorbereitung so lange zu stoppen, bis das Anästhesieteam »grünes Licht« zum Weiterarbeiten gibt. In einem separaten Ausleitungsraum kann bei Bedarf die Narkoseausleitung stattfinden, um den Patienten für die Übergabe in den AWR vorzubereiten und trotzdem die Saalreinigung durchführen zu können. Es ist zu bedenken, dass diese Form der Saalorganisation kurze Wechselzeiten forciert, aber sehr personalintensiv ist. Vor den Operationssälen befindet sich der Waschraum für das operative Team, in dem die chirurgische Händedesinfektion stattfindet. Hier kann ein Raum für mehrere Säle geplant sein, wenn der Zugang zu den OP-Einheiten problemlos ohne Türkontakt möglich ist und eine ausreichende Anzahl Waschplätze zur Verfügung steht. Ausreichend Platz zur Lagerung der benötigten Geräte, wie Röntengerät, Laser u. a., ist wünschenswert. Auch die standardisierten Implantate sollten in ausreichender Zahl und leicht zugänglich gelagert werden.

Grundinventar des OP-Saales

In einem OP-Saal (❏ Abb. 3.1) sollte so wenig Inventar wie möglich stehen. OP-Tischsäule, Instrumentier- und Beistelltische sowie, bei Bedarf, Sitzgelegenheiten für das OP-Team verbleiben auch nach der Reinigung im Saal. Die nötigen medizinischen Geräte, wie das HF-Gerät und der OP-Sauger, gehören zum Standardinventar.

In jedem Saal steht zumeist ein PC, über den die Dokumentation läuft, und der häufig auch schon soweit mit Daten des Krankenhauses vernetzt ist, dass Röntgenbilder, Laborbefunde und OP-Programm mit Nachmeldungen

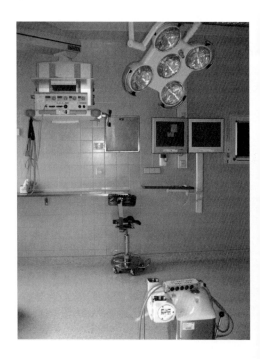

❏ **Abb. 3.1.** Ein leerer OP-Saal

abgerufen werden können. In dem Schrank mit Verbrauchsgütern sollte nur der Tagesbedarf gelagert werden. Alle Geräte, die nur für spezielle Eingriffe bereitgestellt werden, sollten nicht im OP-Saal stehen, da sie sonst evtl. während eines laufenden Eingriffs für einen anderen Saal herausgeholt werden müssen.

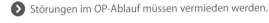 Störungen im OP-Ablauf müssen vermieden werden.

Standardgeräte

Die Auswahl der Geräte, die standardisiert in einem OP-Saal vorgehalten werden sollten, resultiert aus der chirurgischen Disziplin, die diesen Saal in der Regel nutzt. Nahezu alle Disziplinen benötigen ein HF-Chirurgie-Gerät zur monopolaren und bipolaren Koagulation (▸ Kap. 5), das häufig an einer Deckenampel befestigt ist, sodass es operationsgerecht positioniert werden kann. Der OP-Sauger arbeitet mit Vakuum und ist deshalb ebenfalls mit der Deckenampel verbunden. In der Regel bestehen die Saugerbehälter aus Einwegmaterial, die nach vom Hersteller festgelegten Bedingungen entsorgt werden. Sind die Saugerbehälter wiederverwertbar, ist eine Saugerreinigungsmaschine im OP-Trakt zum Ausleeren und Reinigen vorteilhaft. Ist jedoch eine manuelle Aufbereitung nötig, ist auf korrekte Kleidung und Spritzschutz zu achten, um Kontaminationen auszuschließen. In Sälen, die hauptsächlich für minimal-invasive Eingriffe genutzt werden, steht der MIC-Turm, auf dem alle technischen Geräte stehen, die für einen endoskopischen Eingriff benötigt werden (▸ Kap. 7). In traumatologisch genutzten Einheiten ist häufig der C-Bogen zum intraoperativen Röntgen integrierter Bestandteil des Saales. In der Neurochirurgie ist das Mikroskop entweder als Stativmikroskop unterschiedlich platzierbar, oder es gibt ein variables Mikroskopsystem als Deckenampel.

Narkosegeräte

Das Narkosegerät mit Monitor und Gasinsufflatoren steht zumeist im Einleitungsraum und wird nach der Narkoseeinleitung gemeinsam mit dem Patienten in den OP-Saal gefahren. Benötigte weitere Materialien werden bereitgestellt, gehören aber nicht zur Standardausstattung. Der Narkosewagen mit Medikamenten und Verbrauchsgütern sollte nur den Tagesbedarf enthalten und verbleibt im Saal.

Für die Zufuhr und die Dosierung gasförmiger Narkosemittel werden Narkosegeräte (Narkosesysteme) verwendet. Vom Funktionsprinzip her sind zu unterscheiden:

- offene Systeme,
- halb offene Systeme,
- halb geschlossene Systeme und
- geschlossene Systeme.

Offene und halb offene Systeme sind technisch sehr einfach zu realisieren, haben jedoch so schwer wiegende Nachteile (schlechte Dosierbarkeit, hoher Narkosemittelverbrauch), dass sie praktisch keine Rolle mehr spielen. Geschlossene Systeme stehen zur Verfügung, werden aber selten eingesetzt, da sie sehr aufwändig – also teuer – sind und der Unterschied zur »Minimal-flow-Anästhesie« mit einem halb geschlossenen System nur gering ist. Narkosegeräte sind daher heutzutage fast immer »halb geschlossene Kreissysteme« (◘ Abb. 3.2) d. h. der größere Teil des ausgeatmeten Gasgemisches wird nach entsprechender Aufbereitung [chemische Kohlenstoffdioxid- (CO_2)-Elimination, Sauerstoffzufuhr] dem Patienten wieder zugeführt. Das Atemgas ist dadurch konstant angefeuchtet und erwärmt; der Verbrauch von Inhalationsanästhetika wird reduziert. Bei geringem Frischgasanteil (1 l/min oder weniger) muss die Sauerstoff- (O_2-), CO_2- und Narkosemittelkonzentration sowohl inspiratorisch wie exspiratorisch gemessen werden.

Das halb geschlossene Narkosegerät enthält folgende funktionelle Komponenten:

- Frischgaszufuhr,
- Durchflussmessung,
- Ventile,
- Atembeutel,
- CO_2-Absorber,
- Narkosemittelverdampfer und
- Abflussventil für Gasüberschuss.

Frischgaszufuhr

Sauerstoff, Druckluft und evtl. Lachgas (Sammelbezeichnung »Frischgas«) werden dem Patienten über das Narkosegerät zugeführt. Die Frischgasversorgung erfolgt i. Allg. über eine zentrale Gasversorgung außerhalb des OP.

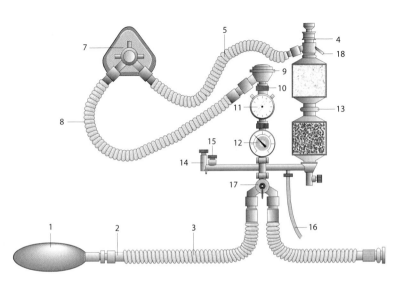

◘ **Abb. 3.2.** Draeger-Kreissystem. 1 Atembeutel; 2 Atembeuteltülle; 3 Faltenschlauch; 4 Inspirationsventil; 5 Inspirationsfaltenschlauch; 6 Y-Stück zum Anschluss von Maske oder Tubus; 7 Atemmaske; 8 Exspirationsfaltenschlauch; 9 Exspirationsventil; 10 Volumeterheizung; 11 Volumeter im Exspirationsschenkel; 12 Beatmungsdruckmesser; 13 CO_2-Absorber-Behälter; 14 Überdruckventil; 15 Entlüftungsventil; 16 Frischgasschlauch; 17 Umschalthahn für Beutelbeatmung bzw. Spontanatmung; 18 alternativer Frischgasanschluss. Funktionsweise bei Spontanatmung: Der Gasstrom führt aus dem Atembeutel und dem Frischgasschlauch durch beide CO_2-Absorber, das geöffnete Inspirationsventil, den Inspirationsfaltenschlauch und das Y-Stück zum Patienten. Zu diesem Zeitpunkt ist das Exspirationsventil geschlossen. Mit Beginn der Exspiration verschließt sich das Inspirationsventil durch die Umkehr des Gasstroms, und das Exspirationsventil öffnet sich. Nun strömt die ausgeatmete Luft durch den Faltenschlauch der Exspirationsseite und das Exspirationsventil in den Atembeutel. Das überschüssige Gas gelangt durch das Überdruckventil nach draußen. (Aus Larsen 2004)

Durchflussmessung

Mithilfe der Durchflussmessung werden die in das Narkosekreissystem strömenden Gase dosiert. Die Anzeige erfolgt über senkrecht stehende, konisch sich erweiternde Röhren, die von unten nach oben durchströmt werden (»Rotameter«). Ein Schwimmer steigt abhängig von der Durchflussmenge bis auf eine bestimmte Höhe (bis zum Gleichgewicht zwischen dem Auftrieb durch Gasstrom und Gewicht des Schwimmers). Geometrie und Eichung des Rotameters sind von den physikalischen Eigenschaften des Gases abhängig, die Röhren sind also nicht gegeneinander austauschbar.

Ventile

Ein Inspirations- und ein Exspirationsventil trennen die Flussrichtungen für Ein- und Ausatmung (◘ Abb. 3.2). Um das Totraumvolumen möglichst klein zu halten, werden In- und Exspirationsschenkel über 2 Schläuche patienten-nah herangeführt.

Atembeutel

Der Atembeutel dient bei Spontanatmung als Reservoir für das Inspirations-volumen; bei Handbeatmung wird das Gasvolumen durch Druck auf den Atembeutel in die Patientenlunge transportiert. Bei maschineller Beatmung wird der Atembeutel durch ein »Bag-in-bottle-System«, ein Kolbensystem o. Ä., ersetzt.

CO_2-Absorber

Zur Aufbereitung des Inspirationsgases gehört die Entfernung des exspirier-ten CO_2. Das CO_2 wird chemisch an Atemkalk gebunden. Zu diesem Zweck sind ein oder 2 mit Atemkalk gefüllte Absorber in das Kreissystem einge-schaltet. Wenn der Atemkalk mit CO_2 aufgesättigt (»verbraucht«) ist, muss er ausgetauscht werden. Das Erreichen der Kapazitätsgrenze wird durch einen Farbumschlag angezeigt.

Narkosemittelverdampfer

Gasförmige »volatile« Anästhetika werden über Narkosemittelverdampfer (◘ Abb. 3.3) in das Kreissystem eingespeist (bis auf Lachgas, das der zen-tralen Versorgung entnommen wird). Die Verdampfer müssen die einge-stellte Konzentration über einen großen Fluss- und Temperaturbereich in engen Toleranzen abgeben und sind daher technisch aufwändige Konstruk-tionen.

> ❯ Da der Dampfdruck der einzelnen volatilen Anästhetika sehr unterschiedlich ist, kann ein Verdampfer nur für jeweils ein spezifisches Narkosemittel ver-wendet werden. Um Verwechslungen zu vermeiden, sind die Einfüllstutzen kodiert.

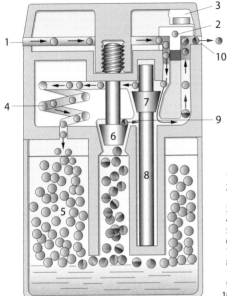

1 Frischgaseingang
2 Ein-Aus-Schalter, wird
   mit dem Handrad betätigt
3 Handrad
4 Druckkompensation
5 Verdunsterkammer
6 Steuerkonus
7 Verdunsterkammer-Bypass-Konus
8 Ausdehnungskörper zur
   Temperaturkompensation
9 Mischkammer
10 Frischgasauslass

◘ **Abb. 3.3.** Dräger-Narkosemittelverdampfer. Schema des Vapor 19: Der Apparat ist flow-, druck- und temperaturkompensiert (Aus Larsen 2004)

Abflussventil für Gasüberschuss

Da das Frischgas außer beim geschlossenen System im Überschuss zugeführt wird, muss der Gasüberschuss aus dem System entweichen können. Bei Spontan- oder Handbeatmung geschieht dies über ein APL-Ventil. Das Ventil wird bei Handbeatmung so eingestellt, dass es sich am Ende der Inspiration gerade öffnet; bei Spontanatmung ist es ganz geöffnet. Bei Maschinenbeatmung ist es automatisch deaktiviert, und der Überschuss entweicht über ein anderes Ventil. Damit die Umgebungsluft im OP möglichst wenig mit Narkosemitteln kontaminiert wird, wird diese Gasmenge über ein Absaugsystem entsorgt. Bei der TIVA können einfachere »offene« Beatmungsgeräte eingesetzt werden, d. h. das ausgeatmete Atemgas wird verworfen und für jeden Atemzug 100%iges Frischgas verwendet. Befeuchtung und

3

Erwärmung des Atemgases müssen dann technisch sichergestellt werden (z. B. befeuchtende Filter).

3.3 Patientenbetreuung

M. Liehn

Eine wichtige Aufgabe liegt in der präoperativen Betreuung der Patienten. Ein kritischer Faktor für **das Wohlbefinden und das Gefühl von Sicherheit der Patienten** ist der Vorgang des Einschleusens. Dabei spielt die Ausstattung der Schleuse eine untergeordnete Rolle. In offenen Schleusensystemen ist der Kontakt des Pflegenden zum Patienten direkter, in den energetisch gesteuerten Schleusen kann der Kontakt nur verbal hergestellt werden. Wer aus dem multiprofessionellen Team für den Einschleusungsvorgang zuständig ist, ergibt sich aus der Organisation der Funktionseinheit, aber jeder einzelne Mitarbeiter muss in der Lage sein, diese Tätigkeit zu erfüllen.

3.3.1 Übernahme an der Patientenschleuse

Es ist sinnvoll, den Transport von der Peripherie zum Funktionstrakt von Personen durchführen zu lassen, die den Patienten kennen und denen er vertraut. (Im Sinne von »primary nursing«: Jeder Patient bekommt eine Pflegende zugeordnet, die von der Aufnahme bis zur Entlassung die Verantwortung für seine Pflege und Versorgung trägt.)

❗ Achtung

Patienten, die prämediziert zum Funktionstrakt gebracht werden, dürfen nicht allein gelassen werden.

Im Funktionstrakt wird der Patient mit persönlicher Ansprache übernommen. Er wird nach seinem Namen gefragt, um jede Verwechslung von vornherein auszuschließen. Fragt man den Patienten, ob er »Herr Müller« sei, bekommt man häufig nur ein Nicken, aber die Situation in einer fremden, beängstigenden Umgebung kann bewirken, dass der Patient gar nicht zuhört, sondern einfach Zustimmung signalisiert, um dieses Procedere endlich hinter sich zu lassen. Aus diesem Grunde werden Suggestivfragen vermieden. Solange der geplante Saal bzw. die geplante Einleitung noch nicht frei ist, verbleibt der Patient unter Beobachtung in seinem Bett. Die Akteneinsicht vor der Einschleusung ist standardisiert, damit fehlende Befunde und/oder Röntgenbilder eingeholt werden können, bevor der Patient auf dem OP-Tisch liegt.

3.3.2 Psychische Betreuung

Das **Eingehen auf die psychische Situation** des Patienten vor der Operation ist maßgeblich für sein postoperatives Empfinden. Um das Erlebnis des Einschleusens weniger bedrohlich und die Situation bekannt zu machen, kann ein Fotoroman mit Bildern des Einschleusungsvorgangs im Rahmen der OP-Vorbereitung auf der Station helfen. Anhand der Fotos kann dargestellt werden, wie die Räumlichkeiten aussehen, und wie das Personal gekleidet ist. Dem Betroffenen wird deutlich gemacht, dass dieser Vorgang zu der Operation gehört. Angst wirkt sich unterschiedlich auf Menschen aus, aber viele Patienten frieren im Vorfeld einer Operation. Dies hat einen ganz profanen Grund, nämlich dass die Patienten nur mit einem Flügelhemd bekleidet sind und die Temperatur in den Umbettungseinheiten auf das arbeitende und bekleidete Personal angepasst ist. Ein weiterer Grund ist jedoch auch die ungewöhnliche Situation, die für viele nicht einschätzbar ist. Daher müssen nach dem Lagern auf dem OP-Tisch unbedingt vorbereitete warme Decken über den Patienten gebreitet werden, um die Körpertemperatur nicht noch weiter herabzusetzen. Dies vermittelt ein Gefühl der Fürsorge. Weiter benötigen die meisten Menschen ein Kopfkissen, um einigermaßen bequem auf dem extrem schmalen OP-Tisch liegen zu können. Dieses Kissen kann in der Einleitung entfernt werden. Da der Patient auf dem Weg von der Schleuse in den Narkosevorbereitungsraum fixiert werden muss, wird diese Maßnahme erklärend begleitet.

3.3.3 Aktenkontrolle

Parallel zur Betreuung des Patienten erfolgt eine Kontrolle der Befunde in der Akte. Dazu ist eine Checkliste sinnvoll, auf der abgehakt werden kann, welche erforderlichen Befunde vorhanden sind und welche fehlen. Anhand der Aktenlage kann entschieden werden, ob es bei fehlenden Befunden sinnvoll ist, den Patienten schon auf einen OP-Tisch umzulagern. Auch kann über die Pflegeanamnese festgestellt werden, ob die geplante Operationslagerung so durchführbar ist, oder ob es Kontraindikationen gibt, die bisher nicht weitergegeben wurden, z. B. Endoprothesen, Kontrakturen, Lähmungen oder Ähnliches. Die Einwilligungserklärung ist auf Vollständigkeit zu prüfen; die zu operierende Seite nochmals zu klären.

3.3.4 Einschleusung

Der Einschleusungsvorgang ist von der Ausstattung des Funktionstrakts abhängig. In einer offenen Schleuse (◘ Abb. 3.4) wird das Bett des Patienten in die Höhe des OP-Tisches gebracht und der Patient mithilfe einer weiteren Pflegeperson auf den OP-Tisch übergelagert. Bei Frakturen ist ein behandelnder Arzt hinzuzuziehen, um eine Dislokation der Fraktur zu vermeiden

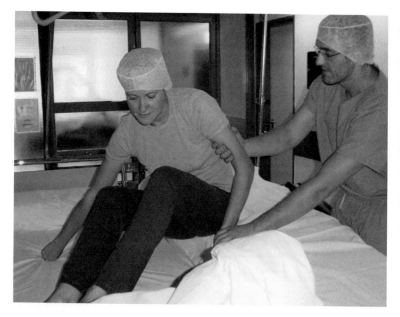

◘ **Abb. 3.4.** Umlagerung eines Patienten in einer »offenen« Schleuse auf den OP-Tisch

(▶ Kap. 5). Patienten mit Extensionen der Extremitäten benötigen mehrere Personen zum Überlagern auf den OP-Tisch; dies geschieht ebenfalls unter Einbeziehung eines behandelnden Arztes.

In einer mechanischen Schleuse (◘ Abb. 3.5) ist der Funktionstrakt gänzlich von der Peripherie abgetrennt und die Überlagerung erfolgt über das Personal außerhalb.

Die Schleuse funktioniert so, dass eine Metallplatte mechanisch unter den Patienten gefahren wird und dieser dann auf dem OP-Tisch gelagert wird, ohne dass das Personal heben und tragen muss. Dem Patienten muss erklärt werden, dass seine Sicherheit gewährleistet ist, denn dieser Vorgang erscheint vielfach beängstigend, da niemand eine Hand am Patienten hat.

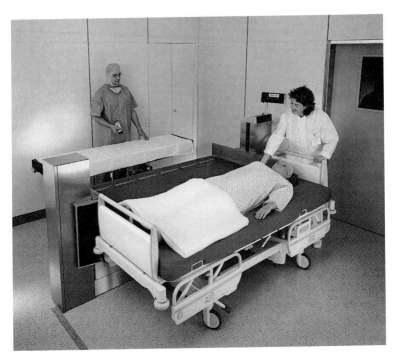

◘ **Abb. 3.5.** Mechanische Patientenschleuse. (Fa. Maquet; wie in der Praxis leider vielfach zu sehen, hat der Mitarbeiter des Funktionsdienstes sein Mundtuch nicht abgenommen, sondern lässt es hängen!)

Die Metallplatte ist angewärmt und selbstverständlich desinfiziert. Bei Patienten für die traumatologische oder orthopädische Abteilung ist manchmal die Anwendung der mechanischen Schleuse nicht möglich, deshalb muss es eine Umgehung dieses Vorgangs geben, und aus der geschlossenen Patientenschleuse muss eine offene werden können. Wenn alle oben genannten Parameter abgeklärt sind, kann der Einschleusungsvorgang beginnen. Der Patient trägt, entsprechend dem Einschleusungsstandard, keinen Schmuck mehr und hat in manchen Abteilungen sogar seine Zahnprothese bzw. sein Hörgerät abgegeben. Die Pflegekraft sollte wissen, ob der Patient schwerhörig ist oder nicht gern spricht, weil er ohne seine Prothese undeutlich klingt. Kann der Patient die Hilfsmittel bis zur Narkoseeinleitung behalten, fühlt er sich sicherer und die Verständigung ist leichter. Dann muss standardisiert sein, wie die Hilfsmittel dem Patienten postoperativ wieder zugeführt werden können. Eventuelle körperliche Einschränkungen sind abgeklärt, und die Ressourcen des Patienten sind klar. Zwei Pflegekräfte sollten dem Patienten bei der Einschleusung behilflich sind, der korrekte OP-Tisch ist vorbereitet und die Lagerungshilfsmittel liegen griffbereit. Während der Übernahme erfolgt eine Hautkontrolle des Patienten, um postoperativ nachvollziehen zu können, ob es durch die Operationslagerung zu Schäden gekommen ist. Die Ergebnisse werden dokumentiert. Der Patient wird auf dem OP-Tisch fixiert, um ihm Sicherheit auf dem Weg in die Einleitung zu gewährleisten. Der Einschleusungsvorgang ist mit Übergabe des Patienten an die Mitarbeiter der Anästhesie im Einleitungsraum abgeschlossen.

3.3.5 Qualitätssichernde Maßnahmen

Der gesamte Vorgang des Einschleusens ist standardisiert, bestenfalls mit Checklisten überprüfbar. Dort ist festgelegt, über welche Qualifikationen die Personen verfügen müssen, die Patienten verantwortlich einschleusen dürfen. Das erklärt auch, warum diese Tätigkeit, niemals allein, z. B. von einem Zivildienstleistenden, durchgeführt werden darf. Im Einschleusungsstandard ist eine Checkliste für die Aktenkontrolle enthalten, und in der Pflegeanamnese gibt es eine Eintragungsmöglichkeit des Hautstatus. Der Vorgang wird in regelmäßigen Abständen überprüft und bei Bedarf verändert. Die Mitarbeiter sind in die Funktion der Schleuse und der OP-Tische gemäß MPG (▶ Kap. 4) eingewiesen.

3.4 OP-Hygiene

M. Liehn

OP-Hygiene ist ein Teil der Krankenhaushygiene. Gerade im Funktionsbereich mit seinen invasiven Therapiemaßnahmen am Patienten ist darauf zu achten, dass die **Hygieneregeln** eingehalten werden, um weiteren Schaden vom Patienten fernzuhalten.

Die Definition von Hygiene (gr. hygieinos: gesund) ist gemäß Pschyrembel (1986):

> Vorbeugende Maßnahmen für die Gesunderhaltung der einzelnen Menschen und Völker, um körperliche Erkrankungen und alle geistigen, seelischen und sozialen Störungen fernzuhalten.

Alle Maßnahmen der **Krankenhaushygiene** zielen darauf hin, nosokomiale Infektionen zu verhindern. Das heißt, Infektionen, die der Patient sich im Krankenhaus zuziehen kann, zu vermeiden und das Personal sowie Dritte vor Ansteckungen zu bewahren.

3.4.1 Einführung und Richtlinien

Die Maßnahmen der Funktionshygiene ergeben sich aus den **Richtlinien des Robert Koch-Instituts** (RKI), Berlin. Für die einzelnen Bereiche des Krankenhauses erstellt die Hygienekommission verbindliche Pläne, die für jeden Mitarbeiter einsehbar und nachvollziehbar sind. Diese **Hygienepläne** sind auf die räumliche und personelle Ausstattung der Abteilungen zugeschnitten. Unstimmigkeiten sind sinnvollerweise mit der zuständigen Hygienefachkraft zu klären. Eine regelmäßige Überprüfung der Hygienemaßnahmen und der Ergebnisse ist obligat. Im Funktionsbereich wird zwischen Desinfektions- und Sterilisationsmaßnahmen unterschieden. **Desinfektion** bedeutet, dass Gegenstände in einen Zustand versetzt werden, in dem sie nicht mehr infizieren können. Die Maßnahmen richten sich gegen pathogene Mikroorganismen, apathogene Keime werden dabei häufig außer Acht gelassen. Bei der **Sterilisation** wird durch unterschiedliche Methoden völlige Keimfreiheit erreicht, sodass alle lebensfähigen Mikroorganismen und deren Sporen getötet werden. Analog werden **Asepsis** und **Antisepsis** definiert:

Die Asepsis kann mit dem Zustand nach einer Sterilisation verglichen werden, die Antisepsis mit dem Zustand nach einer Desinfektion, z. B mit chemischen Mitteln. Diese Begrifflichkeiten sind wichtig, um die Planung des OP-Programms den Hygienerichtlinien anzupassen.

> ❯ Die Reihenfolge der Operationen richtet sich nach der Infektiosität des Patienten und des geplanten Eingriffs.

So gelten z. B. Operationen des Knochensystems ohne vorangegangene Infektionen als aseptische Eingriffe; diese sollten nicht in einem Saal durchgeführt werden, in dem zuvor Darmoperationen stattgefunden haben. Alle Hygienerichtlinien und der Umgang mit meldepflichtigen Krankheiten oder mit Erkrankungen, bei denen die Aufbereitung des Materials besonders problematisch ist, sind im Hygieneplan in Standards festgelegt. Die Vorgehensweise bei infiziertem Instrumentarium wird mit dem Personal der Zentralsterilisationseinheit abgesprochen. Die Richtlinien des RKI werden regelmäßig überarbeitet und stehen auf der Internetseite des Instituts (http://www.rki.de) jederzeit zur Verfügung

3.4.2 Infektionsquellen und Übertragungswege

Potenzielle Quelle für **nosokomiale Infektionen** ist das Personal, insbesondere bei unzureichender Händedesinfektion. Es sind jedoch verschiedene Maßnahmen erforderlich, um Kontaminationen auszuschließen. Dazu gehört für den OP-Bereich in erster Linie die Bereichskleidung, deren Farbe der Zuordnung zum Funktionsbereich dient. Die Bereichskleidung besteht aus Kasak und Hose und wird in der Personalschleuse angelegt, nachdem das Haar mit einer Mütze bedeckt wurde. Der Kasak wird in der Hose getragen, um Turbulenzen beim Gehen zu vermeiden.

> ❯ Die OP-Bereichskleidung gehört ausschließlich in den OP und darf außerhalb nicht verwendet werden.

Nach einem Besuch der Toilette empfehlen führende Krankenhaushygieniker ein erneutes Einschleusen mit gewechselter Bereichskleidung. Das Anlegen einer Maske ist in den OP-Sälen erforderlich, in den Fluren kann darauf verzichtet werden. Das Mundtuch bedeckt Nase und Mund, liegt relativ eng an, sodass keine Tröpfchen beim Sprechen aus der Maske herauskommen können. Außerdem schützt die Gesichtsmaske den Mitarbeiter vor infektiösen

Spritzern während eines Eingriffs. (Schutzbrillen sollten bei vielen Eingriffen standardmäßig getragen werden.) Es ist darauf zu achten, dass die Maske nicht durchfeuchtet, weil dann die Filterwirkung des mehrlagigen Materials verloren geht. Das Wechseln des Mundtuches erfolgt spätestens nach jedem Eingriff; ein Herablassen und wieder Hochziehen ist nicht erlaubt. Ein weiterer extrem wichtiger Punkt ist die **hygienische Händedesinfektion** zur Verhinderung nosokomialer Infektionen und zum Eigenschutz der Mitarbeiter (s. unten).

Erst in zweiter Linie ist ungenügend aufbereitetes Material für die Entstehung von nosokomialen Infektionen verantwortlich. Als Eintrittspforten für Krankheitserreger gelten Haut, Schleimhaut und das Gefäßsystem. Daraus ergibt sich die Notwendigkeit einer optimalen Desinfektion von Haut und/ oder Schleimhaut des Patienten unter Berücksichtigung und Dokumentation eventuell vorhandener Hautläsionen. Als Übertragungsweg gilt der direkte Kontakt, da sich die meisten Erreger an den Händen und der Kleidung des Personals befinden. Mangelnde Hygienemaßnahmen sind häufig eine Frage der Disziplin des einzelnen Mitarbeiters. Der Infektionsschutz beginnt bereits zu Hause mit der Pflege der Haut. Je intakter die eigene Haut ist, desto weniger Angriffsmöglichkeiten bietet sie den Mikroorganismen. Die OP-Hygiene beginnt in der **Personalschleuse.** Mit der hygienischen Händedesinfektion nach dem Entkleiden in der Personalschleuse werden alle pathogenen Keime, die z. B. aus dem Bus mitgebracht wurden, abgetötet und gelangen somit nicht an die Bereichskleidung. In der Schleuse wird zuerst die OP-Mütze aufgesetzt, denn Haare gelten als Keimträger. Alle Schuppen, Haare und Hautteilchen, die auf die Bereichskleidung fallen, können Überträger von Krankheitserregern sein und so über den Kontakt an den Patienten weitergereicht werden. Die hygienische Händedesinfektion ist ein probates Mittel, um die Übertragung von Keimen zu minimieren. Des Weiteren ist die Funktionsfähigkeit der RLTA sicherzustellen, indem alle Türen geschlossen werden. Die RLTA klimatisiert die Räume der Funktionseinheit und regelt die Zufuhr von Wärme sowie Feuchtigkeit, angepasst an die Raumnutzung. Dabei wird die zugeführte Luft gefiltert, um Keimarmut zu erhalten und Schadstoffe abzuführen. In der Funktionseinheit gelten besondere Richtlinien. So ist turbulenzarme Luft gefordert, deshalb sind Türen, insbesondere in den OP-Sälen, geschlossen zu halten. So kann keine unsaubere Luft in das Operationsgebiet gelangen. Hektische Bewegungen und offen getragene Kittel sind zu vermeiden. Die Zuluft in OP-Sälen entspricht einer anderen Norm als die in Fluren, Waschräumen oder Aufenthaltsräumen. Die RLTA werden jährlich überprüft.

3.4.3 Händedesinfektion

Die Händedesinfektion ist eine der wichtigsten Maßnahmen zur **Vermeidung von Infektionen**. Auch bei den immer wieder auftretenden MRSA-Infektionen kann die Händedesinfektion die Kontaminationskette unterbrechen und damit die Übertragung des Keimes auf andere Patienten vermeiden.

Hygienische Händedesinfektion

Die hygienische Händedesinfektion gilt als die wichtigste prophylaktische Maßnahme zur Vermeidung nosokomialer Infektionen. Durchführung und Ziel sind vom RKI festgelegt (Robert Koch-Institut 2004).

> Als Voraussetzung für eine wirksame Händehygiene ist es untersagt, im Funktionsbereich Schmuck und Uhren zu tragen. Unter Ringe oder Uhrenarmbänder wird kein Desinfektionsmittel gelangen; für Mikroorganismen ist jedoch genug Platz.

Bei Patientenkontakt trägt jeder Mitarbeiter zum Schutz **Einweghandschuhe**. Die Hände sollten vor dem Anlegen der Handschuhe trocken sein, da es sonst zu Hautirritationen kommen kann. Ein feuchtes Milieu erhöht außerdem das Perforationsrisiko der Handschuhe. Nach der Tätigkeit werden die Handschuhe abgelegt, und eine Händedesinfektion wird durchgeführt. Desinfektionsmittelspender sind ohne Handkontakt, entweder über die Füße oder mit dem Ellenbogen, zu bedienen (◻ Abb. 3.6).

Leere Flaschen im Desinfektionsmittelspender dürfen nicht aufgefüllt werden; hier ist die Verwendung von **Einwegflaschen** sinnvoll. Die Minimierung der Infektiosität der Hände wird nur durch regelmäßige Desinfektion erreicht. Die Händedesinfektion kann nicht allein durch Waschen mit Wasser und Seife ersetzt werden.

> Nach jedem Kontakt mit Patienten und kontaminierten Materialien, wie Absaugflaschen, Beatmungsschläuchen, Masken, Trachealtuben, Instrumenten usw. sowie vor dem Einschleusen in den OP-Bereich, nach dem Ausschnupfen und nach dem Toilettenbesuch ist eine Händedesinfektion nötig.

Hierzu wird eine Portion Desinfektionsmittel, ca. 3 ml, auf die trockenen Hände gegeben und für 30 s in Hände und Handgelenke einmassiert. Die Verteilung des Desinfektionsmittels über Innenhand, Handrücken, Finger

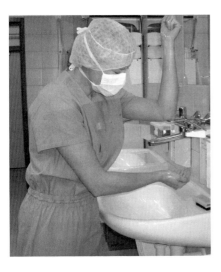

■ **Abb. 3.6.** Korrekte Benutzung eines
Desinfektionsmittelspenders

und Zwischenfingerraum endet mit dem Einmassieren in die Nagelfalz. Danach sind in der Regel alle pathogenen Mirkoorganismen abgetötet.

Chirurgische Händedesinfektion

Für diese Maßnahme müssen die Fingenägel kurz und rund geschnitten sein.
Es dürfen keine Verletzungen der Nagelbetten oder andere Entzündungen im
Fingerbereich vorhanden sein. Das Bürsten der Hände und Unterarme mit einer harten Nagelbürste ist nicht nötig; im Bedarfsfall genügt eine weiche Bürste
für die Nägel. Danach ist das **Abtrocknen der Hände** wichtig, da Feuchtigkeit
die Wirkung des Desinfektionsmittels verringert (Verdünnungseffekt).

❯ Die chirurgische Händedesinfektion als Vorbereitung auf einen chirurgischen
Eingriff reduziert die Keime auf und in den Hautschichten, erreicht jedoch keine
Keimfreiheit.

Die Anleitung zur chirurgischen Händedesinfektion (■ Abb. 3.7) richtet sich
nach dem benutzten Desinfektionsmittel. Zur Einhaltung der Einwirkzeit
sind Uhren an jedem Waschplatz aufgehängt. Einwirkzeit und Menge des
Desinfektionsmittels variieren je nach Mittel und sind den Angaben des Herstellers zu entnehmen. Deshalb ist es sinnvoll, eine **Gebrauchsanleitung der**

3

Hygienekommission der Klinik auszuhängen, die als verbindlich einzuhalten ist. Neue Mitarbeiter im Funktionsbereich, die dem sterilen Team beitreten, Gäste und Studenten müssen auf diese verbindliche Waschanleitung hingewiesen werden und diese einhalten.

BODE–SCIENCE–COMPETENCE

Chirurgische Händedesinfektion

BODE

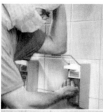

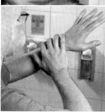

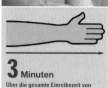

- ■ Armhebel mit dem Ellenbogen betätigen und Hände-Desinfektionsmittel aus dem Spender in die trockene hohle Hand geben.
- ■ Hände und Unterarme bis zu den Ellenbogen mit Hände-Desinfektionsmittel einreiben.
- ■ Hände gezielt behandeln. Zur Vermeidung von Benetzungs-lücken – speziell im Bereich der Fingerkuppen, Nagelfalze und Fingerzwischenräume – Standard-Einreibemethode einsetzen.
  Hände beim Einreiben immer über Ellenbogenniveau halten.

Standard-Einreibemethode für die hygienische Händedesinfektion gem. EN 1500

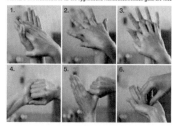

- ■ **Hände und Unterarme müssen während der Einwirkzeit von 3 Min. vollständig mit dem Hände-Desinfektionsmittel benetzt sein!**
  Dazu kann eine mehrmalige Entnahme erforderlich sein.
- ■ Vor dem Anlegen der OP-Handschuhe müssen die Hände lufttrocken sein.

Händewaschung nur vor der ersten OP des Tages und bei intra- oder postoperativer Verschmutzung. Bei Aufeinander-folge kurzer Eingriffe (OP + OP-Pause < 60 Min.) mit geringer Kontaminationswahrscheinlichkeit kann vor dem nächsten Eingriff die Händewaschung unterbleiben.

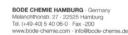

3 Minuten
Über die gesamte Einreibezeit von 3 Min. sind die Hände und Unterarme mit dem Hände-Desinfektionsmittel feucht zu halten.

BODE CHEMIE HAMBURG · Germany
Melanchthonstr. 27 · 22525 Hamburg
Tel. (+49-40) 5 40 06-0 · Fax -200
www.bode-chemie.com · info@bode-chemie.de

P-CHD 03.05. 10 H

☐ **Abb. 3.7.** Beispiel einer Desinfektionsanweisung (Fa. Bode)

Hautpflege

Entstehungen von Hautirritationen, -läsionen und -reizungen werden häufig dem Desinfektionsmittel zugeschrieben. Es ist jedoch bekannt, dass Wasser und Seife der Haut viel mehr Fett entziehen als Desinfektionsmittel auf alkoholischer Basis, die zumeist rückfettende Substanzen enthalten. Zu beachten ist jedoch, dass abgewartet wird, bis die Hände trocken sind, bevor Handschuhe angezogen werden. Gereizte Hautstellen sind **potenzielle Erregerreservoire** und müssen deshalb mit Pflegecremes behandelt werden. Diese Cremes sollten auch benutzt werden, um Irritationen vorzubeugen. (Hautreizungen sind nicht mit allergischen Reaktionen zu verwechseln).

3.4.4 Hautdesinfektion

Die präoperative Hautdesinfektion des Patienten ist ein wirksames Mittel, um das Infektionsrisiko zu vermindern. Deshalb sollte die Desinfektion nach den Kriterien durchgeführt werden, die über das RKI sowie über die Herstellerangaben des Desinfektionsmittels bekannt sind. Das Hautdesinfektionsmittel unterscheidet sich vom Händedesinfektionsmittel, denn es soll v. a. gegen die **residente Hautflora des Patienten** wirken. An den einzelnen Hautarealen liegt auch eine unterschiedlich stark ausgeprägte Besiedelung mit Keimen vor. So sind z. B. am Abdomen und am Perineum mehr Staphylokokken und gramnegative Stäbchen zu finden als in der Leiste oder der Axilla.

Vorbereitung

Der Patient wird bei Bedarf kurz vor der Desinfektion rasiert. Je kürzer der präoperative Aufenthalt des Patienten im Krankenhaus ist, desto geringer ist das Infektionsrisiko. Auch die Rasur sollte so kurz wie möglich vor dem Eingriff stattfinden, damit sich in evtl. vorhandenen Hautläsionen keine Infektionsherde bilden können. Bestenfalls erfolgt die Rasur standardisiert nach dem Abruf des Patienten auf der Peripherie. Nassrasur mit Einmalrasierern ist die Norm. Chemische Haarentfernungsmittel müssen im Vorfeld am Patienten auf allergische Reaktionen getestet werden, dafür ist die Entstehung von Hautläsionen nahezu ausgeschlossen. Auf eine Rasur auf dem OP-Tisch sollte möglichst verzichtet werden, da die Härchen dann auf der Tischunterlage zu liegen kommen, aufgewirbelt werden und somit das Infektionsrisiko erhöhen. In der Praxis ist es leider nicht selten, dass trotzdem im Saal oder im Einleitungsraum rasiert werden muss. Es sollte dann versucht werden, mit dem Personal der Stationen gemeinsam einen Standard zu erarbeiten, welche Rasur für welchen Eingriff wann nötig ist. Ein wütender Anruf mit Vorwürfen führt sicherlich nicht zum Erfolg. Sollte eine Rasur notwendig werden, ist zu beachten, dass die entfernten Haare nicht auf der Unterlage liegen bleiben und im Saal aufgewirbelt werden. Mit einer entsprechenden **Abdeckung der OP-Tischauflage** und einer korrekten Nassrasur ist dies erreichbar. Eine Ausnahme bei der vorbereitenden Rasur stellt das Gesicht des Patienten dar. Augenbrauen und Wimpern werden niemals rasiert. Der Rasur eines Vollbarts muss der Patient zustimmen; nur in lebensbedrohlichen Situationen darf auf die Zustimmung verzichtet werden. Für die Hautdesinfektion wird das zu operierende Areal mit feuchtigkeitsaufsaugenden Tüchern umlegt, sodass zufällig ablaufendes Desinfektionsmittel nicht dazu führen kann, dass der Patient während des Eingriffs auf einer feuchten Unterlage liegen muss (▶ Abschn. 5.1). Das Hautdesinfektionsmittel wird in ein steriles Schälchen gegossen und eine sterile Tupferzange mit Tupfern bereitgelegt.

Desinfektionslösung

Hautdesinfektionsmittel sind zumeist auf der Basis von Alkohol hergestellt und gelten als zulassungspflichtige Arzneimittel. Sie dürfen auf keinen Fall umgefüllt werden; leere Flaschen werden verworfen und nicht mit anderen Resten gemischt. In der Regel wird **gefärbtes Desinfektionsmittel** benutzt, um kontrollieren zu können, wie weit das Hautareal desinfiziert wurde. Grundstoff eines weiteren Hautdesinfektionsmittels ist Jod; hier ist auf vorhandene Jodallergien des Patienten zu achten.

Durchführung

Die Hautdesinfektion übernimmt ein Mitglied des Teams, das noch nicht steril bekleidet ist, damit ein Berühren des OP-Tisches keine Konsequenzen haben muss. Es sind sterile Handschuhe zu tragen. Das Operationsgebiet mit evtl. einzulegenden Drainagearealen wird großflächig desinfiziert. Dazu sollten die Tupfer mit Desinfektionsmittel benetzt werden, aber nicht tropfen. Die Desinfektion beginnt zentral an der geplanten Inzisionsstelle und wird dann nach peripher ausgedehnt. Nach jedem Abreiben von zentral nach peripher wird der Tupfer verworfen und durch einen neuen ersetzt. Dieser Vorgang wird 5-mal wiederholt. Die Haut muss während der gesamten Desinfektion feucht gehalten werden. Es darf kein Desinfektionsmittel auf die OP-Tischabdeckung gelangen, in den Hautfalten dürfen keine feuchten Kammern entstehen, ggf. müssen Hautfalten getrocknet werden. Talgdrüsenarme Hautareale benötigen, je nach Herstellerangabe, ca. 2,5-min-Einwirkzeit, bei talgdrüsenreichen Arealen sind 10 min obligat.

> **! Achtung**
> Die Applikation der selbstklebenden Patientenabdeckung kann erst bei abgetrockneter Haut erfolgen. Der Elektrokauter darf erst bei völlig trockener Haut benutzt werden, da es sonst zu Verbrennungen kommen kann.

3.4.5 Schleimhautdesinfektion

Bei gynäkologischen und urologischen Eingriffen sowie in der Mund-Kiefer-Gesichtschirurgie und Hals-Nasen-Ohren-Chirurgie ist häufig eine Desinfektion der Schleimhäute erforderlich.

Vorbereitung

Die Vorbereitung besteht in der Waschung der Schleimhaut mit Aqua dest., wenn Verunreinigungen vorliegen.

Desinfektionslösung

Bei einer geplanten Schleimhautdesinfektion ist darauf zu achten, dass ein geeignetes Desinfektionsmittel eingesetzt wird.

> **! Achtung**
> Alkoholhaltige Desinfektionslösungen sind kontraindiziert, da sie die Schleimhaut nachhaltig angreifen, die Schleimproduktion reduzieren und brennende Schmerzen in der postoperativen Phase hervorrufen können.

Deshalb werden Schleimhautdesinfektionsmittel häufig auf **Jodbasis** hergestellt. Auch hier ist darauf zu achten, ob der Patient eine Jodallergie angegeben hat, dann muss auf Alternativpräparate mit geringerer Alkoholkonzentration zurückgegriffen werden.

Durchführung

Die Schleimhautdesinfektion wird wie die Hautdesinfektion (▶ Abschn. 3.4.4) durchgeführt. Die Einwirkzeit ist bei den meisten Mitteln auf 1 min begrenzt, aber auch hier ist der Herstellerhinweis zu beachten.

3.4.6 Umgang mit Abfall

Die Abfälle, die in einem Krankenhaus entstehen und insbesondere in der OP-Funktionsabteilung, sind unter besonderen Aspekten zu entsorgen. Es werden **Abfallkategorien** unterschieden. Im OP kommen kontaminiertes (B-Abfall), infektiöses Material (C-Abfall) und ethischer Abfall (Körperteile und Gewebematerial; E-Abfall) vor. Auch unter diesem Aspekt ist es möglich, Abfallarten zu trennen und somit unterschiedlichen Recyclingformen zuzuführen. Bei der Vorbereitung einer Operation können z. B. die Verpackungsmaterialien gesondert entsorgt werden, da sie noch nicht als kontaminiert gelten, wenn noch kein Kontakt zum Patienten stattfand. Hierzu gehören Papier, Kunststoff und Glas. Alle Materialien, die mit dem Patienten, seinem Blut oder seinen Exkrementen Kontakt hatten, werden gemeinsam mit dem Abfall der Gruppe C entsorgt.

❗ Achtung

Bei der Abfallentsorgung ist auf eine strikte Aussonderung spitzer und scharfer Materialien in geeigneten Containern zu achten.

Abfälle der Gruppen B, C und E werden nach gesetzlichen Vorgaben entsorgt, zumeist verbrannt. Hat das Krankenhaus einen zuständigen **Abfallbeauftragten**, der die Müllentsorgung im Krankenhaus regelt und überwacht, sollte er für die Erstellung von Standards zurate gezogen werden. Ansonsten ist der beratende Mitarbeiter sicherlich über die Pflegedienstdirektion zu ermitteln. Funktionieren die Trennung des Abfalls und die daraus resultierende unterschiedliche Entsorgung, kann viel Geld eingespart werden. Dazu muss die Kommunikation mit den Mitarbeitern funktionieren und eine Sensibiltät für die Entstehung und die Entsorgung von Krankenhausmüll erreicht werden.

3.5 Instrumentarium/Sterilgut

S. Grüning

Das wichtigste »Handwerkszeug« für eine erfolgreiche Operation ist das Instrumentarium. Der Operateur muss sich darauf verlassen können, das er die Instrumente zur Verfügung hat, die für den speziellen Eingriff notwendig sind, und zwar in qualitativ und quantitativ einwandfreiem Zustand.

3.5.1 Instrumentenaufbereitung

Früher wurde der gesamte Prozess der Instrumentenaufbereitung (Reinigung, Desinfektion, Pflege, Verpacken und Sterilisation) vom OP-Funktionsdienst geleistet. Auch Instrumentenreparatur, Neubeschaffung und Vorhalten von Reserveinstrumenten gehörten zu den Aufgaben des OP-Funktionsdienstes. Heute wird das Instrumentarium, in der Regel außerhalb der OP-Bereiche, zentral in der ZSVA aufbereitet. Hier hat sich innerhalb der letzten 25 Jahre eine hochtechnisierte, eigenständige Abteilung mit einem neuen Berufsbild etabliert. Die ZSVA ist als ein hochkomplexer Produktionsbetrieb für Medizinprodukte anzusehen. Aufzubereitende Instrumentensiebe, Sets, Einzelinstrumente usw. sind laut Gesetz als Medizinprodukte zu betrachten und wie solche herzustellen. Die Mitarbeiter einer ZSVA müssen daher entsprechend qualifiziert sein.

❯ Die Qualifikation des fachweitergebildeten Funktionsdienstes oder der OTA reicht nicht aus, um Instrumentarium sach- und fachgerecht aufzubereiten. Es müssen dafür ganz spezielle Qualifikationen erworben werden (§ 4, Abs. 3 MPBetreibV; Informationen zu Fachkundelehrgängen gibt es bei der Deutschen Gesellschaft für Sterilgutversorgung).

3.5.2 Gesetze, Normen, Richtlinien

Ziel der gesetzlichen Bestimmungen zur Instrumentenaufbereitung ist das Vermeiden von Schäden für Patienten und Personal durch gesicherte und nachvollziehbare Verfahren. Für medizinische Einrichtungen besteht die Verpflichtung zur qualitätsgesicherten Aufbereitung von Medizinprodukten.

Diese Anforderungen sind in dezentralen Strukturen nur mit größtem Ressourcenaufwand zu erfüllen. Grundlage bilden die folgenden Gesetze/Verordnungen und Institutionen:

- SGB V,
- MPG,
- MPBetreibV,
- RKI/BfArM,
- DIN und
- EN.

Die Kerninformation zur **Medizinprodukteaufbereitung** – darunter fällt die Instrumentenaufbereitung – lautet:

> Ohne schriftliche Aufbereitungsanweisung der Hersteller darf das Medizinprodukt nicht aufbereitet werden (Norm DIN EN ISO 17664).

3.5.3 OP und ZSVA: von der Schnittstelle zur Nahtstelle

Da die Instrumentenaufbereitung heute in der Regel nicht mehr vom OP-Funktionsdienst durchgeführt wird, fühlen sich die Mitarbeiter des OP-Funktionsdienstes oft auch nicht mehr für den einwandfreien Zustand des Instrumentariums verantwortlich. Das zeigt sich u. a. beim »Entsorgen« des Instrumentariums. Unterschiedliche Vorstellungen zwischen OP-Funktionsdienst und ZSVA darüber, wie Instrumentarium sach- und fachgerecht zu entsorgen ist, können zu Problemen führen. Auch fehlende oder falsch zusammengesetzte Instrumente können zu gegenseitigen Schuldzuweisungen führen. Um diesen Problemen konstruktiv zu begegnen und aus der Schnittstelle eine Nahtstelle werden zu lassen, ist es notwendig, die Instrumentenaufbereitung als **gemeinsame Aufgabe** zu betrachten. Sinnvoll sind hier Vereinbarungen zwischen den Funktionsdiensten OP und ZSVA mit dem Ziel einer kontinuierlichen Qualitätsverbesserung, z. B. die Erarbeitung eines Standards zur Instrumentenentsorgung und die Einführung eines Reklamationsmanagements. Sinnvoll ist es, diesen Prozess mit Teamentwicklungsmaßnahmen zu begleiten (▶ Kap. 2). Der korrekte Umgang mit Instrumenten (wiederverwendbare Medizinprodukte) ist auch aus wirtschaftlicher Sicht wichtig. Instrumente haben einen bedeutenden Anteil an der Gesamtinvestition eines Krankenhauses (◻ Tab. 3.1). Ein pfleglicher Um-

◻ Tab. 3.1. Instrumentenbestand und Kostenbindung an Krankenhäusern mit mindestens 4 schneidenden Fächern

Bettenzahl	Instrumentenbestand [Stückzahl]	Neuwert [Mio. EUR]
200–300	8.000–25.000	1,0–2,5
300–500	25.000–50.000	2,5–5,1
500–1000	50.000–70.000	4,1–6,2

gang sowie eine sach- und fachgerechte Aufbereitung tragen dazu bei, Wert und Funktion langfristig zu erhalten und halten die Reparaturkosten niedrig.

3.5.4 Instrumentenkreislauf

Laut DGSV besteht der Kreislauf der Instrumente in folgenden Schritten:
1. Nutzung,
2. Vorreinigung, Demontage, Entsorgung,
3. Dekontamination,
4. Pflege- und Funktionsprüfung,
5. Verpackung,
6. Sterilisation und dokumentierte Freigabe,
7. Lagerung und
8. Bereitstellung für die Nutzung.

Nutzung

Der Instrumentenkreislauf beginnt in der Funktionseinheit, indem das Material ausgepackt und am oder im Patienten eingesetzt wird. Hier muss der Anwender nach der Sterilitätskontrolle davon ausgehen können, dass das Instrument getestet, unversehrt und steril ist.

Vorreinigung, Demontage, Entsorgung

Nach der Nutzung werden die Instrumente dem Entsorgungs- und Aufbereitungsprozess zugeführt. Damit das Desinfektionsmittel an alle Einzelteile gelangen kann, werden die Instrumente zerlegt. Der Ablauf zwischen Entsorgung und Aufbereitung soll laut RKI zeitnah erfolgen. Vor allem kleinlumige Instrumente sollten nach Gebrauch so schnell wie möglich aufbereitet werden, sonst müssen Zerlegung und maschinelle Vorreinigung im Funktionstrakt erfolgen. Es ist es sinnvoll, wenn der OP-Funktionsdienst grobe Verunreinigungen direkt am OP-Tisch entfernt, damit der Reinigungs- und Desinfektionsprozess in der Instrumentenwaschmaschine nicht wiederholt werden muss. Im Sinne der Prozessoptimierung ist es ebenfalls vorzuziehen, dass die Instrumente demontiert entsorgt werden. Die Instrumente können dann von den Mitarbeitern in der ZSVA direkt in den RDA gegeben werden. Der Transport in die ZSVA sollte in extra vorbereiteten Ablagesieben erfolgen. Instrumente sind ca 90° weit geöffnet; Ventile sind ebenfalls geöffnet. Zerlegte Instrumente werden so auf dem Ablagesieb platziert, dass die schweren unten zu liegen kommen. Der Transport der Instrumente erfolgt in geschlossenen Behältern; Mikroinstrumente sind zum Transport fixiert.

Dekontamination

Die Mitarbeiter der ZSVA können die Siebe ohne Verzögerung in den RDA (◨ Abb. 3.8) geben, dessen Programm auf das Material eingestellt ist. Im RDA erfolgen Dekontamination, Reinigung sowie thermische und/oder chemische Desinfektion, Spülen der Instrumente mit entmineralisiertem Wasser und Trocknung. Die Instrumente werden in ihren Waschsieben in die vorbereiteten Waschmaschinen gegeben. Minimal-invasive Instrumente mit Hohlschäften werden einzeln aufgesteckt, um gezielt durchgespült werden zu können. Beatmungsschläuche werden in den für sie vorgesehenen Maschinen ebenfalls aufgesteckt und so einzeln gereinigt und desinfiziert.

Besonders empfindliche Edelstahlinstrumente werden mithilfe der Ultraschallbehandlung desinfiziert. Auch als Nachbereitung nach erfolgloser maschineller Reinigung kann das Ultraschallbad dienen.

Pflege und Funktionsprüfung

Danach wird das Instrumentarium makroskopisch auf Schäden, Sauberkeit, Trockenheit und Funktionstüchtigkeit geprüft. Instrumente und Bohrsysteme, die spezielle Pflegemittel benötigen, werden dementsprechend behan-

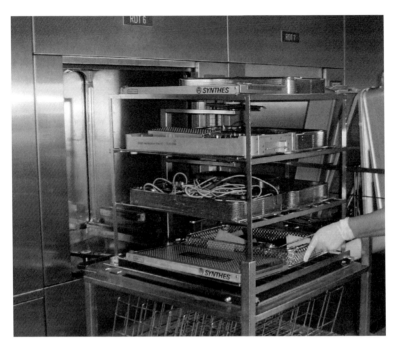

◘ Abb. 3.8. Eine bestückte Instrumentenwaschmaschine

delt. Die Pflege erfolgt nach den Angaben im Herstellerhandbuch, um z. B. Metallreibungen zu vermeiden.

> Gleitmittel dürfen nicht auf Schlauchsysteme und Atemschläuche aufgebracht werden.

Verpackung
Die Instrumente werden standardisiert nach Liste oder Fotos gepackt. Dies ist wichtig, damit das OP-Team davon ausgehen kann, dass auf den Sieben immer die Art und Anzahl der Instrumente sind, die erwartet werden. Trotzdem ist es natürlich möglich, dass ein Mitarbeiter sich verzählt und

dann statt der erwarteten 15 Péan-Klemmen nur 14 oder gar 16 Stück auf einem Sieb sind.

> ❯ Mit der präoperativen Zählkontrolle der Instrumente wird die Anzahl der Instrumente vor dem Eingriff überprüft.

Das Packen des Instrumentariums ist in Absprache mit der Funktionsabteilung vorzunehmen. Wenn die Instrumente für die MIC zum Sterilisieren wieder zusammengebaut werden, ist darauf zu achten, dass die Gewinde nicht fest geschlossen und dass alle Hähne geöffnet sind, damit der Dampf überall eindringen kann und durch temperaturbedingte Dehnungen keine Risse am Material auftreten. Auch Rasterinstrumente werden nicht bis ins letzte Raster geschlossen, sondern entweder ganz offen gelassen, oder es wird nur ein Raster geschlossen. Die Verpackung der Instrumente ist von der Menge und der Art des Instrumentariums sowie von der Sterilisationsart abhängig.

Die wichtigsten Verpackungsmöglichkeiten sind:
- Folien (kombiniert aus Papier und Polyäthylen; häufig für Einzelinstrumente),
- Papier (häufig in Kombination mit Stoff bei schweren Einzelinstrumenten; z. B. Schränkeisen),
- Container (verschiedenste Ausführungen für Siebe) und
- Weichverpackungen (Alternative zum Container; verschiedene Ausführungen für Siebe).

Sterilisation und dokumentierte Freigabe

Sind die Materialien und Instrumente verpackt, werden sie der Sterilisation zugeführt. Dazu wird dokumentiert, wer wann gepackt hat und welche Sterilisationsform in welcher Charge durchgeführt wurde.

Sterilisation

Alle Instrumente, die im Patienten zur Anwendung kommen, müssen sterilisiert werden, d. h. alle pathogenen und apathogenen Mikroorganismen sowie deren Sporen müssen abgetötet sein. Das Verfahren hängt vom zu sterilisierenden Material ab und ist den Herstellerangaben zu entnehmen. Die Sterilisationsgeräte müssen den geltenden Normen entsprechen und über ein validiertes Aufbereitungsprogramm verfügen.

Autoklavieren

Diese Sterilisationsart wird auch **Dampfsterilisation** genannt und ist die am häufigsten angewendete Methode (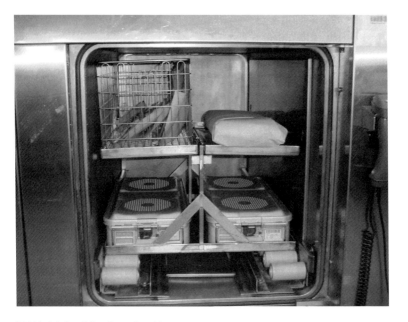 Abb. 3.9). Üblicherweise werden die Siebcontainer in einer Sterilisationskammer mit reinem, gesättigtem Dampf auf 134°C erhitzt und bei einer vorgegebenen Zeit zwischen 5 und 10 min bei dieser Temperatur belassen. Die Sterilisation gilt als abgeschlossen, wenn alle Materialien erhitzt wurden und die Einwirkzeit der feuchten Hitze eingehalten wurde. Danach werden alle Materialien getrocknet. Instrumente gelten nur als steril, wenn sie dem Sterilisator trocken entnommen werden können. Auch Atemsysteme können autoklaviert werden. Bei Gummimaterialien wird die Hitze auf 121°C reduziert und die Einwirkzeit entsprechend auf ca. 15–20 min verlängert. Dem Sterilisationsgut wird ein Indikator beigefügt, der im Funktionsbereich noch einmal kontrollieren lässt, wann und ob der Container sterilisiert wurde. Der gesamte Vorgang der Sterilisation unterliegt einem genormten Validierungsverfahren.

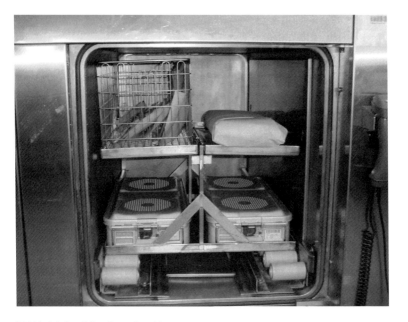

◻ **Abb. 3.9.** Bestückter Dampfautoklav

Gassterilisation

Für thermolabile Materialien ist die Sterilisation mit Gas erforderlich. Als Medium wird entweder Formaldehyd (FA) oder Ethylenoxid (EO) eingesetzt. Formaldehyd schädigt die Keime derart, dass sie sich nicht mehr vermehren können. Gleichzeitig wird Luftfeuchtigkeit in der Sterilisationskammer auf 70% erhöht und auf ca. 65–75°C erhitzt. Über 60 min wirkt dieses Gemisch auf die Materialien ein. Da FA sich mit dem zu sterilisierenden Material verbindet, muss im Anschluss eine Wasserdampfspülung vorgenommen werden. Trotzdem ist eine Auslüftungszeit nach Herstellerangaben zu empfehlen, denn FA ist ein toxisch wirkendes Gas. Ethylenoxid wirkt auf die Eiweiße der Keime und stoppt deren Stoffwechsel. Auch die EO-Sterilisation wird mit feuchter Hitze von ca. 55°C betrieben.

❗ Achtung

Ethylenoxid ist giftig und setzt sich im Sterilisationsgut fest, deshalb ist eine Mindestauslüftzeit von 18 h einzuhalten.

Plasmasterilisation

Plasmasterilisation tötet Mikroorganismen durch freie Radikale bei niedriger Temperatur (45°C) und ohne giftige Rückstände. (Freie Radikale sind hochreaktive Verbindungen, die Mikroorganismen schädigen.) Die Sterilisationgeräte funktionieren mit Wasserstoffsuperoxid; dies erklärt die Notwendigkeit der korrekten Einweisung auch in den Umgang mit Gefahren. Der Vorteil der Plasmasterilisation liegt in der schnellen Aufbereitungszeit (ca. 45–80 min) und dem Fehlen von giftigen Substanzen, der Nachteil darin, dass englumige Instrumente mit diesem Verfahren nicht sterilisiert werden können und spezielles Verpackungsmaterial nötig ist.

Sterilitätskontrolle

Alle Sterilisatoren müssen regelmäßig auf ihre Wirksamkeit überprüft werden. Die Funktionsfähigkeit des Autoklaven wird täglich vor Inbetriebnahme mit dem Bowie-Dick-Test nachgewiesen. Für alle Sterilisatoren gibt es Bioindikatoren mit bekannten Mikroorganismen, die jeder Charge beigelegt werden. Auch chemische Indikatoren können zur Kontrolle der Einzelchargen genutzt werden. Alle Testergebnisse müssen dokumentiert werden. Die Chargendokumentation bezieht sich auf den gesamten Ablauf sowie alle Arbeitsschritte während eines Sterilisationsvorgangs und weist den korrekten und erfolgreichen Sterilisationsprozess nach. Wird diese Dokumentation der einzelnen Sterilgüter in die Patientenakte übertragen, nennt man das **patientenbezogene Chargendokumentation**.

> Die Nachvollziehbarkeit eines korrekten Sterilisationsprozesses wird besonders bei Schadensfällen, z. B. Infektionen, bedeutsam. Bei Beweislastumkehr muss das Krankenhaus einen korrekten Sterilisationsprozess beweisen.

Nach Ablauf der genannten Schritte geht das Instrumentensieb als freigegebenes Medizinprodukt wieder in den Funktionstrakt zurück.

Lagerung

Entweder werden die sterilisierten Medizinprodukte in der ZSVA vorgehalten oder in die operative Funktionseinheit gebracht; hier werden die Container/Siebe in den Sterilfluren in der Nähe der OP-Säle gelagert. Für den Transport nach der Sterilisation zurück in die Funktionseinheit werden die Instrumente in Transportverpackungen gehüllt, die die Lagerdauer entsprechend erhöhen.

Bereitstellung

Mit der Bereitstellung der sterilen Materialien im OP zur Nutzung am Patienten schließt sich der Instrumentenkreislauf.

4

Spezielle Fachkompetenz im Funktionsbereich OP

M. Liehn, S. Grüning

4.1   Prozessorientiertes Handeln

Gerade im Funktionsbereich ist eine Steigerung der Effizienz nur dann möglich, wenn die vohandenen Ressourcen ausgenutzt und die Arbeitsabläufe v. a. an den Schnittstellen optimiert werden. Es hilft nicht, wenn Teilbereiche einer Funktionsabteilung optimiert werden, und andere Bereiche nicht »mitziehen« können. Der Arbeitsprozess beginnt viel eher als mit der Vorbereitung des Patienten und des Materials für einen Eingriff, daher müssen alle Mitglieder des multiprofessionellen Teams Einsicht in den **Gesamtprozess** haben. Personal, räumliche und apparative Ausstattung müssen optimal genutzt werden, um Leer- und Wartezeiten sowie Ausfälle durch ungenügende Vorbereitung zu vermeiden.

> Im Funktionsbereich sollten alle Arbeitsprozesse in Standards beschrieben sein. Ein »controlling« in regelmäßigen Abständen hilft, den Ablauf an veränderte Gegebenheiten anzupassen.

Durch »Routine« verändern sich Abläufe unbemerkt. Regelmäßige Überprüfungen und transparentes Arbeiten lassen diese zumeist positiven Veränderungen erkennbar werden. Das verantwortliche Team muss die Standards regelmäßig dahingehend aktualisieren und Modifikationen aufnehmen. Bei Bedarf müssen die Mitarbeiter neu angeleitet werden.

4.2   Gesetzliche Grundlagen der Gerätetechnik

Ein großer Teil der Arbeit im Funktionsbereich ist von der sich ständig entwickelnden Gerätetechnik abhängig. In allen Bereichen werden energiebetriebene Geräte eingesetzt: mechanische Patienteneinschleusung, OP-Tisch, Anästhesiegeräte, Motoren zur OP-Technik, HF-Chirurgie-Geräte, Ultraschallgeräte, Videorekorder u.v.m. Durch fehlerhafte Bedienung und/oder mangelhafte Kenntnisse der Funktion können Zwischenfälle verursacht werden, die den Patienten gefährden, schädigen, ja bis hin zu seinem Tod führen können. Die Folgen für den Krankenhausträger können in Regressforderungen und Imageschäden, die weitere Kosten nach sich ziehen, bestehen. Nur, wer im Umgang mit medizinischen Geräten kompetent trainiert wird, gewinnt Sicherheit, kann auch bei Problemen Ruhe bewahren und die richtigen Schritte einleiten. Den kompetenten Umgang mit rechtssicheren medizinischen Geräten hat der Gesetzgeber im MPG und in der MPBetreibV geregelt.

4.2.1 Medizinproduktegesetz

Der freie Warenverkehr soll Handelshemmnisse innerhalb der Länder der Europäischen Union abbauen. Seit 1995 betrifft dieser Grundsatz des »Europäischen Warenverkehrs« (EWR) auch Medizinprodukte. Dies macht ein EU-fähiges Gesetz notwendig: das MPG. Das MPG soll **Rechtsklarheit für Medizinprodukte** schaffen und fasst früher im Arzneimittel- und Lebensmittelgesetz sowie in der MedGV geregelte Sachverhalte und deren Rechtsfolgen zusammen. Es regelt auf nationaler Ebene, aber auch im Rahmen der EU die Herstellung, die Kennzeichnung mit dem CE-Zeichen, den Verkauf, die Inbetriebnahme, den Umgang und die Wartung der Medizinprodukte. Im § 1 wird der Zweck, wie folgt, deutlich gemacht:

> Zweck dieses Gesetzes ist es, den Verkehr mit Medizinprodukten zu regeln und dadurch für die Sicherheit, Eignung und Leistung der Medizinprodukte sowie die Gesundheit und den erforderlichen Schutz der Patienten, Anwender und Dritter zu sorgen.

Wesentlich zum Verständnis dieses Gesetzes ist die Definition eines Medizinprodukts. Zu Medizinprodukten zählen alle Materialien, die direkt am oder im Patienten verwendet werden, wenn sie nicht ausschließlich pharmakologische Stoffe sind. Medikamente sind keine Medizinprodukte. Wenn sie jedoch schon im Applikator in den Handel kommen, unterstehen die Applikatoren dem MPG. Sonderanfertigungen (z. B. Hüftendoprothesen), die direkt für einen bestimmten Patienten hergestellt werden, sind Medizinprodukte. Unter **Inverkehrbringen eines Medizinprodukts** versteht man das erstmalige Benutzen eines neuen Produkts, aber auch das Freigeben zur Benutzung eines neu aufbereiteten Instruments. Bei der Bereitstellung eines neuen HF-Chirurgie-Gerätes sind Freigabe und Einweisung durch den Verkauf unerlässlich; ein aufbereitetes Instrument aus der ZSVA gilt nach seiner Freigabe als Medizinprodukt. Im Gesetz ist ebenfalls angegeben, dass es verboten ist, ein Medizinprodukt anzuwenden, wenn das Verfallsdatum abgelaufen ist oder die Sicherheit in der Anwendung für den Patienten, den Anwender oder Dritte nicht gewährleistet werden kann.

Medizinprodukte dürfen, mit wenigen Ausnahmen, in Deutschland nur in den Verkehr gebracht oder in Betrieb genommen werden, wenn sie mit einer **CE-Kennzeichnung** versehen sind. Für jedes Produkt mit CE-Zeichen ist eine Risikoanalyse durchgeführt worden; die Sicherheit dieses Produktes ist bewiesen, und die medizinische Leistungsfähigkeit wurde bewertet. Der Hersteller kann eine Funktionstauglichkeit dieses Produktes nachweisen sowie Angaben zur Aufbereitung und Sterilisation machen. Ein etabliertes Qualitätsmanagement überprüft die Herstellung dieses Produkts, und in 5-jährlichen Abständen muss das gesamte Zertifizierungsverfahren wiederholt werden. Die Strafvorschriften beim Fehlverhalten im Umgang mit dem MPG, wie Freiheits- und Geldstrafen sowie Bußgeldvorschriften, sind in §§ 40, 41 und 42 MPG angegeben. Medizinprodukte werden in mehrere Klassen (◘ Tab. 4.1) eingeteilt; der Umgang mit den einzelnen Klassen ist unterschiedlich geregelt. Die Klassifizierungskriterien richten sich nach der Dauer der Anwendung, ob das Produkt am oder im Körper benutzt wird, ob es implantiert wird, ob es wiederaufbereitbar ist oder energetisch betrieben wird.

Umgang mit Medizinprodukten

Im MPG ist geregelt, dass Medizinprodukte nur ihrem Zweck entsprechend angewendet werden dürfen und den Bestimmungen des Arbeitsschutzes sowie den Unfallverhütungsvorschriften genügen müssen. Der Hersteller oder ein von ihm Bevollmächtigter, zumeist der Fachhandel, darf ein Medizinprodukt erstmalig in den Verkehr bringen. Die erste Einweisung erfolgt von Mitarbeitern dieser Firma (Hersteller oder Fachhandel, z. B. dem Außendienstmitarbeiter, Medizinproduktberater). Dieser Berater muss Sachkenntnisse über das von ihm vorgestellte Produkt haben und auf dem neuesten Erkennt-

◘ **Tab. 4.1.** Klassifizierung von Medizinprodukten

Klasse	Beschreibung
1	Nichtinvasive Produkte, die keine Körperflüssigkeit leiten oder mit einem energiebetriebenen Produkt konnektiert werden. Kompressen, die nur dem Aufsaugen von Blut dienen oder sterile OP-Kleidung sowie sterile OP-Abdeckung
2a	Produkte, die, wie z. B. Katheter, invasiv zu nutzen sind, aber als mittleres Risikopotenzial für den Patienten und den Anwender eingestuft werden
2b	Alle chirurgischen Instrumente und Implantate, die ein erhöhtes Risikopotenzial darstellen
3	Medizinprodukte, die Wirkstoffe im Gewebe freisetzen

nisstand sein. Jeder, der nach einer Einweisung mit einem Medizinprodukt umgeht, besitzt die theoretischen Kenntnisse, kennt die Gebrauchsanleitung und hat die Funktionsweise verstanden. Wenn ein Anwender, z. B. ein Funktionsdienstmitarbeiter, das HF-Gerät anschließt und nach dem Funktionstest in Betrieb nimmt, ist es dieser Mitarbeiter, der die Zustimmung gibt, und damit dokumentiert, dass das Gerät seiner Funktion entsprechend bedient wird und funktioniert. Wenn Schäden am Patienten entstehen, ist die Person, die das Medizinprodukt zur Anwendung freigegeben hat, strafrechtlich verantwortlich.

Sicherheitstechnische Kontrollen von Medizinprodukten

Wenn der Hersteller sicherheitstechnische Kontrollen in vorgegebenen Zeitabständen vorschreibt, hat der Betreiber für die korrekte Einhaltung dieser Kontrollen zu sorgen. Zur Einhaltung der vorgeschriebenen Abstände der regelmäßigen sicherheitstechnischen Kontrollen ist zumeist die Abteilung für Medizintechnik eines Krankenhauses zuständig. In der Regel sind hier auch die Medizinproduktebücher, die die Daten der Geräte enthalten, zu finden. Im MPG ist vorgeschrieben, welche Angaben in das Medizinproduktebuch gehören, und in welcher Form dieses Buch angelegt wird. (Alle Datenträger sind erlaubt.) Das Buch wird so gelagert, dass es der zuständigen Behörde auf Anfrage jederzeit zur Verfügung gestellt werden kann. Durch Wartungsverträge zwischen Hersteller und Betreiber wird sichergestellt, dass regelmäßige Inspektionen vorgenommmen werden. Diese Überprüfungen werden dokumentiert. Die Prüfplakette des »TÜV« ist, für den Anwender sichtbar, am Gerät anzubringen. Medizinprodukte mit abgelaufenen sicherheitstechnischen Kontrollen dürfen nicht benutzt werden.

4.2.2 Medizinproduktebetreiberverordnung

Die MPBetreibV (Neufassung vom 21.08.2002) soll die praktikable Umsetzung des MPG auf deutscher Ebene regeln. Hierin sind die Zuständigkeiten und Verantwortungsbereiche für das »Errichten, Betreiben, Anwenden und Instandhalten von Medizinprodukten« festgelegt. Medizinprodukte dürfen nur gemäß ihrer Zweckbestimmung und nur von Mitarbeitern mit entsprechender Kenntnis, Ausbildung oder Erfahrung benutzt werden. Werden

Medizinprodukte untereinander verbunden, wie es z. B. im MIC-Turm der Fall ist, muss die technische Sicherheit gewährleistet sein; alle Geräte müssen **kompatibel** sein. Geräte, die von der MPBetreibV betroffen sind, werden in der Anlage 1 der MPBetreibV benannt.

Anlage 1 (zu § 5 Abs. 1 und 2, § 6 Abs. 1 und § 7 Abs. 1)

Nichtimplantierbare aktive Medizinprodukte zur:

- Erzeugung und Anwendung elektrischer Energie, auch Defibrillatoren,
- intrakardialen Messung oder Messung unter Verwendung elektrischer Energie,
- energieerzeugende Geräte zur Koagulation oder Zertrümmerung von Ablagerungen in Organen und
- maschinellen Beatmung.

Beispielhaft trifft dies im Funktionsdienst auf folgende Geräte zu:

- HF-Chirurgie-Geräte,
- Narkosegeräte,
- Nervenstimulationsgeräte,
- Defibrillatoren,
- Ultraschallgeräte,
- technische Geräte auf dem MIC-Turm,
- druckluftbetriebene Motoren (für Dermatome, Motoren, Sägen) und
- Perfusoren.

Messtechnische Kontrollen hat der Gesetzgeber u. a. für die in der folgenden Anlage genannten Geräte vorgesehen:

Anlage 2 (zu § 11 Abs. 1)

- Hörtestgeräte,
- Elektrothermometer,
- Messgeräte der nichtinvasiven Blutdruckmessung usw.

Betreiber

Betreiber eines Medizinprodukts ist in der Regel das Direktorium bzw. die Geschäftsführung eines Krankenhauses. Der Verantwortliche für die Benutzung eines Medizinprodukts ist zumeist der leitende Arzt, aber selbstverständlich muss der Hersteller ein einwandfrei funktionierendes Gerät zur Inbetriebnahme freigeben. Der Betreiber eines Krankenhauses ist durch das MPG in die Pflicht genommen, Gerätebeauftragte zu benennen, die für die Umsetzung des MPG zu sorgen haben.

Anwender

Jeder Anwender, der ein Medizinprodukt benutzt, ist gesetzlich verpflichtet, sich theoretische Kenntnisse über das Gerät angeeignet zu haben. Die Gebrauchsanleitung muss bekannt sein. Die Funktionssicherheit eines energiebetriebenen Gerätes (z. B. eines HF-Chirurgie-Gerätes) ist vor jeder Benutzung zu testen. Reinigung, Desinfektion und Sterilisation stellen der Anwender sicher; den Vorgaben des Herstellers ist dabei Rechnung zu tragen.

🛑 **Achtung**

Bei begründeten Zweifeln, Mängeln oder wenn die Gefährdung von Patienten, Mitarbeitern oder Dritten nicht auszuschließen ist, darf das Medinzinprodukt nicht angewendet werden.

4.2.3 Konsequenzen in der Praxis

In der Praxis muss jeder Mitarbeiter darauf achten, dass er keine Geräte der Anlage 1 benutzt, in die er nicht eingewiesen ist. Jedes Gerät muss vor Gebrauch einem **Funktionstest** unterzogen werden. Das bedeutet, dass niemand Geräte benutzen darf, die ihm unbekannt sind. Damit wird die Gefährdung von Patienten durch Fehlbedienung minimiert. Dies hat außerdem den Vorteil, dass bei technischen Problemen gezielt auf Fehlersuche gegangen werden kann. Wenn die Mitarbeiter die Geräte kennen, ist die Unruhe bei technischen Ausfällen überschaubar. Der personenbezogene Gerätepass kann Auskunft darüber geben, ob das Gerät bekannt ist oder nicht.

▶ Jeder Mitarbeiter hat das Recht und die Pflicht beim Nichtverstehen einer Einweisung seine Unterschrift zu verweigern und eine weitere Einweisung zu fordern.

Wichtig ist auch die Einweisung von Gästen sowie Aus- und Weiterzubildenden.

In der ZSVA werden Medizinprodukte hergestellt, indem Instrumente aufbereitet und steril wieder in den Verkehr gegeben werden (▶ Kap. 3). Das MPG verpflichtet den Betreiber (das Direktorium bzw. die Geschäftsführung des jeweiligen Krankenhauses) dafür zu sorgen, dass in der ZSVA die Aufbereitungsanweisungen des Herstellers berücksichtigt werden. Bei kleinlumigen MIC-Instrumenten ist dabei der Maschinenaufsatz der Firma zu verwenden, die Zerlegung wird vom Hersteller vorgeschrieben usw. Da die Richtlinien des RKI in das MPG aufgenommen wurden, erhalten diese Gesetzescharakter.

Einweisung

Die Einweisung in Medizinprodukte darf nicht mehr von Personen durchgeführt werden, die selbst »nur« eingewiesen wurden. Dieses Prinzip hatte sich zwar in der Praxis bewährt, wird aber durch das MPG verboten. Dies bringt für die Funktionsabteilungen einen erheblichen Aufwand in der Organisation der Einweisungen mit sich. Alle Medizinprodukte der Anlage 1 MPBetreibV dürfen nur von Personen angewendet werden, die vom Hersteller oder von solchen Personen eingewiesen wurden, die selbst vom Betreiber aufgrund ihrer Kenntnisse zur Einweisung autorisiert wurden. In der Regel sind das die Gerätebeauftragten und die Medizintechniker.

> ❯ Die Einweisung erfolgt anhand der Gebrauchsanleitung, sicherheitsrelevante Daten müssen vorhanden sein, Instandhaltungshinweise bekannt gemacht werden. Darüber ist in einem Buch, das dem Gerät zugeordnet ist, Nachweis zu führen.

Sinnvoll ist auch die **Einführung eines Gerätepasses** für die einzelnen Mitarbeiter. Hier sind die Daten des Gerätes, das Datum der Einweisung sowie der Einweisende zu dokumentieren und mit dem Handzeichen des Eingewiesenen zu kennzeichnen. Werden Geräte durch baugleiche Modelle ersetzt, ist eine weitere Einweisung nicht nötig. Jedes Gerät der Anlage 1 und 2 hat ein eigenes Buch, das **Medizinproduktebuch**, in dem alle Daten des Modells zur Identifikation, der Beleg über die Funktionsprüfung vor Inbetriebnahme, der erste Einweisende, der Name des Gerätebeauftragten sowie die Namen der eingewiesenen Personen enthalten sind. Hier sind auch Funktionsstörungen und Wartungsintervalle nachzulesen. Die **Gebrauchsanweisung** ist so aufzubewahren, dass der Anwender sie jederzeit einsehen kann.

Bereitstellen benötigter Geräte

Im OP-Saal werden die Geräte standardisiert vorbereitet. Es ist bekannt, was für welche Narkosen und chirurgische Eingriffe benötigt wird. Die Mitarbeiter sind eingewiesen und können die Funktionsprüfung übernehmen. Die Überwachung während des Eingriffs ist obligat, die Reinigung wird vom Funktionsdienst selbst vorgenommen oder delegiert, jedoch in regelmäßig wiederkehrenden Abständen kontrolliert. Bei Funktionsstörungen jeglicher Art wird sofort schriftlich die Medizintechnik benachrichtigt und das Gerät aus dem Verkehr gezogen. Beim Einsatz von Leihgeräten ist darauf zu achten, dass dies baugleiche Geräte sind. Sonst muss wieder jeder Mitarbeiter, der damit Umgang hat, neu eingewiesen werden.

Hochfrequenzgerät

Vor jedem Eingriff, bei dem monopolar oder bipolar koaguliert wird, ist der Funktionstest vor Inbetriebnahme obligat. Folgende Parameter werden kontrolliert:
- Energieversorgung und
- Standardeinstellung von Koagulation und Schneiden.
- Ablösung der Neutralelektrode hörbar?
- Neutralelektrode passend für das Gerät?
- Dokumentation der Funktionsprüfung.

Narkosegerät

Vor jeder Narkose wird das benötigte Gerät nach einer Checkliste überprüft. Dabei ist besonders auf Folgendes zu achten:
- Gasquelle und -leitung (bei Gasflaschen Druck/Formel zur Berechnung der Literzahl),
- Leckagen,
- Absorberkalk (Farbveränderungen und Menge),
- Vapor/Verdampfer ausreichend gefüllt?
- Flush/O_2-Bypass testen,
- Sensoren abgleichen,

- Netzanschluss testen, Ausfallsicherung bedenken und
- Sekretabsaugung testen.
- Hier wird häufig der Ambu-Beutel mitgetestet, obwohl nicht energiebetrieben.

Perfusoren/Spritzenpumpen

Perfusoren werden häufig bei der TIVA (▶ Kap. 6) oder auch bei ambulant therapierten Patienten eingesetzt. Hierzu wird überprüft:

- Akkuzustand, ausreichend geladen?
- Richtiges Zubehör für diesen Spritzentyp?
- Ladekabel vorhanden?
- Verlängerungskabel benötigt?
- Ausfallsicherung?
- Einschalttest vornehmen.
- Halterung vorhanden?

Überwachungsgeräte

Das Kreislaufmonitoring wird überprüft und bei Bedarf abgeglichen:

- Netzanschluss und Ausfallsicherung,
- Akkuzustand überprüfen,
- Zubehör auf Vollständigkeit überprüfen,
- Alarmgrenzen testen,
- Thermometer vorhanden?
- BZ-Geräte?
- Relaxometrie?
- Notfallgeräte (Defibrillator, Bronchoskop usw.) in Reichweite und getestet?

Standardzubehör

- Laryngoskope,
- Spatel,
- Wärmegebläse,
- Blutdruckmanschette,
- Ambubeutel und
- Stethoskop.

Funktionsprüfung

Für die Funktionsprüfungen der energiebetriebenen Medizinprodukte sind **Checklisten** hilfreich. Sie verhindern, dass in der Routine doch Einzelheiten vergessen werden. Wenn diese Checklisten abgehakt und unterschrieben werden, gelten sie als Dokumentation für die Funktionsprüfung. Einige Firmen liefern zu ihren Geräten die Checkliste zur Funktionsprüfung mit.

Überwachung

Während des Eingriffs bzw. der Narkose ist eine **Überwachung der Funktionsfähigkeit** der Geräte obligat. Jede Störung muss sofort erkannt, behoben oder das Gerät ausgetauscht werden. Am Beispiel des HF-Gerätes kann man erkennen, wie wichtig die Kenntnis des Betriebes ist. Wenn die Grundeinstellung der Leistung nicht mehr ausreicht, um zu koagulieren oder zu schneiden, ist eine höhere Einstellung häufig gefährlich und nicht hilfreich. Vielleicht ist die Neutralelektrode nicht mehr korrekt platziert? Hat sich ein Kabel gelöst? Kommt es irgendwo zu unkontrolliertem Stromabgang? Ist die sterile Handelektrode gesäubert? Alles Dinge, die überprüft werden sollten, bevor eine höhere Einstellung gewählt wird (▶ Kap. 5).

Aufbereitung

Auch Reinigung, Desinfektion und Sterilisation sind in der MPBetreibV geregelt. Dabei müssen die **Aufbereitungsanweisungen des Herstellers** befolgt werden. Alle Verfahren, die zur Desinfektion und Sterilisation in einem Haus angewendet werden, müssen validiert sein, d. h., der Erfolg des angewendeten Verfahrens muss nachvollziehbar sein. Alle aufbereiteten Medizinprodukte dürfen keinerlei Schäden am Patienten, am Personal oder an Dritten hervorrufen. Als korrekte Aufbereitung der Medizinprodukte gilt, wenn die Richtlinien des RKI eingehalten werden und die Dokumentation des Aufbereitungsverfahrens lückenlos ist.

Qualitätssichernde Maßnahmen

Das Team der Funktionsabteilungen kann nur eine gleich bleibende Qualität im Umgang mit Medizinprodukten gewährleisten, wenn die Bestimmungen des MPG bekannt sind und umgesetzt werden. Alle Materialien werden auf das CE-Zeichen überprüft. Die technischen Daten müssen dokumentiert sein, alle Anforderungen an die Aufbereitung und Sterilität sind definiert. Alle Gebrauchsanweisungen der Geräte der Anlage 1 und 2 müssen dem Anwender jederzeit zugänglich sein. Für alle Funktionsprüfungen gibt es Standards oder Checklisten, die regelmäßig überarbeitet werden. Ohne diese Maßnahmen ist es gefährlich, energiebetriebene Geräte am Patienten anzuwenden. Jeder Mitarbeiter im Funktionsdienst sollte im Umgang mit Problemen (»trouble shooting«) geschult werden. Sicherlich kann nicht jede Problemlösung geübt werden, aber Checklisten, Training und regelmäßige Schulungen vereinfachen den Umgang mit technischen Problemen.

5

Teamarbeit im Funktionsdienst OP

M. Liehn

5.1   Hochfrequenzchirurgie

Bei den meisten heute durchgeführten Operationen und Endoskopien macht man sich die Vorteile von hochfrequentem Strom zunutze. Durch Anlegen eines Wechselstroms mit hoher Frequenz wird im menschlichen Körper Wärme erzeugt, mit der man im Operationsgebiet schneiden oder koagulieren kann.

In der Elektrik unterscheidet man Gleichstrom und Wechselstrom. Gleichstrom fließt immer in die gleiche Richtung. Beim Wechselstrom ändert sich die Flussrichtung der Elektronen vom Pluspol zum Minuspol, die Häufigkeit dieser Richtungsänderung ist die **Frequenz**, die in Hertz (Hz) gemessen wird. Im Haushalt wird Strom mit 50 Hz, in der Chirurgie werden ca. 300–2000 kHz eingesetzt, d. h., der Strom ändert ungefähr 300.000-mal (bis zu 2.000.000-mal) oder häufiger pro Sekunde seine Richtung, daher die Bezeichnung HF-Chirurgie.

Wenn Strom durch den menschlichen Körper fließt, löst er die folgenden Effekte aus:

- **Faraday-Effekt:** Elektrischer Strom reizt Nerven- und Muskelzellen; beim Menschen liegt die höchste Reizwirkung bei 100 Hz. Dies kann zu Schmerzen, Verbrennungen und sogar zum Herzstillstand führen. Bei Wechselströmen ab 300 Hz besteht keine Gefahr mehr, da die neuromuskuläre Wirkung abnimmt, je höher die Frequenz wird.
- **Elektrolytischer Effekt:** Im Gewebe befinden sich Ionen (elektrisch geladene Teilchen), die durch Strom dazu angeregt werden zu fließen. Gleichstrom würde dafür sorgen, dass positiv geladene Ionen zum negativen Pol fließen und umgekehrt. Am Pol angekommen, würden sie das biologische Gewebe schädigen. Wechselstrom hingegen führt dazu, dass die Ionen ständig hin- und herschwingen und durch diesen Wechsel in der Bewegungsrichtung keine schädigende Wirkung haben.
- **Thermischer Effekt:** Elektrischer Strom erzeugt Wärme. Die Temperatur, die erzeugt wird, ist abhängig von der Dichte des Stroms, vom Gewebe und von der Zeit, die der Strom hat, um einzuwirken. Je höher die Stromdichte, die Frequenz, desto höher sind die Temperatur und deren Wirkung.

Man kann mit HF-Strom **koagulieren:** Der Strom regt die Wasser- (H_2O-) Moleküle in der Zelle zum Schwingen an. Die Moleküle werden erhitzt und verdampfen durch die Zellmembran; so wird eine Blutstillung erreicht. Dieser Vorgang findet langsamer statt als der des Schneidens.

Beim elektrischen **Schneiden** erhitzt der Strom die H_2O-Moleküle, ähnlich wie beim Koagulieren. Aufgrund der wesentlich höheren Geschwindigkeit durch höhere Stromdichte verdampft die Zellflüssigkeit extrem schnell, dadurch zerplatzt die Zelle, und Gewebeschichten werden getrennt. Durch die Hitze wird gleichzeitig eine Blutstillung der Schneidränder erreicht.

Strom kann nur in einem geschlossenen Stromkreis fließen. Aus dem HF-Gerät wird der Strom in die aktive, sterile Handelektrode geleitet, um von dort durch den Körper über die Neutral- (Einmal-)elektrode wieder ins Gerät zurückzufließen. Je kleiner der Stromkreis ist, desto sicherer ist die Anwendung. Daher muss die Neutralelektrode so nah wie möglich am Operationsgebiet platziert werden. Der Strom darf nicht quer durch den Körper fließen, deshalb ist die Neutralelektrode immer an die zu operierende Seite zu kleben.

Strom nimmt immer den Weg des **geringsten Widerstands** und damit immer auch den schnellsten Weg zurück ins Gerät. Dies ist gegeben, wenn die Neutralelektrode vollständig aufliegt.

🛇 **Achtung**

Sollte sich die Neutralelektrode lösen, weil sie auf Narbengewebe, Knochenvorsprünge oder stark behaarte Körperstellen geklebt wurde, wird der Stromfluss umgeleitet. Dies kann dies zu schweren Verbrennungen führen.

Die Anwendung hochfrequenten Stroms bietet folgende Vorteile:
- Der Schnitt kann blutarm erfolgen.
- Durch die hohe Temperatur kommt es zur Keimreduktion, bzw. eine Keimverschleppung wird erschwert.

HF-Geräte (◘ Abb. 5.1) fallen unter die Klasse 2b MPG (▶ Abschn. 4.2.1) und unter die Anlage 1 MPBetreibV (▶ Abschn. 4.2.2), weil das Gefährdungspotenzial relativ hoch ist. Dies macht eine **Einweisung des Personals** vor der Anwendung unerlässlich.

5.1.1 **Technik**

Mit hochfrequentem Strom kann in der Chirurgie **monopolar** und **bipolar** gearbeitet werden. Die Anwendung von bipolarem Strom wird v. a. in der Neuro- und Kardiochirurgie sowie bei minimal-invasiven Eingriffen bevorzugt, da die Eindringtiefe der Hitze geringer ist als bei der monopolaren Technik.

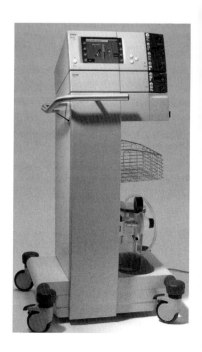

Abb. 5.1. Hochfrequenz-Chirurgie-Gerät. (Fa. erbe)

Monopolare Anwendung

Bei der monopolaren Technik arbeitet der Operateur mit nur einem Pol, nämlich der **aktiven, sterilen Handelektrode**. Den zweiten Pol bildet die Neutralelektrode, die an einer dem Operationsgebiet nahe gelegenen Körperregion
des Patienten befestigt ist. Die Neutralelektrode wird möglichst großflächig
angelegt, damit hier die Stromdichte gering ist. Der Strom wird aus dem HF-
Gerät über die aktive Elektrode durch den Patienten zur Neutralelektrode
und von da wieder zurück ins Gerät geleitet. An der aktiven Elektrode, der
Stromeintrittsstelle, ist die Stromdichte am größten; so kann der Schnitt oder
die Koagulation erfolgen, je nach Geräteeinstellung und Bedienung.

> Für den Instrumentanten gilt, die aktive Elektrode beim Nichtgebrauch nicht
> auf dem Patienten abzulegen, um unbeabsichtigte Aktivierungen zu vermei-
> den. Die sterile Elektrode muss von Koagulationsresten gesäubert werden, um
> die thermische Wirkung gleichmäßig zu halten.

Bipolare Anwendung

Bei der bipolaren Anwendung hält der Operateur beide Pole, z. B. in der **Form einer Pinzette**, in der Hand. Der Strom fließt nur zwischen den beiden Pinzettenschenkeln und koaguliert demzufolge auch nur das Gewebe zwischen diesen beiden Schenkeln. Eine Neutralelektrode zur Stromableitung ist deshalb nicht erforderlich. Bipolar kann nur koaguliert, nicht geschnitten werden. Wenn gleichzeitig Gewebe durchtrennt werden soll, wird die **bipolare Schere** benutzt, die während des Schneidevorgangs das Gewebe zwischen ihren Schneideblättern koaguliert.

> Um die Wirkung der Koagulation gleichbleibend zu halten, müssen die Spitzen der Pinzette regelmäßig von den Gewebeverklebungen gesäubert werden. Dann ist der Stromweg genau planbar, und es wird erheblich weniger Leistung benötigt.

5.1.2 Kriterien

Nur wer alle Sicherheitskriterien bedenkt und die Wirkungsweise der HF-Geräte kennt, kann für eine sichere Anwendung dieser Methode sorgen. Bei der Lagerung des Patienten muss die Platzierung der Neutralelektrode beachtet werden.

> Es empfiehlt sich, einen Standard zu erstellen, wo bei welchen Eingriffen die Neutralelektrode platziert werden soll.

Gefahren bei der Anwendung von HF-Strom

Der direkte und vollständige Kontakt der Neutralelektrode zum Patienten und zum Gerät ist bei der monopolaren Anwendung Voraussetzung dafür, dass der Rückfluss des Stroms sichergestellt ist. Ist der Kontakt mangelhaft, sucht sich der Strom andere Wege und kann damit schwer wiegende Verbrennungen und Gewebeschädigungen verursachen. Daher sind moderne HF-Geräte mit einer Sicherheitsschaltung ausgerüstet, die diesen Stromfluss ständig überprüft und bei Unterbrechungen Alarm gibt bzw. das Gerät abschaltet.

Hautdesinfektionsmittel sollte nicht unkontrolliert am Patientenkörper herunterlaufen und sich auf der OP-Tischunterlage sammeln können. Auch hierbei würde der Strom nicht zur Neutralelektrode zurück-, sondern über die entstandene Flüssigkeitsbrücke fließen und am Austritts- und Eintrittsort wegen der hohen Stromdichte Verbrennungen hervorrufen. Dies gilt auch für Feuchtigkeitsansammlungen wie Schweiß, also Körperfalten, in denen der Patient stark schwitzt. Hautfalten sind deshalb mit dem Einlegen von Tüchern zu schützen; gerade bei stark adipösen Patienten ist dies eine Gefahrenquelle.

❗ Achtung

Feuchtigkeit leitet den Strom besser. Deshalb darf der Patient nicht im Feuchten liegen.

Auch Metall ist ein besserer Leiter als menschliches Gewebe. Aus diesem Grund sind Metallschienen und der komplette OP-Tisch mit einem Tuch abzudecken. Bei Lagerungsstützen ist darauf zu achten, dass kein Haut-Metall-Kontakt entstehen kann. Wenn der Patient zwischen OP-Feld und Neutralelektrode Kontakt zu geerdeten Gegenständen, wie dem OP-Tisch, hat, nimmt der Strom die Ableitung über diese Kontaktfläche. Je kleiner diese Kontaktfläche ist, desto höher ist die Stromdichte, desto größer ist also die Gefahr einer Verbrennung.

❗ Achtung

Metallinstrumente, Bohrmaschinen oder andere metallene Gegenstände sind nicht auf dem Patienten abzulegen.

Das Kabel, das zur aktiven Handelektrode führt, darf nicht mit einer metallenen Klemme fixiert werden. Das Kabel, das zur Neutralelektrode führt, darf nicht um die Schienen des OP-Tisches gewickelt werden. Schlaufenbildungen führen zu einer höheren und nichtkontrollierbaren Stromdichte. Der Strom sollte immer erst eingeschaltet werden, wenn Kontakt zum Patienten besteht. Das Gerät würde, dem hohen Widerstand entsprechend, seine Leistung maximieren. Aufgrund der dann sehr hohen Spannung könnte es zur derart starken Funkenentwicklung kommen, dass der Handschuh des Operateurs durchschlagen könnte und Verbrennungen verursacht würden.

Bei unsachgemäßer Handhabung können die folgenden Fehler/Schäden verursacht werden:

- Verbrennungen unter der Neutralelektrode, weil die Kontakfläche zu klein war.

- Unterbrechung des Stromkreises durch Metall-Haut-Kontakt.
- Durch das Aufwickeln des Kabels der Aktivelektrode entsteht eine elektromagnetische Spule, die einen zusätzlichen Stromkreis entstehen lässt.
- Die Fixation des sterilen Kabels mit einer Tuchklemme kann die Entstehung eines weiteren Stromkreises begünstigen.

❗ Achtung

Patienten mit einem Herzschrittmacher sollen in der Regel nicht mit HF-Strom behandelt werden, da es zu Störungen im Schrittmacher kommen kann.

Es ist vorher abzuklären, ob der Schrittmacher sicher vor der Einwirkung von HF-Strom ist, ansonsten ist auf die Anwendung monopolaren Stroms zu verzichten. Der Schrittmacher kann HF-Strom nicht als externe Stimulation erkennen und hält ihn u. U. für eine Herzaktion. Ebenfalls sind Entladungen der Herzschrittmacherbatterie möglich. Im Vorfeld eines chirurgischen Eingriffs ist auf jeden Fall zu klären, welcher Schrittmacher implantiert ist. Die Programmierung des Schrittmachers regelt seine Funktion unter Beachtung der Indikation. HF-Strom kann die Programmierung empfindlich stören oder gar löschen. Sollte eine Therapie mit HF möglich sein, muss hier die Neutralelektrode weit weg vom Schrittmacher platziert, so wenig wie möglich koaguliert und der Schrittmacher postoperativ sofort kontrolliert werden.

Jeder Mitarbeiter im Funktionsdienst muss die verwendeten Geräte kennen und eingewiesen worden sein. Die Grundeinstellung zum Schneiden und zum Koagulieren – jeder Hersteller gibt die Grundeinstellungen seines Gerätes, die stark variieren können, in der Gebrauchsanweisung an – ist allen bekannt und eine manuelle Höherstellung der Leistung nur nach Kontrolle aller nötigen Faktoren durchzuführen. Vor jedem neuen Eingriff mit geplanter HF-Nutzung muss das Gerät einer Funktionskontrolle nach Standard unterzogen werden.

Platzierung der Neutralelekrode

Wenn bei einer Operation mit HF-Strom gearbeitet werden soll, muss dies bei der Lagerung des Patienten bedacht werden. Die Platzierung der Neutralelektrode, die Anbringung der Lagerungshilfsmittel und der Schutz des Patienten vor Feuchtigkeit sind elementar für die Patientensicherheit.

Die Neutralelektrode sollte, wie folgt, angebracht werden:

- So nah am Operationsgebiet wie möglich, um den Stromkreis klein zu halten; dies ermöglicht die Arbeit mit einer geringeren Frequenz.
- Auf gut durchbluteten Gewebearealen, dort ist der Übergangswiderstand geringer.
- Nicht auf Narbengewebe, da hier die Durchblutung gering ist.
- An Körperstellen ohne Knochenvorsprünge, da sich die Neutralelektrode von Knochenvorsprüngen leicht lösen kann und Knochen einen hohen elektrischen Widerstand haben.
- Nicht auf Körperstellen mit starker Behaarung; hier ist die Gefahr der Teilablösung der Neutralelektrode ebenfalls hoch. Der Widerstand wird dann aufgrund der geringen Auflagefläche erhöht.
- Nicht an Körperstellen, an denen sich Implantate befinden, da der Strom sich dieses Metall evtl. als Ableitung sucht und damit zu Verbrennungen am Implantat führt.

Alle Metallschienen des OP-Tisches, des Infusionsständers und/oder der zusätzlich anzubringenden Lagerungsstützen müssen mit einem isolierenden Tuch abgedeckt sein, damit kein Metall-Haut-Kontakt entstehen kann. Vor der Hautdesinfektion ist der OP-Tisch um den Patientenkörper herum mit aufsaugenden Tüchern abzudecken, um zu viel aufgebrachtes Desinfektionsmittel aufzufangen und so die OP-Tischauflage nicht zu durchfeuchten. Haut-Haut-Kontakt des Patienten ist durch faltenfreies Anbringen von Tüchern zu vermeiden.

5.1.3 Qualitätssichernde Maßnahmen

Jeder Mitarbeiter ist in Funktionen, Grundeinstellung und Handhabung der HF-Geräte eingewiesen; das Gerätebuch zeigt die Wartungsintervalle. Die Anbringung der Neutralelektrode wird dokumentiert, ebenso wer sie angebracht hat. Jeder Mitarbeiter ist über die Auswahl der Neutralelektrode informiert, weiß, ob eine Applikationsrichtung der Elektroden nötig ist und kennt die Herstellerangaben. Jede Funktionsprüfung wird dokumentiert. Regelmäßige Nachschulungen im Umgang mit HF-Chirurgie-Geräten sind in den Fortbildungsplan der Abteilung integriert. Leihgeräte werden nur nach Schulung der Mitarbeiter eingesetzt.

5.2 Operationslagerung

Die korrekte Lagerung des Patienten ist ein wesentlicher Faktor für eine erfolgreiche Operation; dem Patienten dürfen durch die Lagerung keine Schäden zugefügt werden. Hier ist das multiprofessionelle Team gefordert. Einen Patienten korrekt zu lagern, kann schwere körperliche Arbeit sein. Wenn es die individuelle Situation verlangt, kann vom Lagerungsstandard abgewichen werden. Der Patient ist nicht an einen Standard anzupassen, sondern der Standard ist, wenn notwendig und begründet, dem Patienten anzupassen. In jeder operativen Abteilung gibt es sicherlich Variationsmöglichkeiten, die aus den materiellen Vorgaben und den Vorstellungen des Operateurs resultieren. Immer jedoch sind die Standards des jeweiligen OP zu berücksichtigen und die vorhandenen Lagerungshilfsmittel optimal zu nutzen.

Ziel

Das OP-Team kann effizient arbeiten. Der Patient befindet sich in einer ihm angepassten Lagerung, alle problematischen Körperregionen werden geschont.

> Durch die Lagerung soll das OP-Team den bestmöglichen Zugang zum Operationsgebiet erhalten, ohne dass der Patient Schäden davon trägt.

Grundsätzliches

Die Positionierung des Tisches im OP-Saal auf der Säule ist vor der Operation geklärt bzw. standardisiert. Abweichungen werden im OP-Plan angekündigt. Davon abhängig sind die Positionierung der Narkosegeräte und der benötigten Zusatzgeräte, wie Bildwandler, Laser usw. Wenn seine Erkrankung nicht dagegen spricht, liegt der Patient nach der Einschleusung in Rückenlage auf dem OP-Tisch, ist mit einem Beingurt fixiert und hat ein Kopfkissen bekommen, um bequem zu liegen. Eine Knierolle entspannt die Kniegelenke, muss aber nach der Einleitung unbedingt kontrolliert und/oder entfernt werden. Nach der Einschleusung wird der Patient sofort mit warmen Tüchern zugedeckt, denn die meisten Patienten frieren schon jetzt. Sie wurden präoperativ nahezu vollständig entkleidet, außerdem kann die psychische Situation (Angst vor der Operation usw.; ▶ Abschn. 5.2.8) das Temperaturempfinden verändern. Die Bedeckung mit warmen Tüchern erhöht das Gefühl der Sicherheit und Fürsorge. Nach der

Narkoseeinleitung wird der Patient in die geplante Operationslagerung gebracht. In Einheiten, in denen die Narkoseeinleitung in den OP-Sälen durchgeführt wird, ist der Patient darauf hinzuweisen, das der OP-Tisch sich bewegt und ein Auf- und Abfahren des Tisches seine Sicherheit nicht beeinträchtigt. In Einheiten mit separaten Einleitungsräumen wird der OP-Tisch nach der Narkoseeinleitung auf der Lafette in den OP-Saal gefahren und vorsichtig auf die Säule gebracht. Danach beginnt die geplante Operationslagerung.

In der minimal-invasiven Chirurgie werden teilweise extreme Rückenlagerungen mit Kopfhochlage (Anti-Trendelenburg-Lagerung) bzw. Kopftieflage (Trendelenburg-Lagerung) benötigt, weil die Schwerkraft störende Organteile, wie z. B. den Dünndarm aus dem Operationsgebiet, verlagern soll. Dabei ist die Fixation des Patienten ein elementarer Faktor, damit ein unkontrolliertes Verrutschen auf der OP-Tischauflage vermieden wird.

Grundsätzliches zur Anästhesie
Im Prinzip sind alle Anästhesieverfahren bei jeder Lagerung möglich. Außer bei der Rücken- und Steinschnittlage kann es für den Patienten aber schnell unbequem werden, sodass sich bei längeren Eingriffen eine Regionalanästhesie nur bedingt anbietet. Bei Narkose in Bauchlage sollte der Patient intubiert werden, da eine Beatmung per Gesichtsmaske praktisch unmöglich ist und eine Larynxmaske beim Umlagern leicht disloziert.

5.2.1 OP-Tisch

Voraussetzung ist die Auswahl des richtigen OP-Tisches. Dazu ist es notwendig, Kenntnisse über die geplante Operation zu haben, damit eine korrekte Operationslagerung möglich ist. Der OP-Tisch hat unterschiedliche Funktionen, ist mechanisch oder hydraulisch zu verstellen. OP-Tische unterliegen dem MPG, Klasse 1, sodass jedes Mitglied des Teams in die Funktionen des OP-Tisches eingewiesen und mit der Bedienung vertraut ist.

Diese Funktionen sind:
- Fahrbarkeit
- Höhenverstellbarkeit,
- Seitenneigung,
- Kopf- und Fußneigung und
- Durchlässigkeit für Röntgenstrahlung.

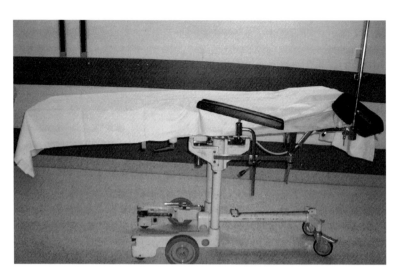

◨ **Abb. 5.2.** OP-Tisch auf einer fahrbaren Lafette

Der OP-Tisch befindet sich auf einer Lafette (◨ Abb. 5.2), die den Transport des Tisches mit dem Patienten von der Patientenschleuse in den Anästhesie-einleitungsraum gewährleistet.

Nach der Narkoseeinleitung wird der OP-Tisch im OP-Saal auf die Säule gefahren, die um 360° rotieren kann. So ist eine Platzierung des Tisches in Relation zur Operation möglich. Die Säule wird so weit hochgefahren, dass die Lafette entfernt werden kann. Danach kann die gewünschte Operations-lagerung durchgeführt werden. Alle Bedienelemente des Tisches können über eine kabellose Fernbedienung oder ein stationäres Bedienelement benutzt werden; dies macht intraoperativ eine Verstellbarkeit ohne Sterilitätsverluste möglich. Die Belastungsfähigkeit der OP-Tische und/oder der Säulen in den OP-Sälen ist unterschiedlich und von der Statik abhängig. Jeder Mitarbeiter sollte die Belastungskapazität im Funktionsbereich kennen, um eine Überlas-tung zu verhindern. In der Regel ist eine maximale Belastbarkeit zwischen 300 und 450 kg gegeben. Jeder OP-Tisch hat Zubehör (◨ Abb. 5.3) für spe-zielle Lagerungen, Zubehör für die Lagerung der Arme, Stützen für die Sei-tenlagerung und die Schultern. Die Beinhalterungen nach Goepel werden für

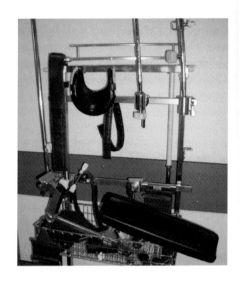

◘ Abb. 5.3. OP-Tisch-Zubehör

die Steinschnittlagerung benötigt; der sog. Narkosebügel, gilt als Grenze zum Anästhesiebereich und dient als Halterung für einen hochgehängten Arm.

OP-Tische werden manuell desinfiziert. Dies übernimmt meist das Reinigungspersonal, sollte aber standardisiert durchgeführt und regelmäßig vom Funktionsdienst überprüft werden.

5.2.2 Lagerungsmöglichkeiten

Rückenlage
Prinzip

◘ Abbildung 5.4 zeigt einen geraden OP-Tisch als Grundtisch für Operationen in Rückenlage.

Der Kopf des Patienten wird auf einem Gelring o. Ä. gelagert, um Druckstellen zu vermeiden und ein Rollen des Kopfes zu verhindern. Bei einem Rundrücken müssen ausreichend viele Kissen zur Unterstützung angelegt werden, damit der Kopf nicht rekliniert ist. In Rückenlage (◘ Abb. 5.5) werden entweder beide Arme des Patienten ausgelagert, oder ein Arm wird hochgehängt. Die Schultern müssen dabei beide auf dem Tisch aufliegen,

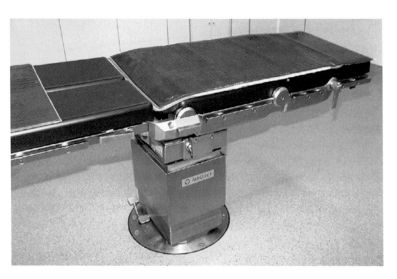

◨ **Abb. 5.4.** Ein gerader OP-Tisch mit einer Gelmatte zur sicheren Patientenlagerung. (Aus Kretek u. Aschemann 2005)

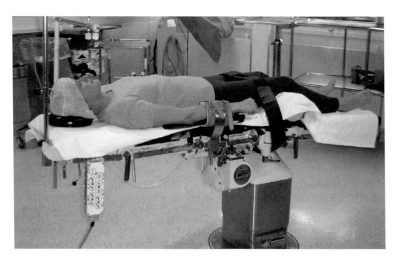

◨ **Abb. 5.5.** Patient in Rückenlage

der ausgelagerte Arm ist leicht angewinkelt, nicht mehr als 60–80° abduziert, gepolstert und fixiert. Die Beine sollten im Kniegelenk ebenfalls leicht angewinkelt werden, entweder durch Rollen oder durch Absenken der Beinplatten im Gelenkbereich. Die Fersen werden gepolstert.

Druckgefährdete Stellen sind:

- Hinterkopf,
- Schulterblätter,
- Kreuz- und Steißbein sowie
- Fersen.

❗ Achtung

Es ist darauf zu achten, dass die Wirbelsäule und der Kopf des Patienten eine gerade Linie bilden und Überstreckungen vermieden werden.

Anästhesiologische Besonderheiten

In der Regel wird der linke Arm des Patienten ausgelagert und für venöse Zugänge gewählt. Sollte es aus operationstechnischen Gründen anders nötig sein, muss dies zwischen Operateur und Anästhesist abgesprochen werden. Die Rückenlagerung ist anästhesiologisch die unproblematischste Variante, da die Lagerung nach der Intubation nicht wesentlich verändert wird.

Trendelenburg-Lagerung
Prinzip

Der Operateur hat eine gute Sicht auf die Bauchorgane des kleinen Beckens. Zu beachten sind die gesteigerte Durchblutung des Gehirns sowie die Verlagerung des Zwerchfells; dies kann Beatmungsprobleme verursachen. Der Patient (◼ Abb. 5.6) muss durch Schulterstützen gesichert werden.

Anästhesiologische Besonderheiten

Die Trendelenburg-Lagerung wirkt wie eine akute intravasale Volumenzufuhr und kann bei herzinsuffizienten Patienten problematisch sein. Patienten mit grenzwertig kompensierter Herzinsuffizienz sollten anders positioniert werden. Ist dies nicht möglich, wird die Kopftiefposition zeitlich möglichst begrenzt und ein erweitertes Monitoring durchgeführt (direkte arterielle Blutdruckmessung, A.-pulmonalis-Katheter, transösophageales Echokardiogramm). Bei beginnender kardialer Dekompensation muss die Lagerung so-

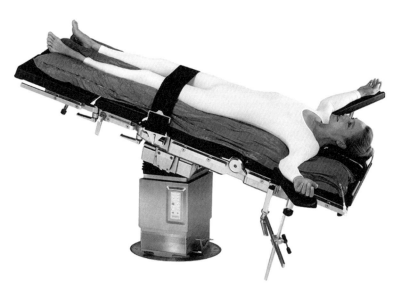

Abb. 5.6. Patient auf Vakuummatte und OP-Lagerfläche in Trendelenburg-Lagerung und nach links gekippt. (Aus Kretek u. Aschemann 2005)

fort aufgehoben werden. Bei extrem adipösen Patienten kann durch erhöhten Druck des Abdomens auf das Zwerchfell ein erhöhter Beatmungsdruck notwendig werden; kritische Werte, die ein Aufheben der Lagerung notwendig machen, werden aber selten erreicht. Um basale Atelektasen zu vermeiden, wird mit einem prophylaktischen PEEP (▶ Kap. 6) beatmet.

Anti-Trendelenburg-Lagerung
Prinzip
Durch die Fußtieflagerung (■ Abb. 5.7) erhält der Operateur eine gute Sicht auf die Bauchorgane, aber es kann zu Blutdruckabfällen kommen.

> **!** Achtung
> Es sind immer Fußstützen zu verwenden, die ein Verrutschen des Patienten auf dem Tisch vermeiden.

Durch unbemerktes Rutschen des Patienten kann es sehr leicht zum Über-
strecken der Arme und häufig zu Armplexusschäden kommen. Während der
Operation wird die Armstellung mehrfach kontrolliert.

Anästhesiologische Besonderheiten

Sowohl Narkose als auch rückenmarknahe Regionalanästhesie bewirken eine
Sympathikolyse. Der dadurch bedingte Blutdruckabfall (durch »Versacken«
des intravasalen Volumens in den erweiterten Gefäßen) wird durch die
Anti-Trendelenburg-Lagerung deutlich verstärkt; eine Volumengabe vor der
Lagerung vermindert diesen Effekt.

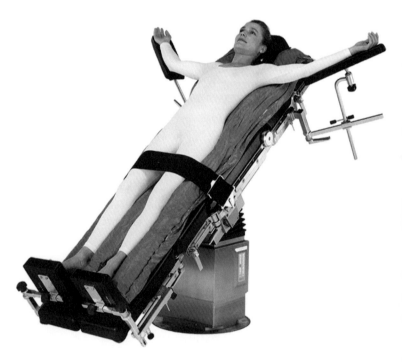

◻ **Abb. 5.7.** Anti-Trendelenburg-Lagerung, Druckminderung durch Freilagerung der Fersen
auf einer Vakuummatte. (Aus Kretek u. Aschemann 2005)

Steinschnittlagerung
Prinzip

Die Steinschnittlagerung (modifizierte Rückenlagerung; ◘ Abb. 5.8 und 5.9) eignet sich für urologische, gynäkologische und kolorektale Eingriffe sowie für minimal-invasive Operationen.

Durch die Lagerung in den Goepel-Stützen werden die Beine des Patienten, je nach Eingriff, im Hüftgelenk unterschiedlich weit gebeugt und abgespreizt. Bei gynäkologischen Operationen sitzt der Operateur zwischen den Beinen der Patientin und benötigt deshalb eine weitere Spreizung. Die Beugung im Hüftgelenk ist davon abhängig, ob eine Absenkung der Beine

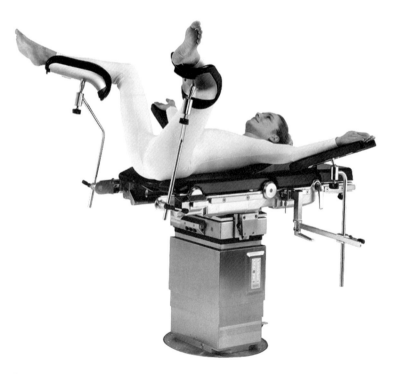

◘ **Abb. 5.8.** Steinschnittlagerung mit Beinhalterungen nach Goepel. (Aus Kretek u. Aschemann 2005)

möglich ist oder der Operationszugang nur durch das Hochlagern der Beine einsehbar ist. Dadurch entsteht ein relativ hoher Druck auf das Steißbein, das nicht auf der Kante des OP-Tisches zu liegen kommen darf und unbedingt abgepolstert werden muss. Patienten mit Hüftendoprothesen dürfen nur bedingt in Steinschnittlage gebracht werden. Es ist präoperativ zu klären, inwieweit Beugung und Spreizung physiologisch durchführbar sind. Die Lagerung der Beine sollte symmetrisch vorgenommen werden, eine Polsterung der Kniegelenke ist wichtig, um den N. peronaeus zu schützen, der an der Außenseite des Kniegelenks verläuft. Bei länger andauernden Operationen (mehr als 2 h) ist die Thrombosegefahr erhöht. Patienten sollten deshalb Antithrombosestrümpfe tragen und/oder heparinisiert werden. Bei der minimal-invasiven Chirurgie wird auch hier der OP-Tisch extrem geneigt; daher muss unbedingt vermieden werden, dass der Patient auf dem Tisch verrrutschen kann.

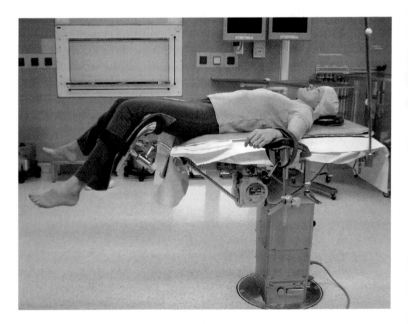

◻ **Abb. 5.9.** Steinschnittlagerung mit abgesenkten Beinen

Anästhesiologische Besonderheiten

Bezogen auf Kreislauf und (Be-)Atmung kommen die gleichen Wirkungen wie bei der Trendelenburg-Lagerung zum Tragen.

Extensionslagerung
Prinzip

Extensionslagerungen (◨ Abb. 5.10 und 5.11a,b) eignen sich bei Schenkelhalsfrakturen oder für Nagelungen der unteren Extremitäten. Diese Lagerungen sind niemals vom Pflegepersonal allein durchzuführen, da immer eine extendierte Fraktur vorliegt. Der Operateur oder einer seiner Assistenten muss anwesend sein. Der Patient wird während der Lagerung permanent beobachtet. Nachdem die Lagerung abgeschlossen ist, werden alle Extremitäten und Polsterungen kontrolliert.

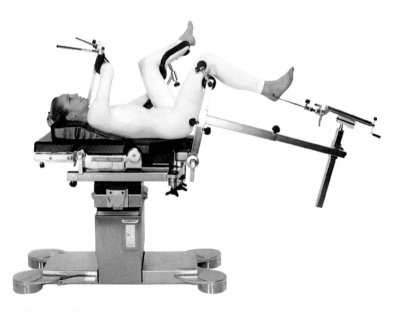

◨ **Abb. 5.10.** Möglichkeit der Extensionslagerung für eine Unterschenkeloperation. (Aus Kretek u. Aschemann 2005)

5

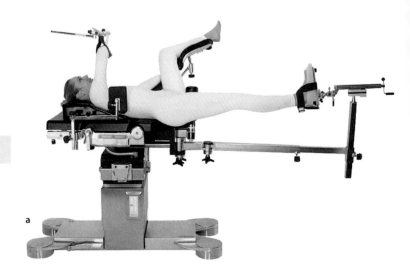

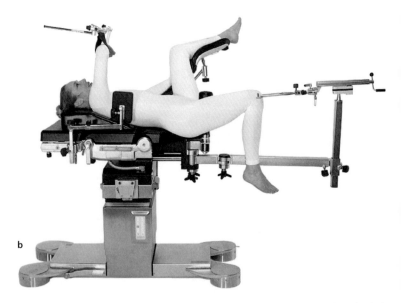

◻ Abb. 5.11a,b. Möglichkeit einer Extensionlagerung zur Operation eines Oberschenkels. **a** Mit Fußplattenadaption, **b** mit Zugbügeladaption. (Aus Kretek u. Aschemann 2005)

Anästhesiologische Besonderheiten

Während dieser Lagerungen kommt es zu deutlichen Bewegungen des Patienten auf dem OP-Tisch, leicht können Tubus-ZVK-Dislokationen usw. entstehen.

Seitenlagerung

Prinzip

Die Seitenlagerung (■ Abb. 5.12) wird bei Lungen-, Nieren- und Ureteroperationen vorgenommen.

Der Kopf muss eine gerade Linie mit der Halswirbelsäule bilden, dazu ist ein Polster unter dem Kopf nötig. Druck auf das Ohr muss vermieden werden. Das unten liegende Bein wird in der Hüfte und auch im Kniegelenk leicht gebeugt; das darauf liegende Bein ist gerade. Zwischen die Beine werden Polster gelegt, um Druck und Haut-Haut-Kontakt zu vermeiden. Der unten liegende Arm ist im Ellenbogen leicht angewinkelt, die Schulter nach ventral gelagert. Der oben liegende Arm wird im Ellenbogen angewinkelt und über dem Kopf fixiert. Die Seitenstützen halten den Patienten in der seitlichen Position.

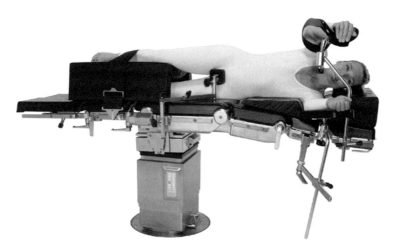

■ **Abb. 5.12.** Seitenlagerung. (Aus Kretek u. Aschemann 2005)

Anästhesiologische Besonderheiten

Augensalbe und/oder Augenpflaster schonen die Bindehäute und verhindern deren Austrocknung. Kontrolle der Extremitäten nach der Lagerung sowie Kontrolle der Kopflagerung: Ist das unten liegende Ohr geknickt? Ist das Auge druckfrei gelagert? Da es beim Umlagern leicht zu Dislokationen kommt, werden Tubus bzw. Larynxmaske nach der Lagerung auf Dichtigkeit und seitengleiche Belüftung kontrolliert. In Seitenlage kommt es immer zu einem »mismatching« von Belüftung und Durchblutung der Lunge: Die unten liegende Lunge wird stärker durchblutet, die oben liegende stärker belüftet. Bei einseitig betonten Lungenerkrankungen kann es, insbesondere wenn die »gute« Lunge unten liegt, zu einem Abfall der arteriellen Sauerstoffsättigung kommen. Wenn es nicht gelingt, die Sauerstoffsättigung durch PEEP und/oder erhöhten F_iO_2 in einen unkritischen Bereich anzuheben, muss die Lagerung aufgehoben werden und der Eingriff mit seitendifferentem PEEP über einen Doppellumentubus oder nach Besserung des Lungenleidens durchgeführt werden.

Bauchlagerung
Prinzip

Die Bauchlagerung (◘ Abb. 5.13) wird z. B. bei Operationen an der Wirbelsäule und bei Bandscheibenvorfällen eingesetzt.

Zur Umlagerung von der Rückenlage, in der die Narkose eingeleitet wurde, in die Bauchlagerung bietet es sich an, den Patienten auf einen zweiten tiefer gestellten, mit Lagerungshilfsmitteln vorbereiteten OP-Tisch herüberzurollen. Dies vermeidet schweres Heben und Tragen und ist für die Mitarbeiter rückenschonend. Der Kopf des Patienten muss auch hier mit der Halswirbelsäule eine gerade Linie bilden; Überstreckungen müssen vermieden werden. Der Beatmungsschlauch muss so abgeleitet werden, dass kein Druck auf das Gesicht ausgeübt wird. Beide Arme werden abgesenkt, angewinkelt und nach kranial gelagert. Der Thorax ist unterpolstert, der Bauch liegt frei und das Becken ist mit einem Keilkissen unterlegt, sodass eine Komprimierung der Leistengefäße ausgeschlossen werden kann.

Anästhesiologische Besonderheiten

Bei Bauchlagerung ist die Regionalanästhesie nur selten das geeignete Verfahren. (Die Lagerung kann schnell unbequem werden.) Die Intubati-

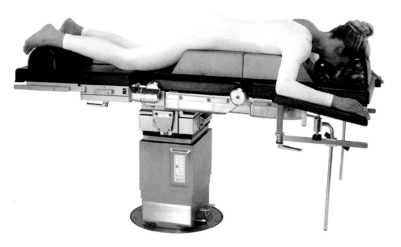

Abb. 5.13. Bauchlagerung mit 90°-Armabduktion. (Aus Kretek u. Aschemann 2005)

onsnarkose mit Spiraltubus ist das Verfahren der Wahl; eine Larynxmaske disloziert zu leicht und wäre dann nur schwer wieder zu positionieren. Augensalbe und -pflaster werden zum Schutz der Augen verwendet. Beim Umdrehen des Patienten wird auf koordiniertes Vorgehen geachtet. Tubus, ZVK, Blutdruckmanschette usw. werden während des Umdrehens diskonnektiert; wenn eine kurze Lücke im Monitoring möglich ist. Auch EKG und Pulsoxymeter werden kurz diskonnektiert, um »Kabelsalat« zu vermeiden. Nach dem Lagern wird zuerst der Tubus konnektiert, dann die anderen Verbindungen. Der Tubus wird auf Dichtigkeit und beidseitige Belüftung kontrolliert.

Der Kopf des Patienten darf nur gering zur Seite gedreht und keinesfalls rekliniert sein. Die druckfreie Lagerung der Nase und völlig freie Lagerung der Augen wird überprüft, am besten liegt nur die Stirn auf einer Gelunterlage auf. Um den Beatmungsdruck niedrig zu halten, soll das Abdomen möglichst frei liegen, der Patient also auf Thorax und Hüfte aufliegen. Druckfreie Lagerung der Knie und Füße sowie »bequeme« Lagerung der Arme sollen sichergestellt werden. Ist die Lagerung stabil, treten i. Allg. keine durch die Bauchlage bedingten Kreislauf- oder Beatmungsprobleme auf.

5.2.3 Lagerungsstandards

Ohne Lagerungsstandards ist die Delegation schwierig, die Durchführung nicht kontrollier- und nachweisbar sowie die Dokumentation erschwert.

Exkurs

Beispiel eines Lagerungsstandards

Krankenhaus: xy

Abteilung: a

Stand: 10/05   **Nächste Aktualisierung:** 10/06

Standardteam: a,b,…

Patientenlagerung

Allgemeines

- Jeder OP-Tisch ist mit einem wasserundurchlässigen Tuch und einem Leinenlaken bedeckt.
- Auf jedem Tisch liegt ein Kopfkissen.
- Auf jedem Tisch liegt eine Gelmatte.
- An der linken Seite ist ein Armausleger angebracht (in Ausnahmefällen rechts).
- Auf jedem Armausleger liegt eine Gelmatte.
- Nach dem Auflegen des Patienten wird links eine Armfessel angebracht (in Ausnahmefälllen rechts).
- Der Infusionsständer wird an der Seite des Armauslegers befestigt.
- Anbringen der Muffe für den Narkosebügel in Schulterhöhe des Patienten auf der Seite des Armauslegers.
- Im unteren Drittel Anbringen des Beckenfixationsgurtes.
- Vorbereitung einer warmen Decke und einer OP-Mütze.
- Platzierung der neutralen Elektrode s. Standard Nr.

5.2.4 Lagerungskriterien

Der Allgemeinzustand des Patienten muss präoperativ bekannt sein. Einschränkungen aufgrund von Vorerkrankungen, Endoprothesen o. Ä. sind im OP-Plan vermerkt. Eine Hautkontrolle wird direkt vor der Überlagerung auf den OP-Tisch und nach der Operation vorgenommen und dokumentiert. Die Operationslagerung muss so durchgeführt werden, dass der Patient eine für ihn physiologische Körperhaltung einnimmt. Diese wird durch sein Alter und seine Vorerkrankungen bestimmt. Ein relaxierter Patient könnte problemlos in Extremlagen gebracht werden, aber die postoperativen Probleme wären danach erheblich. Die Lagerung darf die Atmung und den Kreislauf nicht beeinträchtigen. Der Anästhesist muss darauf hinweisen, wenn sich die Kreislaufsituation aufgrund der Operationslagerung verschlechtert.

❗ Achtung

Durch die Relaxation und die harte Auflage des OP-Tisches ist der Patient extrem dekubitusgefährdet. Dieses Risiko muss durch Polsterungen minimiert werden.

Oberflächlich verlaufende Nerven und Plexus müssen ebenfalls gepolstert werden, Gelenke dürfen nicht überstreckt, überdehnt oder außergewöhnlich rotiert werden. Knochenvorsprünge müssen gepolstert werden. Bei Seiten- und Bauchlagerungen ist darauf zu achten, dass der Brustkorb nicht komprimiert wird, damit die Lunge weiter belüftet wird. Der Patient muss auf dem OP-Tisch so fixiert werden, dass die Fixationsgurte nicht in direktem Kontakt zur Haut sind und keinen Druck auf das Gewebe ausüben. Wenn zwischen Gurt und Patient noch eine flache Hand passt, ist die Fixation korrekt. Der Beingurt wird ca. 5 cm oberhalb der Kniescheiben angebracht. Wenn die Lagerung des Patienten intraoperativ verändert werden soll, ist darauf zu achten, dass ein Ziehen und Schieben am Patienten unterbleibt, da durch die Reibung Hautschäden auftreten können. Wann immer möglich, sollte der Patient gehoben werden.

❗ Achtung

Jede Falte in der OP-Tischauflage verstärkt den Druck auf das Gewebe und kann zu Dekubitalgeschwüren führen.

Exkurs

Versuch

Legen Sie sich zu Hause, nur gering bekleidet und mit gestreckten Armen und Beinen, auf ein auf Ihrem Teppich ausgebreitetes Bettlaken. Versuchen Sie, so lange wie möglich unbeweglich zu liegen. Schon nach kurzer Zeit schmerzen ihre Gelenke durch die Überstreckung, die Auflageflächen der Knochen an Steiß, Schulter und Fersen beginnen zu drücken, und Sie möchten ihre Lage verändern. Nun kennen Sie die problematischen Körperregionen Ihrer Patienten, die nicht in der Lage sind, ihre Körperhaltung zu verändern.

Jedes Gelenk hat die Tendenz, in leicht angewinkeltem Zustand entspannt zu liegen, deshalb überkreuzen die meisten Patienten auf dem OP-Tisch ihre Beine. Abgewinkelte Tischplatten im Kniegelenk oder korrekte Platzierung einer halben Knierolle entlasten die Kniegelenke und schonen den N. tibialis. Zirkulationsstörungen können so minimiert werden.

❗ Achtung

Nach der Einleitung unbedingt die Beine kontrollieren und parallel lagern.

Die Arme sollen deshalb auch immer in leicht angewinkeltem Zustand in Supinationsstellung gelagert werden. Wichtig ist die Polsterung der Ellenbogen und der Handgelenke. Zu beachten und bei Bedarf zu polstern sind:

- Plexus brachialis,
- N. ulnaris,
- N. medianus und
- N. radialis.

In manchen Abteilungen wird der Arm, der nicht als Infusionsarm benötigt wird, hochgehängt (❑ Abb. 5.14). Dabei muss die Schulter auf dem OP-Tisch aufliegen.

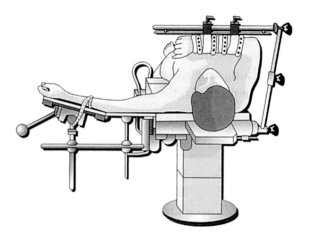

❑ **Abb. 5.14.** Rückenlagerung, ein Arm ausgelagert, ein Arm hochgehängt. (Aus Middelanis et al. 2003)

5.2.5 Lagerungsvorbereitung

Vor der Einschleusung des Patienten bereitet der OP-Funktionsdienst den passenden Tisch, Polstermaterialien und Zusatzstützen vor. Dazu orientieren sich die Mitarbeiter an Standards, sodass keine Materialien vergessen werden und die eigentliche Lagerung des Patienten ohne Zeitverzögerung durchgeführt werden kann. Alle Risikofaktoren des Patienten sollten im Vorfeld bekannt sein und entweder in einer Checkliste oder auf dem OP-Plan vermerkt werden.

Als Risikofaktor gelten:

- Gefäßleiden, Thrombosen oder bekannte Durchblutungsstörungen,
- Stoffwechselerkrankungen, wie z. B. Diabetes mellitus,
- Immobilität und beginnende Dekubitalgeschwüre,
- Adipositas,
- Fieber,
- Tumorerkrankungen, die zur Kachexie führten, und
- Erkrankungen, die zu Verformungen des Knochensystems führen, wie Rheuma, Skoliose usw.

Die unsachgemäße Lagerung des Patienten auf dem OP-Tisch ist eine der Hauptursachen für die Entstehung von Dekubitalgeschwüren. Wenn Druck über einen längeren Zeitraum einwirkt, werden Haut und Gewebe geschädigt. Von innen drückt der Knochen auf die Muskulatur, die Sauerstoffversorgung ist nicht mehr gegeben, und das Gewebe stirbt ab. Da Fettgewebe und Muskulatur sehr viel empfindlicher reagieren als die Haut, ist ein Dekubitus häufig schon entstanden, bevor Schäden an der Haut sichtbar werden. Durch konsequente Polsterung können viele Dekubitus vermieden werden. Die Operationslagerung beginnt nach der Narkoseeinleitung; dazu sind mehrere Personen nötig. Der Anästhesist achtet hierbei auf Kopf und Hals des Patienten.

5.2.6 Lagerungshilfsmittel

Um gefährdete Körperregionen zu schonen, werden unterschiedliche Lagerungshilfsmittel benötigt. Der Kopf wird in passenden Kissen (◼ Abb. 5.15) so gelagert, dass spezielle Drehungen möglich sind, der Beatmungsschlauch

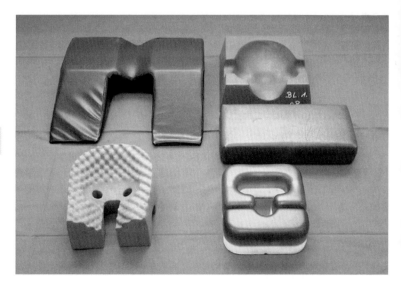

☐ **Abb. 5.15.** Kopflagerungshilfsmittel. (Aus Kretek u. Aschemann 2005)

abgeleitet werden kann und eine Druckminimierung gewährleistet ist. Keilkissen (☐ Abb. 5.16c) ermöglichen das Hochlagern einer Körperregion, um
einen besseren Operationszugang zu bekommen. Knierollen (☐ Abb. 5.16a)
oder halbe Knierollen (☐ Abb. 5.16b) sollen eine physiologische Gelenklage-
rung in leicht angewinkeltem Zustand ermöglichen.

Alle Polstermaterialien müssen in korrektem Zustand, desinfiziert, unversehrt und in ausreichender Zahl vorhanden sein. Die zurzeit vermehrt
verwendeten Gelkissen und Gelmatten erfüllen ihren Zweck bei korrekter
Anwendung mit guten Ergebnissen. Anforderungen an die Gelkissen und
-matten sind:

- Durch Mikrozirkulation der Silikonkügelchen sollen sie druckentlastend
  wirken.
- Sie dürfen bei Anwendung von HF-Strom die elektrische Energie nicht
  weiterleiten.
- Im Hinblick auf Allergien sollten sie aus latexfreiem Material gefertigt
  sein.
- Sie müssen röntgenstrahlendurchlässig sein.

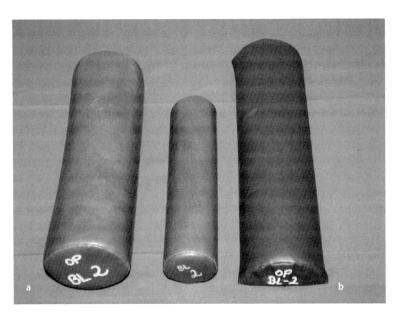

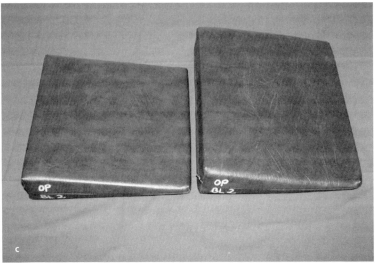

■ **Abb. 5.16a–c.** Rollen (**a**), Halbrollen (**b**) und Keilkissen (**c**). (Aus Kretek u. Aschemann 2005)

- Sie müssen erwärmbar sein.
- Die Desinfektion muss schnell und einfach durchzuführen sein.
- Es muss beachtet werden, ob diese Gelkissen direkt mit der Haut des Patienten in Kontakt kommen dürfen, oder ob eine Lage Stoff/Papier zwischengelegt werden muss.

Schaumstoffpolster dürfen nur angewendet werden, wenn kein direkter Kontakt zwischen Schaumstoff und Haut des Patienten entsteht. Auch Kunststoffpolster müssen mit einer Stofflage bezogen werden. Kunststoff fördert die Schweißproduktion; dies erhöht in der HF-Chirurgie das Risiko einer Verbrennung (► Abschn. 5.1.2). Extrem harte Rollen (zusammengerollte Bettlaken) erhöhen den Druck auf Gefäße und Nerven und wirken kontraproduktiv. Vakuummatratzen werden komplett an den Körper des Patienten anmodelliert und schützen so ohne die Anwendung weiterer Hilfsmittel.

5.2.7 Lagerungsschäden

Durch die Narkose und die Relaxation sind das Schmerzempfinden und der normale Muskeltonus des Patienten herabgesetzt. Alle Warnsignale des Körpers gegen Druck und Schmerzen sind lahmgelegt; Reflexe sind ausgeschaltet. Deshalb ist es wichtig, Problemzonen zu kennen und mit dem gezielten Einsatz von Hilfsmitteln Schäden vorzubeugen.

Folgen unsachgemäßer Lagerung
Hämatome
Durch zu feste Fixationsgurte können sich Hämatome bilden. Kontinuierliche Kontrolle der Fixationsgurte ist unerlässlich, da der Patient sich nach der Fixation evtl. noch bewegt hat.

Nervenschäden
Oberflächlich verlaufende Nerven müssen gepolstert werden. Dazu muss bekannt sein, wo diese Nerven verlaufen, z. B. der N. peronaeus, der an der Außenseite des Kniegelenks verläuft und besonders bei der Steinschnittlagerung geschützt werden muss.

Durchblutungsstörungen

Nicht nur Patienten mit bekannten Gefäßerkrankungen sind gefährdet. Durch die Relaxation und die Lagerung des Körper sowie der Extremitäten kann es zur Komprimierung oberflächlich verlaufender Gefäße kommen. Venöse Komplikationen, wie Thrombosen, sind durch korrekt angepasste Antithrombosestrümpfe, Polsterungen und Heparinisierung zu minimieren. Antithrombosestrümpfe wirken kontraproduktiv, wenn sie dem Patienten zu klein, zu kurz und/oder zu eng sind, wenn sie sich nicht über den Oberschenkel ziehen lassen, sondern aufgerollt oberhalb des Kniegelenks enden, oder wenn der Vorfuß eingeschnürt wird, weil die Fußpassform falsch ist.

❗ **Achtung**

Antithrombosestrümpfe müssen korrekt angepasst werden.

Solche Fehlleistungen können auch durch eine Heparinisierung nicht aufgehoben werden.

Dekubitus

Durch den hohen Auflagedruck des Körpers auf den OP-Tisch können Druckgeschwüre entstehen, die durch Polsterung vermieden werden können. Gefährdete Stellen, wie Kopf, Schultern, Steiß, Fersen und Ellenbogen, müssen gesondert gepolstert werden.

Verbrennungen

Im Zusammenhang mit der Anwendung von HF-Strom besteht Verbrennungsgefahr, wenn die in ▶ Abschn. 5.1.2 genannten Kriterien nicht eingehalten werden.

Auskühlung

Der Patient hat in der Regel eine Körpertemperatur von 36,6°C (Normothermie). Eine Temperatur ab 35,0°C entspricht einer Untertemperatur (Hypothermie). Ein wichtiger Punkt ist die Vermeidung der Auskühlung des Patienten. Das postoperative Zittern vor Kälte (»shivering«) bedeutet nicht nur eine unangenehme Erinnerung an die Aufwachphase, sondern gefährdet zudem den Kreislauf und die Wundheilung. Durch die nahezu komplette Entkleidung des Patienten, die Angst und die Einschleusung verringert sich die Körpertemperatur des Patienten schon um ca. 0,3°C. Die Lagerung, deren Durchführung länger dauern kann, kalte alkoholische Desinfektionslösung, eine personalfreundliche OP-Saal-Temperatur um 20°C lassen die Körpertemperatur weiter absinken. Infusionslösungen und das in der MIC verwendete CO_2-Insufflationsgas sind nicht immer angewärmt. Große chirurgische Zugänge führen zu weiterem Wärmeverlust. Intraoperative Methoden der Patientenerwärmung reichen häufig nicht aus, um den Patienten mit einer Körpertemperatur von physiologischen 36,7°C in den AWR zu verlegen. Folgen einer geringen Körpertemperatur sind der steigende Verbrauch von Narkosemedikamenten, eine längere Aufwachphase, eine geringere Durchblutung, steigende Dekubitusgefährdung, höhere Infektionsraten und Wundheilungsstörungen. Hypotherme Patienten sind häufig nachbeatmungspflichtig, weil der Sauerstoffbedarf erhöht ist. Bei geringer Saaltemperatur ist die Funktion der RLTA zu kontrollieren, deren Luftströmung kühlt. Des Weiteren führen offene Türen im Saal zu einer schlechteren Funktion der RLTA.

Patienten sollten warm zugedeckt im Saal vorbereitet werden und nach der Lagerung sofort wieder bedeckt werden. Zu einem etablierten Wärmemanagement gehören die konsequente Bedeckung der Patienten auf dem OP-Tisch mit Wärmedecken, eine Saaltemperatur von 23°C, angewärmte Desinfektions-, Infusions- und Spüllösungen, angewärmtes Insufflationsgas sowie kontinuierliche intraoperative Anwendung von Wärmematten. So kann ein Großteil des Wärmeverlustes aufgefangen werden, und die postoperative Versorgung des Patienten wird unproblematischer. Ein funktionierendes Wärmemanagement hat nicht nur Vorteile für die Gesundheit des Patienten, sondern es birgt einen Kostenvorteil durch den geringeren Verbrauch von Narkotika, eine kurze Aufwachphase, kürzere Liegezeiten auf der Intensiveinheit sowie den geringeren Einsatz von Antibiotika bei der Infektionsprophylaxe. Es ist also möglich, das postoperative Wohlbefinden des Patienten durch eine Vielzahl von Maßnahmen positiv zu beeinflussen. Dies wird sich letztlich auch positiv auf das Image des Krankenhauses auswirken.

Verantwortung

Die juristische Verantwortung für die Patientenlagerung trägt der Operateur. Der Anästhesist, aber auch das Funktionsdienstpersonal können die **Durchführungsverantwortung** übernehmen. Der Operateur bestimmt die Lagerungsart und muss diese vor Beginn der Operation kontrollieren. Er kann die Durchführung der Lagerung an den Funktionsdienst delegieren, da die notwendige Fachkompetenz vorausgesetzt werden kann. Dazu müssen die Tätigkeiten genau bekannt sein; es müssen Arbeitsbeschreibungen (Standards) existieren. Das Funktionsdienstpersonal muss die Anweisungen des Operateurs befolgen.

Die Rechtsprechung geht im Fall eines vermeintlichen Lagerungsschadens primär von einem Behandlungsfehler des Klinikpersonals aus. Dann muss der verantwortliche Operateur bzw. das Krankenhaus nachweisen, dass die Lagerung korrekt vorgenommen wurde. Ein Lagerungungsstandard oder ein Foto gilt als Beweis für die Durchführung der Lagerung, wie im Standard beschrieben. Abweichungen vom Standard müssen schriftlich begründet und beschrieben werden, denn es gilt, Ausnahmen und nicht die Regel zu dokumentieren. Nur bei unerwartet langen Operationen, bei besonders gefährdeten Patienten oder bei anderen nicht zur Routine gehörenden Besonderheiten sollte eine intraoperative Lagerungskontrolle durchgeführt und dokumentiert werden.

5.2.8 Qualitätssichernde Maßnahmen

Das Personal wird regelmäßig in der Durchführung der Lagerungen geschult. Dazu gehört eine Einweisung in den Umgang mit dem OP-Tisch und den Zusatzstützen. Es sind Standards zur Vorbereitung der Materialien, des Patienten und zur Durchführung der Lagerung vorhanden. Es gibt Checklisten; bei jedem Patienten wird prä- und postoperativ der Hautzustand kontrolliert und dokumentiert. Risikopatienten werden auch auf neurologische Ausfälle, Kontrakturen o. Ä. kontrolliert.

Jede Operationslagerung wird vom Operateur kontrolliert und die Durchführung durch Eingabe der Standardnummer bzw. des Standardnamens dokumentiert. Die beteiligten Personen werden in der Dokumentation namentlich genannt. Intraoperative Umlagerungen oder Lageveränderungen werden dokumentiert.

5.3   Unsterile Saalassistenz

Die unsterile Saalassistenz (»Springer«) ist in der Regel Aufgabe des OP-Funktionsdienstes. Bei entsprechender Schulung sowie definierten, standardisierten Operationen, und wenn ein Mitarbeiter des OP-Funktionsdienstes, der bei unvorhergesehenen Problemen eingreifen kann, in Rufweite ist, kann der Anästhesiefunktionsdienst als Springer dienen. Die Aufgaben werden im ▶ Abschn. 3.1.1 beschrieben. Korrektes Hygieneverhalten und Basiswissen des Funktionsdienstes sind Mindestanforderungen an diesen Teil der Arbeit.

5.3.1 Sterile Patientenabdeckung

Durchführung

In der Vorbereitung eines operativen Eingriffs werden Instrumentiertische und Beistelltische, bei Bedarf Stühle steril abgedeckt. Jeder Patient wird nach der Lagerung und der Hautdesinfektion entsprechend der geplanten Operation mit sterilem Material abgedeckt; nur noch das Operationsgebiet ist zugänglich. Eine ungenügende Abdeckung der Hautareale, die an das Operationsgebiet grenzen, würde eine erhebliche Infektionsquelle bedeuten. Das Abdeckmaterial soll dafür sorgen, dass keine Keimverschleppung von der nichtdesinfizierten Haut in das Operationsgebiet stattfindet. Dazu werden viele Tücher und Bezüge unterschiedlichster Größe und eine standardisierte OP-Kittelanzahl benötigt. In vielen Abteilungen werden die Abdeckungssysteme in operationsspezifischen Sets vorgehalten, die Abdeckungstücher je nach Eingriffsart und in der Gebrauchsreihenfolge beinhalten. »Kombi-Sets« (◘ Abb. 5.17) enthalten außerdem OP-Kittel und Verbrauchsmaterialien, wie Kompressen, Tupfer, Skalpell, Sauger usw. Durch diese Versorgung wird Verpackungsmaterial und Zeit gespart. Der Springer muss nicht viele Verbrauchsgüter anreichen, sondern kann z. B. schon den Patienten lagern. Dies erleichtert die Standardisierung der benötigten Materialien und reduziert die Vielfalt in der Lagerhaltung. Die Zusammenstellung der Sets sollte stets am Bedarf des jeweiligen Krankenhauses orientiert sein. Nur so können Unterschiede in den OP-Bereichen, z. B. operative Fächerkonstellationen, Mobiliar usw., berücksichtigt werden.

Abdeckmaterial
Anforderungen

Abdeckmaterial sollte die folgenden Voraussetzungen erfüllen:
- Das Material muss wasserundurchlässig sein, denn insbesondere im durchgefeuchteten Zustand wäre durchlässiges Material keine Keimbarriere mehr.

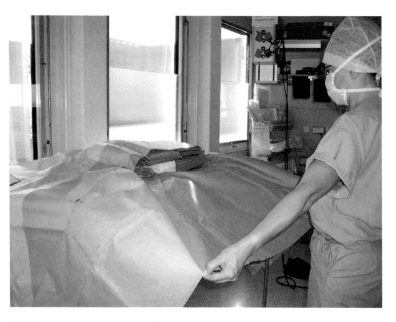

Abb. 5.17. Ein vom Springer geöffnetes Kombi-Set

- Das Material muss zuverlässig und einfach zu handhaben sein.
- Das Material muss so strapazierfähig sein, dass die üblichen mechanischen Belastungen nicht zur Zerstörung führen.
- Geringe Flüssigkeitsmengen sollten durch das Material aufgesaugt werden können.
- Das Material muss antistatisch wirken, um elektronische Geräte, wie EKG und HF-Strom, nicht zu beeinflussen.
- Inhaltsstoffe, wie Latex, sollten nicht enthalten sein, sind aber manchmal durch integrierte Auffangsysteme vorhanden und müssen dann bei bestehenden Latexallergien beachtet werden.

Herstellung

Einwegmaterial wird aus Abfallprodukten der Holzwirtschaft hergestellt und ist an den Rändern mit hautverträglichem Klebstoff versehen, um eine Fixation an der Haut zu gewährleisten. Es besteht aus zwei- bis dreilagigem Vlies, häufig in Kombination mit Polypropylenfolien. Mehrwegmaterial besteht in der Regel aus PTFE-Mikrofasern (Gore tex) und wird mithilfe von Klebestreifen und/oder integriertem Hautkleber am Patienten fixiert.

Entsorgung

Einwegmaterial sollte über die Verbrennungsanlage entsorgt werden und dort ohne schädliche Rückstande verbrannt werden können. Ist eine Entsorgung auf der Deponie geplant, muss der Abbau des Materials grundwasserneutral erfolgen können. Mehrwegmaterial wird von Serviceunternehmen geliefert und aufbereitet. Dabei müssen validierte Verfahren angewendet werden; zerstörtes oder aufgrund häufiger Aufbereitungszyklen dünn gewordenes Material muss ausgetauscht werden.

▪▪▪ Voraussetzung

Jeder Mitarbeiter im Funktionsdienst kann anhand der Standards planen, mit welchem operationsspezifischen Abdeckset gearbeitet werden soll. Jeder, der unsterile Saalassistenzen durchführt, weiß, wie die Sets verpackt sind, welche Dokumentationsmöglichkeiten geboten sind. Mit dem Öffnen der Sets durch den Springer ist zumeist schon die Abdeckung des Beistelltisches des Instrumentierenden gewährleistet.

▪▪▪ Team

Jedes Mitglied des Teams – OP- und Anästhesiefunktionsdienst, aber auch die Ärzte – muss im Anreichen der kliniküblichen Abdeckungssysteme geschult werden, um in Notfallsituationen korrekt eingreifen zu können.

▪▪▪ Durchführung

Die Transportverpackung der OP-Sets wird vor der Materialschleuse der Funktionsabteilung entsorgt, und die Sets werden mit ihrer Umverpackung in den jeweiligen Lagern bereitgehalten. Bei der Vorbereitung der geplanten Operation wird das benötigte Set in den Saal gebracht und aus der Umverpackung entnommen. Die enthaltenen Dokumentationsetiketten werden zur Dokumentation in die Akte geklebt oder mit einem Scanner digital in das Dokumentationssystem eingegeben. Der unsterile Saalassistent steht frontal vor dem Set und öffnet die äußere Schicht nach Standard. Der innere Teil wird vom Instrumentanten vorbereitet und beinhaltet alle weiteren Tücher.

▪▪▪ Qualitätssichernde Maßnahmen

Jedes Set wird vor Gebrauch auf unversehrte Umverpackung, korrekte Lagerhaltung und Verfallsdatum kontrolliert. Die Dokumentation erfolgt nach Standard, in der Maske des EDV-Systems reicht ein Mouseklick, um die Sets zu dokumentieren. Jedes einzelne Set hat eine Chargennummer, die ebenfalls dokumentiert werden muss. Bei Änderung des Anbieters ist eine Schulung aller Mitarbeiter Voraussetzung für korrekten Umgang mit den Sets.

5.3.2 Nahtmaterial

In der Frühzeit benutzten die Menschen Frauenhaar und Tiersehnen, um oberflächliche Verletzungen zu verschließen. Auch Klammern gab es schon: Hierzu wurden Riesenameisen auf die evertierte Haut gesetzt. Nachdem die Ameisen zugebissen hatten, drehte man ihnen die Köpfe ab. So bildeten die Ameisenkiefer die Klammern. Wenn sie austrockneten, fielen sie ab, und der Hautverschluss war perfekt. Neben Tiersehnen, Pflanzenfasern und Lederstreifen wurden weitere Materialien zum Gewebeverschluss mit der Industrialisierung eingeführt. Ab 1868 gab es »catgut«, aus Rinder- oder Schafdarm hergestelltes Nahtmaterial; 1867 führte Lister die Desinfektion mit Karbol ein. Ab 1906 gab es Catgut in sterilen Flaschen, industriell für Chirurgen hergestellt ab 1909. Seit 1930 wird Nahtmaterial synthetisch hergestellt. Die Herstellung wurde ständig weiterentwickelt, und auch die Sterilisationsverfahren wurden verbessert. Nahtmaterial wird nun nicht mehr als Meterware in Flaschen angeboten, sondern in kleinen schon vorgeschnittenen Verpackungseinheiten. Haut, Muskel, Faszie, Darm, Gefäße und Nerven werden heute adaptiert und dann genäht oder geklammert, um die Heilung zu forcieren und die Funktion des Gewebes zu erhalten. Das angebotene Material muss steril geliefert werden, darf vom Gewebe nicht abgestoßen werden, die Knoten müssen halten, der Faden darf dabei nicht reißen, und die Fadenstärke muss dem Durchmesser des zu nähenden Gewebes angepasst werden können. Catgut ist heute nicht mehr im Handel, da es aus Rinderdarm hergestellt wurde, der als Risikomaterial für die Übertragung der bovinen spongioformen Enzephalopathie gilt.

Der Springer öffnet das Nahtmaterial, dass sich in einer Peel-Packung befindet. Dabei richtet sich sein Blick so lange auf das Nahtmaterial, bis der Instrumentant es abgenommen hat. Greifen über die sterilen Tische ist obsolet; so ist es teilweise nötig, dass der Instrumentant das Material mithilfe eines Instruments entgegennimmt. Werfen des Nahtmaterials auf die sterilen Tische ist nicht erlaubt, da hier die Sterilität nicht gewährleistet werden kann. Geöffnetes Nahtmaterial, das nicht benötigt wurde, kann nicht resterilisiert werden. Um das »richtige« Nahtmaterial auszuwählen, muss bekannt sein, wie die Wunde entstanden ist, und wie in diesem Körpergewebe die Wundheilung abläuft. Grundintention ist immer, eine nichtinfektiöse Wunde per primam intentionem verheilen zu lassen, also eine unkomplizierte Heilung in der erwarteten Zeit zu erreichen. Die **Wundheilung** nach einer Wundinfektionen durch eine primär infizierte Wunde oder nach postoperativen Komplikationen wird als »per secundam intentionem« bezeichnet.

Die Wundheilung vollzieht sich in 3 Phasen:

- Exsudationsphase,
- Proliferationsphase und
- Regenerationsphase.

Diese Phasen überlappen sich zum Teil.

Die **Exsudationsphase** dauert ungefähr 1–4 Tage. In dieser Zeit wird die Wunde mit Blut, Lymphe und Fibrin aufgefüllt. Nach kurzer Zeit bilden die Fibrinfasern ein Netz, und damit beginnt die **Proliferationsphase**, die vom 4. bis zum 7. Tag andauert. Es entsteht Granulationsgewebe; die Wunde zieht sich zusammen. Die Epithelisierung beginnt an den Wundrändern, durch Kollagenfasern ist die Wunde nun weitestgehend vor dem Eindringen von Infektionserregern geschützt. Da die Belastbarkeit der Wunde zunimmt, spricht man hier auch von der **Reparation**. Ab dem 7. Tag beginnt die **Regenerationsphase**. Die Dauer ist von vielen Faktoren abhängig und kann bis zu ein Jahr betragen. Das Gewebe wird in Narbengewebe umgewandelt, das minderdurchblutet ist, kaum Schweißdrüsen und Pigment sowie keinen Haarwuchs hat.

Die Entscheidung für ein bestimmtes Nahtmaterial hängt von vielen Faktoren ab. Der Operateur muss die für diesen Faden korrekte Knotentechnik beherrschen. Die Eigenschaften des Nahtmaterials und des zu nähenden Gewebes müssen aufeinander abgestimmt sein; z. B. beinflusst der Gewebe-pH die Resorptionszeit des Fadens. Muskelkraft und -bewegung müssen einkalkuliert werden, damit Knoten nicht einreißen und es nicht zu Hernien, Platzbäuchen oder anderen Komplikationen kommen kann. Auch bei einer Anastomosennaht in der Magen- und Darmchirurgie muss bedacht werden, dass die bakterielle Flora die Resorption des Nahtmaterials beeinflusst.

Fäden

Folgende Grundstoffe für Fäden sind möglich:

- Pflanzlich:
  - Zwirn (aus Flachsfasern) und
  - Seide (aus dem Kokon der Seidenspinnerraupe).
- Synthetisch:
  - Polyamid (Nylon),
  - Polyglactin,
  - Polyester,
  - Polyglycolsäure und
  - Polypropylen.
- Mineralisch:
  - Stahldraht (z. B. für den Sternumverschluss).

Fäden können aus mehreren einzelnen Fäden zusammengedreht werden (multifil oder polyfil) oder tatsächlich aus einem einzigen Filament bestehen (monofil).

Monofile Fäden

Monfile Fäden haben eine glatte Oberfläche; sie gleiten schnell und ohne zu zerreißen durch das Gewebe (◘ Abb. 5.18). In der Konsistenz erinnern sie an eine Angelschnur. Durch ihre geschlossene Oberfläche sind sie gerade in kräftigeren Stärken sperrig im Knoten und haben einen schlechteren Knotensitz als polyfile Fäden. Sie werden etwas länger abgeschnitten als polyfile Fäden, um ein Lösen des letzten Knotens zu vermeiden. Die glatte Oberfläche hat den Vorteil, dass Gewebeflüssigkeit in der Heilungsphase nicht am Faden aufsteigen (Dochtwirkung) und es nicht zur Entstehung von Fisteln kommen kann. Monofile Fäden kommen bei Gefäßnähten und Hautverschlüssen zur Anwendung, da hier ein glatter Durchstich des zu nähenden Gewebes für die Wundheilung wichtig ist. Aus rauen Stichkanälen kann es bluten; der kosmetische Erfolg einer Hautnaht wäre suboptimal.

Polyfile Fäden

Mehrere Einzelfäden werden miteinander geflochten, verdreht oder verzwirnt (◘ Abb. 5.19). Durch die polyfile Struktur ist die Oberfläche leicht angeraut, aber der Faden ist flexibel, lässt sich leicht knoten und ist relativ reißfest. Beim Durchziehen wird das Gewebe angeraut; dies bedingt eine schlechtere

Monofil

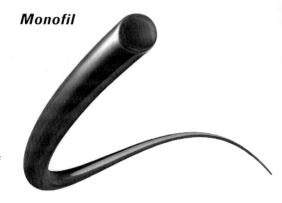

◘ **Abb. 5.18.** Aufsicht auf einen monofilen Faden. (Fa. Ethicon)

Polyfil

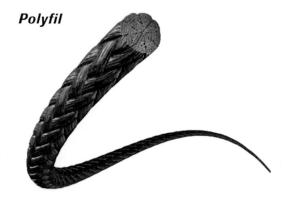

◘ **Abb. 5.19.** Aufsicht auf einen polyfilen Faden. (Fa. Ethicon)

Heilung. Der multifile Faden quillt im Gewebe auf, sodass sein Durchmesser größer wird. Es besteht die Gefahr, dass sich Wundsekret an den Filamenten festsetzt und daran aufsteigt (»Kapillarität«, Dochtwirkung; vgl. oben). Kommt es dann zu einer Keimbesiedelung, treten Sekundärheilungen sowie Fisteln auf, und die Entstehung von Fadengranulomen wird forciert. Polyfile Fäden werden überall dort benutzt, wo die »Zerreißung« des Stichkanals unproblematisch ist, z. B. in der Muskulatur. Durch das Aufquellen des Fadens wird der Stichkanal nach einiger Zeit komplett ausgefüllt. Gleiches gilt für Nähte im Gastrointestinaltrakt.

In neuerer Zeit werden **antibakteriell beschichtete Fäden** angeboten, da eine große Zahl an postoperativen Wundinfektionen auf das Nahtmaterial zurückgeführt wurde. Durch die Beschichtung mit einem Antiseptikum entsteht um den Faden herum eine ca. 20 mm breite Zone, in der das Bakterienwachstum gehemmt wird. Bei **pseudomonofilen** Fäden ist die Fadenoberfläche so beschichtet, dass der Faden leicht und ohne Widerstände durch das Gewebe gleitet; alle anderen Eigenschaften des polyfilen Materials bestehen weiterhin.

Resorbierbares Material

Resorbierbare Fäden kann der Körper abbauen. Die **Resorptionszeit** ist definiert als die Zeit, die der Körper benötigt, um so viel des Nahtmaterials abzubauen, dass die Reißkraft des Fadens sich um die Hälfte reduziert. Die Halbwertszeit wird vom Hersteller in Relation zum angegebenen Indikationsgebiet benannt. Die Zeit, bis der Faden gänzlich aufgelöst wurde, ist die **Auflösezeit.** Synthetisches resorbierbares Material wird im Körper durch die in der Zelle vorhandene Gewebeflüssigkeit abgebaut (**hydrolytische Resorption**). Die Halbwertszeit der Resorption wird von den Herstellern angegeben und sollte den Benutzern bekannt sein. Die Resorption ist vom genähten Gewebe abhängig, denn in einem aggressiven Milieu, wie z. B. im Mund oder im Magen, ist die Resorptionszeit verkürzt.

Nichtresorbierbares Material

Nichtresorbierbare Fäden verbleiben im Körper und behalten einen Großteil ihrer Reißfestigkeit. Sie werden aber nach einer gewissen Zeit teilweise abgebaut.

Stärkeneinteilung

Dem ersten Faden, der industriell hergestellt wurde, wurde willkürlich die Stärke 1 zugeordnet. Dickere Nähte wurden aufsteigend mit Stärke 2, 3 usw. bezeichnet. Erst als dünneres Material in der Chirurgie eingesetzt wurde, entstand ein Problem mit der Bezeichnung. Der nächstdünnere Faden bekam die Nummer 0. Aber danach musste die Stärke verkleinert werden, daraus entstand 2-0, 3-0 usw.

> Je höher die Zahl vor der Null ist, desto dünner ist der Faden.

Da unterschiedliche Länder nicht von der gleichen Eintragung in die Pharmakopöe ausgehen, variiert der Durchmesser eines Fadens, z. B. der Stärke 0, geringfügig. Im Handel werden derzeit die Stärken in USP (»United States Pharmacopoeia«) angegeben; dies entspricht der oben erklärten Stärkeneinteilung. In Europa einigte man sich auf die Metric-Einteilung, die nach der europäischen Pharmakopöe ausgerichtet ist; hier entspricht ein Faden der Stärke 2 einem Durchmesser von 0,2 mm. Durchgesetzt hat sich letztere Stärkeneinteilung im täglichen Umgang mit Nahtmaterial nicht, aber sie gibt einen Anhalt über den Durchmesser des Fadens.

Sterilität

Nahtmaterial kommt als Einzelfaden oder als Kombiverpackung mit mehreren Fäden in Folie, Papier oder in Aluminiumverpackungen auf den Markt. Das Sterilisationsverfahren wird angegeben: γ-Strahlen-Sterilisation ist auf der Verpackung mit einem »R« gekennzeichnet; Gas- (Ethylenoxid-)Sterilisation mit »EO«.

Nadel-Faden-Kombinationen

Nahtmaterial wird unbenadelt (dann als Ligatur benutzt) oder in Nadeln eingefädelt angeboten. Bei eingefädeltem Material wird der Faden im Nadelöhr gedoppelt und das Gewebe bei der Passage gröber verletzt. In benadeltem Zustand ist der Faden in eine axiale Bohrung der Nadel eingeschweißt. Weil hier nur die Nadel mit einem Faden durch das Gewebe durchgezogen wird und das enstehende Loch nur so groß ist wie der größte Durchmesser der Nadel, wird dieses Nahtmaterial als **atraumatisch** bezeichnet.

Nadeln

Nadeln (■ Abb. 5.20) werden einzeln angeboten und in Kombination mit den Einzelfäden benutzt. Dann haben sie ein Fädelöhr, in das der Instrumentant den Faden einführen muss, oder es gibt das Feder- (Schnapp-)Öhr, das das Einfädeln erleichtert.

Bei atraumatischem Nahtmaterial ist der Faden mit der Nadel verschweißt. Die Nadeln haben unterschiedliche Formen und unterschiedliche Körper, damit das zu nähende Gewebe durchdrungen, aber nicht mehr als nötig verletzt wird. Die Form des Nadelkörpers ist durch eine Kodierung gekennzeichnet und auf jeder Verpackungseinheit in Originalgröße aufgedruckt. Alle Nadeln sind aus korrosionsbeständigem Stahl hergestellt und haben eine glatte Oberfläche, die widerstandslos durch das Gewebe gleitet.

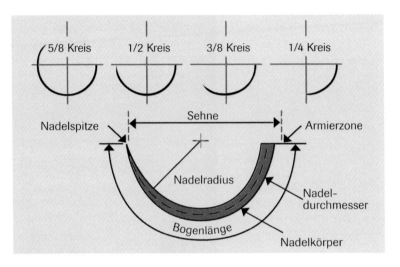

◘ **Abb. 5.20.** Nadelgraphik. (Fa. Ethicon)

Verwendung von Nahtmaterial

Jedes Nahtmaterial wird vom Körper als Fremdmaterial erkannt. Wie stark die Reaktion auf diesen Fremdkörper ist, hängt von der Menge und der Art der Nähte ab. In der Chirurgie kann nahezu jedes Gewebe mit dem passenden Faden adaptiert und verschlossen werden. Bei der Materialwahl ist zu bedenken, wie lange die Wundheilung dauert, welche Einflüsse auf die Resorption einwirken, und wie stark die Beanspruchung des genähten Gewebes sein wird. In manchen Fällen wird auf das Nähen ganz verzichtet und alternativ mit Staplern (engl. »staple«: Klammer; Titan- oder Stahlklammern) gearbeitet. Auch Klebematerialien für Nerven, Gefäße oder Haut stehen zur Verfügung.

▪ ▪ ▪ Voraussetzung

In jedem Saal einer OP-Abteilung steht ein Nahtkabinett (◘ Abb. 5.21), in dem die Nahtmaterialien sortiert vorgehalten werden. Die Einteilung beginnt in der Regel oben links mit dem dicksten Nahtmaterial ohne Nadeln, das dann, nach unten hin sortiert, dünner wird. Danach folgen die benadelten Fäden in der gleichen Reihenfolge. Um Verwechslungen zu vermeiden, haben die Hersteller ihre Materialien farblich kodiert.

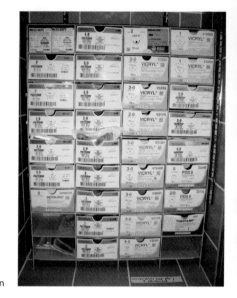

◘ **Abb. 5.21.** Ansicht eines Nahtkabinetts mit unterschiedlichen Materialien

Exkurs

Beispiel

▬ Vicryl der Fa. Ethicon ist lila-weiß,

▬ Polysorb der Fa. tyco, vergleichbar mit Vicryl, ist lila-weiß,

▬ Prolene der Fa. Ethicon ist blau,

▬ biosyn, resorbierbar monofil der Fa. tyco ist rot und

▬ PDS, Fa. Ethicon, ist grau.

Die Farbkodierungen der Firmen müssen gelernt werden; die Sortierung der Abteilung ist bekannt. Auf der Nahtmaterialverpackung (◘ Abb. 5.22) steht alles, was der Verbraucher wissen muss. Stärkenbezeichnung (USP und metric) und Sterilisationsart sind auf der Folie angegeben. In der Mitte der Verpackung ist das Nadelsymbol, dass in Originalgöße und -form abgedruckt sein muss. Die Kodierung der Körpers steht in der Nadelbiegung, der Schliff der Nadel ist an einem Symbol erkennbar.

Weiterhin finden sich Angaben über die Länge und die Anzahl der Fäden in einer Verpackungseinheit.

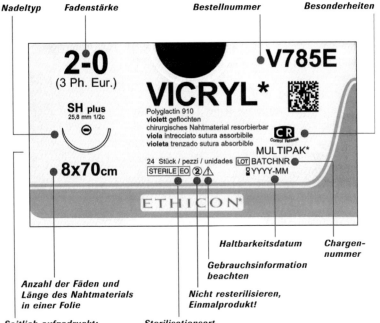

Nadeltyp   Fadenstärke   Bestellnummer   Besonderheiten

2-0
(3 Ph. Eur.)

SH plus
25,8 mm 1/2c

8x70cm

•V785E

VICRYL*
Polyglactin 910
violett geflochten
chirurgisches Nahtmaterial resorbierbar
viola intrecciato sutura assorbibile
violeta trenzado sutura absorbible

CR
Control Release

MULTIPAK*

24 Stück / pezzi / unidades LOT BATCHNR
STERILE EO ②⚠   YYYY-MM

ETHICON*

Haltbarkeitsdatum   Chargen-
                          nummer
Gebrauchsinformation
beachten

Anzahl der Fäden und
Länge des Nahtmaterials   Nicht resterilisieren,
in einer Folie   Einmalprodukt!

Seitlich aufgedruckt: Sterilisationsart
CE-Zeichen und
Barcode

◘ **Abb. 5.22.** Beschreibung der Aufschriften einer Nahtmaterialfolie, aus der Informationsbroschüre »Schon gewusst?« (Fa. Ethicon)

Exkurs

Beispiel

Vicryl 3-0 SH 8×70

Dies bedeutet: In einer Verpackungseinheit sind 8 Vicrylfäden der Stärke 3-0 enthalten, die alle mit einer Nadel der Größe SH versehen und 70 cm lang sind.

Oder

Surgilon (Nylon) 3-0 6×45

Dies bedeutet: 6 Nylonfäden der Stärke 3-0 in einer Länge von 45 cm.

Umstrukturierungen oder Herstellerwechsel müssen dem Team bekannt gegeben werden.

■ ■ ■ Team

Jeder Mitarbeiter im Funktionsteam, Anästhesie- sowie OP-Funktionsdienst, ist mit der Sortierung und der Farbkodierung des Nahtmaterials vertraut. Basisinformationen werden jedem Kollegen gegeben.

■ ■ ■ Durchführung

Das Nahtmaterial wurde aus seiner Lagerverpackung genommen und in das Nahtkabinett einsortiert. In der Regel befinden sich 1–2 Dutzend Einheiten in einem Paket. Wenn zu viele Einheiten in einen Karton einsortiert werden, kann es zu Beschädigungen der Umverpackung kommen und die Sterilität ist nicht mehr gewährleistet. Jeder Faden ist entweder in einer Zweifachverpackung (Papierfolie und Aluminium) oder in einer Einfachverpackung aus Aluminium vorhanden. Der Trend geht zur Einfachverpackung, um Abfall zu reduzieren und die Entnahme des Fadens am Instrumentiertisch zu vereinfachen. Geöffnet werden alle nach dem Prinzip der Peel-Verpackung: Der Daumen der linken Hand liegt auf der einen Seite der Folie, der Daumen der rechten Hand auf der anderen Seite. Mit den übrigen Fingern wird die Nahteinheit in den Händen fixiert. Die Packung wird erst geöffnet, wenn der Instrumentant bereit ist, die sterile Folie abzunehmen. Der Springer schaut auf das anzureichende Material, um den Weg in das Sterilfeld zu verfolgen. Der Instrumentant entnimmt das Nahtmaterial mit einer Pinzette oder Zange, um Kontaminationen zu vermeiden. Werfen von sterilen Materialien auf den Instrumentiertisch ist obsolet.

■ ■ ■ Qualitätssichernde Maßnahmen

Da Nahtmaterial nach dem Öffen nicht mehr resterilisiert werden kann, wird jede Operation nach Standard vorbereitet. Bei unklarer Planung wird nur das Nötigste vorbereitet, und bei Bedarf wird nachgereicht. Jeder Mitarbeiter kennt die Standards, weiß, wo sie nachzulesen sind, und ist im Umgang mit Nahtmaterial geschult. Das Öffen der Verpackungen wird unter Anleitung geübt, und die Hygieneregeln werden beachtet.

5.3.3 Präparate

Während eines chirurgischen Eingriffs ist es häufig nötig, den makroskopisch sichtbaren Befund durch eine histologische, zytologische oder bakteriologische Diagnose zu erhärten oder die Vollständigkeit einer Maßnahme, z. B.

Tumorresektion, abzusichern. Hierzu wird intraoperativ eine Gewebeprobe entnommen, die noch während der Operation vom Pathologen untersucht wird. Das Ergebnis bestimmt dann den Fortgang der Operation. Abhängig von der gewünschten Untersuchung wird das Material vorbereitet und transportiert. Die erforderlichen Begleitschreiben müssen korrekt ausgefüllt sein, damit die Untersuchung der Fragestellung entsprechend durchgeführt werden kann.

Histologie

Histologie ist die Lehre von den Körpergeweben der Lebewesen (Medizin-Duden 2003). Der Verdacht auf ein Karzinom kann häufig schon makroskopisch nach der Eröffnung des Operationssitus bestätigt werden, aber erst durch die mikroskopische Untersuchung des histologischen Präparats kann das Ausmaß der krankhaften Veränderung beurteilt und die Therapie festgelegt werden. Der Pathologe benutzt zur Untersuchung Gewebeschnitte und spezielle Färbemethoden.

Biopsie

Wenn ein Organ beurteilt werden soll, ohne es massiv zu schädigen, entnimmt man gezielt einen kleinen Teil, der untersucht wird. Dies kann während eines chirurgischen Eingriffs erfolgen oder transkutan als diagnostische Maßnahme.

Schnellschnitt

Wenn der Fortgang der Operation von der Beurteilung des Präparates abhängt, ist es nötig, das entnommene Gewebe sofort zur Untersuchung zu geben und das Ergebnis während der Operation zu erhalten. Dabei geht es zumeist um onkologische Erkrankungen, bei denen sich die Frage stellt, ob das entnommene Gewebe maligne oder benigne verändert ist. Zur Feststellung der Tumorgrenzen werden die Schnittränder histologisch beurteilt, um weit genug im gesunden Gewebe zu resezieren und die Heilungschancen zu erhöhen.

Das Präparat wird in einem mit dem Namen des Patienten versehenen Präparatetopf ohne Fixationsmittel sofort der histopathologischen Untersuchung zugeleitet. Dauert der Transport in die Pathologie länger als 5 min, sollte das Präparat gekühlt, aber nicht gefroren werden und mit steriler 0,9%iger Kochsalz- (NaCl-)Lösung benetzt sein. In der Pathologie wird das Gewebe schockgefroren, in mikroskopisch feine Schnitte geteilt, ggf. Hämatoxylin-Eosin-gefärbt und beurteilt. Damit kann das Ergebnis dem Operateur schon 10 min nach dem Eintreffen des Untersuchungsmaterials in der Pathologie übermittelt werden. Sind mehrere Gewebeproben zu beurteilen, verlängert sich diese Zeit natürlich. Zur Beurteilung braucht der Pathologe die exakten Daten des Patienten, die Verdachtsdiagnose, ggf. erfolgte Voruntersuchungen und eine konkrete Fragestellung. Ist ein Teil des Präparates mit einem Faden zur Orientierung markiert, muss dies in dem Begleitschein erklärt werden. Bei unterschiedlichen Markierungen sind die Farben der Fäden zu erklären. Die Telefon- oder Fax-Nr., unter der das OP-Team zu erreichen ist, muss unbedingt auf dem Begleitschein angegeben sein, da der Pathologe dem Operateur sein Ergebnis persönlich übermittelt. Das Ergebnis geht ebenfalls in schriftlicher Form in die Akte des Patienten. Jedes Schnellschnittpräparat wird nachfolgend im pathologischen Institut in Paraffin gelegt und nachuntersucht.

Fixierschnitt

Wenn die Begutachtung des Gewebes nicht umgehend erfolgen muss, wird das entnommene Material zur Fixierung in der Funktionsabteilung in 10%iges Formalin eingelegt. Dies ist eine 3,6- bis 4%ige Formaldehydlösung, die lichtgeschützt in dunklen Flaschen aus der Apotheke geliefert wird. Das Haltbarkeitsdatum ist hier unbedingt zu beachten, da Formaldehyd bei unzulänglicher Lagerung und Überschreitung der Haltbarkeit zu Ameisensäure oxidiert. Die Gewebeprobe muss gänzlich in Formalin getränkt sein, um eine ausreichende Fixation zu bewirken. Formaldehyd härtet das Gewebe aus und sorgt dafür, dass keine Fäulnisreaktion eintritt und das Gewebe haltbar gemacht wird. Ein weiterer Vorteil des Formalin ist, dass es desinfizierend wirkt und vorhandene Keime abtötet. Auch hier ist der Begleitschein vom Operateur korrekt mit den Daten des Patienten und einer präzisen Fragestellung auszufüllen, das Präparatetöpfchen wird mit den Daten des Patienten beschriftet.

Zytologie

Diese spezielle Diagnostik an einzelnen Zellen oder kleinen Zellverbänden erfolgt ebenfalls im pathologischen Institut. Folgende Verfahren zur Gewinnung des Untersuchungsmaterials kommen infrage:

- abgeschilferte Zellen auf einem Abstrich oder Abklatsch (Exfoliativzytologie),
- abgeschilferte Zellen in Körperflüssigkeiten (Aspirationszytologie),
- von einer Gewebeoberfläche abgespülte Zellen (Spülzytologie) und
- Zellen aus direkter Punktion (Punktionszytologie).

Meist werden Abstriche angelegt. Hierzu entnimmt der Arzt mit einem Watteträger Material an der Stelle des Körpers, an der pathologische Veränderungen oder Entzündungen vermutet werden. Abstriche werden entnommen bei:

- Verdacht auf eine bakterielle oder Pilzinfektion und
- bei Vorsorgeuntersuchungen, um Tumorerkrankungen frühzeitig zu diagnostizieren.

Abstrichröhrchen liegen mit und ohne Nährlösung, steril verpackt, in den Funktionsabteilungen bereit. Wie das Untersuchungsmaterial entnommen und behandelt wird, ist standardisiert und mit dem Pathologen abgesprochen.

Bakteriologie

Bei bakteriologischen Erkrankungen wird der Abstrichtupfer in Nährlösung eingelegt, um den Erreger zu kultivieren. Nach der Keimidentifikation kann eine spezifische antibiotische Therapie eingeleitet werden; eine Antibiogramm wird erstellt. Breitbandantibiotika werden immer seltener langzeitig angewendet, um die Bildung von resistenten Keimen zu verhindern.

■ ■ ■ Voraussetzungen

In jedem Saal oder Eingriffsraum sind Präparatetöpfchen, Abstrichröhrchen und standardisierte Begleitschreiben in ausreichender Anzahl vorhanden. Die Telefonnummern der pathologischen Abteilung und, wenn nötig, des transportierenden (Taxi-)Unternehmens liegen neben jedem Telefon aus.

■ ■ ■ Team

Jeder Mitarbeiter des Funktionsteams ist in der Lage, Präparate in der Form anzulegen, wie sie dem pathologischen Institut zukommen sollen. Die Begleitschreiben werden vor einer Operation vom Operateur ausgestellt und unter-

schrieben. Bei ungeplanten Schnellschnittuntersuchungen ist vom Funktionsdienstpersonal eine korrekte Bezeichnung und Beschriftung der Präparate
vorzunehmen. Dazu sind eindeutige Informationen und die konkrete Aus-
sprache des Operateurs Voraussetzung. Gibt es dabei akkustische Probleme,
muss so lange nachgefragt werden, ggf. der Begleitschein kontrolliert werden,
bis die Bezeichnung der Präparate und die Auftragstellung präzise durchgeführt werden können.

▪▪▪ Durchführung

Das Gewebe wird vom Instrumentanten kontaminationsfrei an den Saalassistenten übergeben. Dieser behandelt das Präparat der geplanten Untersuchung
entsprechend. Bei Unklarheiten wird nachgefragt, da z. B. formalinfixiertes
Gewebe nicht mehr mit der Schnellschnitttechnik diagnostiziert werden
kann. Die Konsequenzen für den Patienten bei falscher Behandlung der
Präparate sind erheblich, da der Fortgang der Operation, das Ausmaß der
Resektion u.v.a. davon abhängen. Das Präparategläschen oder der -topf wird
mit den Daten der Patienten versehen. Dabei ist zu beachten, dass auch Ge-
burtsdatum und Patientennummer aufgeführt werden; diese sind wichtig, um
jede Verwechslung auszuschließen. Bei mehreren Präparaten eines Patienten
ist eine Nummerierung und Zuordnung unerlässlich. Die Beschriftung erfolgt immer auf dem Töpfchen und niemals auf dem Deckel, da die Gefäße
in der pathologischen Abteilung geöffnet werden müssen und dann Vertau-
schungsgefahr besteht. Die Begleitscheine werden vom Operateur oder dem
Funktionsdienstpersonal vorbereitet und beschriftet. Sie werden vom Operateur unterschrieben; eine Unterschrift des Funktionsdienstpersonals ist nur
in absoluten Ausnahmefällen zu tolerieren.

▪▪▪ Qualitätssichernde Maßnahmen

Die Behandlung von histologischen, zytologischen oder bakteriologischen
Präparaten ist standardisiert. Die Organisation der Schnellschnitte ist mit der
Abteilung für Pathologie geregelt. Die nötigen Telefonnummern sind dem ge-
samten Team zugänglich. Jeder Mitarbeiter wird in regelmäßigen Abständen
im Anlegen der Präparate geschult, evtl. neue Begleitschreiben werden in der
Teambesprechung vorgestellt. Die Anzahl der Präparate pro Patient und der
Transport in die Pathologie werden dokumentiert.

5.4 Zählkontrolle

Ein wichtiger Punkt in vielerlei Hinsicht ist die Zählkontrolle der Verbrauchs-materialien. In manchen Abteilungen wird diese Kontrolle mit dem Argument, dass eben nicht für alle Dinge Zeit sei, eher vernachlässigt. Das darf jedoch kein Grund sein, das Outcome des Patienten zu gefährden. Wenn es nach einer erfolgreich durchgeführten Operation zu Komplikationen kommt, weil z. B. ein Bauchtuch oder ein Tupfer vergessen wurde, wird immer zuerst nach der Zählkontrolle und der Dokumentation gefragt werden. Daher wären einheitliche Zählprotokolle zu wünschen, in denen klar definiert ist, was zu zählen ist, und was vernachlässigt werden kann. Damit kann sowohl die Sicherheit des Patienten als auch die Sicherheit des Personals, das ja rechtlich verantwortlich ist, erhöht werden.

5.4.1 Prä-, intra- und postoperative Bedeutung

Ein potenzielles Risiko im OP-Bereich besteht im Zurücklassen von Fremd-material im Körper des Patienten. Der Patient erleidet dadurch enorme Schmerzen, Wundheilungsprobleme u.v.m.; ein Zweiteingriff wird erfor-derlich. Für ihn kann solch ein Fehler durchaus als Katastrophe bezeichnet werden. Für das OP-Team ist es eine äußerst unangenehme Situation, die häufig mit haftungsrechtlichen Konsequenzen verbunden ist; für den Kran-kenhausträger besteht ein Organisationsverschulden. Die Medien greifen solche Sensationen mit Begeisterung auf; ein Imageschaden ist von der Klinik nicht mehr abzuwenden.

Instrumentant und Saalassistenz zählen gemeinsam alle Instrumente, alle Textilien und Nadeln vor jeder Operation; der Zählstand muss dokumentiert werden. Alles, was an Verbrauchsgütern während der Operation nachgereicht wird, wird ebenfalls gemeinsam gezählt und ins Zählprotokoll eingetragen. Bevor der Operationssitus endgültig verschlossen wird, sind alle Verbrauchs-materialien wieder gemeinsam zu zählen. Nur dann ist gewährleistet, dass ein eventuell vergessenes Bauchtuch vor dem Verschluss des Peritoneums entfernt wird. Der Zählstand wird von der Saalassistenz dokumentiert. Nach dem Hautverschluss ist ein endgültiges Zählen nötig, die Dokumentation wird abgeschlossen und vom Instrumentanten sowie der Saalassistenz gegen-gezeichnet bzw. in der EDV-Dokumentation durch das Kennwort gesichert.

Instrumentarium

Es sollte die Regel sein, alle Instrumente, die auf dem Sieb standardisiert vorhanden sind, nachzuzählen. Das Personal in den Sterilisationseinheiten ist gut geschult und packt nach Liste, aber niemand ist davor gefeit, sich zu verzählen. Deshalb wird präoperativ vom Instrumentierenden unter der Aufsicht des Springers gezählt. Werden Nahtmaterialien gefädelt, werden die im Sieb vorhandenen Nadeln gezählt, aber auch das atraumatische Nahtmaterial wird anhand der Nadeln dokumentiert.

> Häufig wird Nahtmaterial nachgereicht; auch diese Nadeln müssen in den Zählstand aufgenommen werden.

Textilien

Zu den Textilien gehören Tupfer aller Art, Bauchtücher, Kompressen, Rollen usw. Alle diese Textilien sind mit einem Röntgenkontraststreifen versehen. Trotzdem ist es sehr schwer, solch ein Bauchtuch über den Bildwandler im Bauch des Patienten wiederzufinden. Tupfer werden mit einer Zange armiert, und niemand außer dem Instrumentierenden darf den Tupfer nach Gebrauch aus der Zange entfernen. Dies wird häufig als Argument dafür benutzt, dass Tupfer nicht gezählt werden müssten, denn der Instrumentant habe ja immer den Überblick. Das mag auf den ersten Blick nachvollziehbar sein, hält aber der Realität in den Funktionseinheiten nicht Stand. Es kommt immer wieder vor, dass ein neuer Assistent sich nicht an die Regeln hält, dass in einem hektischen Moment alle Sicherheitsbedenken vernachlässigt werden, der Instrumentierende wechselt und der Zählstand sich nicht mehr nachvollziehen lässt. Auch wenn dies Ausnahmen sind, sollte der Zählstandard alle Textilien enthalten. Nach einer kurzen Eingewöhnungszeit bedeutet es kaum noch mehr Arbeit und Zeit, alles zu zählen und zu dokumentieren, aber die Sicherheit aller Patienten erhöht sich drastisch.

Verbrauchsmaterialien

Zu den Verbrauchsmaterialien zählen Nahtmaterial, Drainagen und Clips. Die meisten Verbrauchsmaterialien werden präoperativ nach Standard vorbereitet. Alles, was nachgereicht wird, wird in die Dokumentation eingegeben und fließt in das Zählprotokoll ein.

■■■ Voraussetzung

Um eine korrekte Zählkontrolle aller angegebenen Materialien zu erhalten, muss es in den Funktionseinheiten einen Zählstandard geben, der verbindlich für alle Operationen gilt. Wer behauptet, für eine Schilddrüsenoperation sei es nicht nötig, die Bauchtücher zu zählen, denn es würde ja sofort auffallen, wenn eines in der Schilddrüsenloge bliebe, hat den Sinn eines Standards nicht verstanden. In diesem Zählstandard ist angegeben, was gezählt wird, von wem gezählt wird und wie, wo und wann der Zählstand dokumentiert wird. Die zählenden Mitarbeiter unterzeichen am Ende der Operation.

■■■ Team

Jeder im Team kennt und nutzt diesen Zählstandard und kann mit dem Instrumentanten gemeinsam die Anzahl der Instrumente, Textilien und Verbrauchsmaterialien kontrollieren und dokumentieren.

■■■ Durchführung

Das Zählen wird immer vom Instrumentanten und einer zweiten Person des Teams durchgeführt. Dabei ist es unerheblich, ob diese zweite Person dem OP- oder dem Anästhesieteam angehört. Wichtig ist, dass konzentriert und aufmerksam gezählt wird. Deshalb werden auch 2 Mitarbeiter benötigt, denn der Instrumentant wird häufig durch das Anreichen weiterer Materialien vom Zählen abgelenkt. Die Dokumentation des Zählstands erfolgt zeitnah, die Durchführung des Zählens der gebrauchten und unverbrauchten abgeworfenen Textilien erfolgt nach Standard. Zumeist werden 5 gebrauchte Bauchtücher oder Rollen/Streifen zusammen vom Springer auf einem Tisch ausgelegt, um das endgültige Zählen zu vereinfachen.

> Kein gebrauchtes Tuch darf während einer Operation den Saal verlassen; kein Müllsack wird vor die Tür gestellt. Kein Streifen oder Tupfer darf mit zur Gewebeuntersuchung in die Pathologie gegeben werden.

■■■ Qualitätssichernde Maßnahmen

Die **Erstellung eines einheitlichen Zählstandards** in Kombination mit einem Zählprotokoll ist eine der wichtigsten qualitätssichernden Maßnahmen. Damit ist jeder Mitarbeiter gefordert, sich wie im Standard beschrieben, an die Methoden des Zählens und der Dokumentation zu halten. Durch einheitliche Protokolle entfällt viel Schreibarbeit, und Missverständnisse werden vermieden. Die Protokolle werden jedem neuen Mitarbeiter vorgestellt, sind übersichtlich und schnell auszufüllen. An die Belange der einzelnen Disziplinen können sie angeglichen werden. Gezählt werden alle oben angegebenen Materialien ohne Ausnahme.

6

Teamarbeit im Funktionsdienst Anästhesie

M. Liehn, N. Köhnsen

6.1   Ziele der Narkose

Der operative oder diagnostische Eingriff soll mit einer möglichst geringen psychischen und körperlichen Belastung für den Patienten einhergehen. Dazu sind die folgenden, z. T. widersprüchlichen Aspekte zu berücksichtigen:

- Die **Arbeitsbedingungen für den Chirurgen** sollen optimal sein.
- Die **Sicherheit des Patienten** muss gewährleistet sein.
- Der **Komfort für den Patienten** soll möglichst hoch sein (bzw. die Belastung möglichst gering).
- Die Narkose soll so **kostengünstig** wie möglich sein.

Grundsätzlich wird die Narkoseein- und -ausleitung nicht von einer Person allein durchgeführt, sondern im Regelfall von einem Anästhesisten und einem Mitarbeiter des Anästhesiefunktionsdienstes; beide müssen mit den Routineabläufen und dem Notfallmanagement vertraut sein. Die Verständigung muss absolut sichergestellt, Missverständnisse müssen ausgeschlossen sein.

> Ärztliche Anordnungen sollen vor der Ausführung vollständig wiederholt werden (z. B. »Etomidat 20 mg«).

Aus didaktischen Gründen ist eine Einteilung der Narkose in 4 Bereiche praktisch, die sich an der vorwiegenden Wirkung der eingesetzten Medikamente orientiert:

- Analgesie,
- Bewusstlosigkeit,
- Relaxation und
- Reflexdämpfung.

Bewusstlosigkeit. Bewusstlosigkeit wird durch stark wirksame »Schlafmittel« mit zentraler Wirkung erzeugt. Es handelt sich jedoch nicht um einen Schlaf«, sondern definitionsgemäß um ein künstlich erzeugtes »Koma«: Der Patient ist durch äußere Reize nicht erweckbar.

Relaxation. Auch in Narkose können, z. B. durch chirurgische Reize, Bewegungen des Patienten ausgelöst werden. Diese erschweren aber die Anästhesie- und Operationsbedingungen. Bei Eingriffen in Thorax oder Abdomen stört eine evtl. erhaltene Eigenatmung. Deshalb werden Bewegungen des Patienten in diesen Fällen durch Relaxierung aufgehoben. Fast immer wird dafür der neuromuskuläre Übergang medikamentös blockiert. Des Weiteren ist eine Relaxierung nötig, wenn der narkotisierte Patient intubiert werden soll.

Reflexdämpfung. Auch beim narkotisierten – und damit schmerzfreien – Patienten gibt es vegetative Reaktionen auf chirurgische Reize. Es kann zu Brady- oder Tachykardien, Blutdrucksteigerungen usw. kommen. Um Folgeschäden zu vermeiden, werden diese Reflexe medikamentös reduziert. Außer Opioiden kommen dabei β-Blocker, α_2-Agonisten, Parasympathikolytika usw. zum Einsatz. Ziel ist dabei i. Allg. nicht, solche Reflexe komplett zu unterbinden, sondern allzu große Schwingungen zu vermeiden. Das notwendige Ausmaß der Dämpfung hängt von Vorerkrankungen, vom Allgemeinzustand des Patienten und von der Operation selbst ab.

6.2 Prämedikation

Während der Prämedikationsvisite des Anästhesisten werden verschiedene Faktoren, die Anästhesie betreffend, mit dem Patienten besprochen, um vor dem Eingriff bei Bedarf eine Sedierung zu verabreichen und den Patienten in die Anästhesie einwilligen zu lassen. Dazu sind die im Folgenden beschriebenen Faktoren zu berücksichtigen.

6.2.1 Risikoeinschätzung nach der »American-Society-of-Anesthesiologists-Klassifikation«

Nach der Anamnese, der Auswertung vorliegender Befunde und der Untersuchung des Patienten wird das individuelle Narkoserisiko für eine erste Übersicht nach der ASA-Klassifikation eingeordnet:

Klasse	Definition
1	Gesund (bis auf den Anlass zur Operation)
2	Leichte Allgemeinerkrankung ohne Leistungseinschränkung
3	Allgemeinerkrankung mit Leistungseinschränkung
4	Schwere, lebensbedrohliche Allgemeinerkrankung
5	Moribund; der Tod ist innerhalb von 24 h mit oder ohne Operation zu erwarten

Für Notfalloperationen kann das Schema erweitert werden:
- Notfallpatienten der Gruppen 1 und 2 sowie
- Notfallpatienten der Gruppen 3–5.

Das ASA-Schema ist ein sehr grobes Raster für die Einschätzung des Narkoserisikos. Dem steht als Vorteil die leichte Anwendbarkeit gegenüber. Die Validität ist in mehreren Untersuchungen bestätigt worden. Problematisch kann werden, dass die ASA-Klassifikation nicht vollständig ist: Es ist z. B. nicht möglich, einen Verstorbenen zur Organexplantation nach ASA einzuordnen. Alle anästhesierelevanten Vorerkrankungen und der Verlauf von Vornarkosen werden schriftlich dokumentiert, damit diese Befunde bei der Narkoseeinleitung zur Verfügung stehen.

6.2.2 Nüchternheit

Bei Erwachsenen wird vor einer Narkose eine Nahrungskarenz von 6 h gefordert. Klare Flüssigkeit (die den Magen schnell wieder verlässt) kann bis zu 2 h vor der Narkose aufgenommen werden. Bei Kindern im Alter unter 6 Monaten kann die Karenzzeit für feste Nahrung (Milch) auf 4 h verkürzt werden. Notfalleingriffe müssen – nach einer Risikoabwägung – ggf. auch nichtnüchtern durchgeführt werden. Die Narkoseführung muss darauf eingerichtet werden (Ileuseinleitung; s. unten).

6.2.3 Ileuseinleitung

Wird eine Narkose bei einem Patienten mit nichtleerem Magen durchgeführt, muss das erhöhte Aspirationsrisiko während der Einleitung möglichst gering gehalten werden. Eine Narkose beim Ileus- oder nichtnüchternen Patienten ist grundsätzlich eine **Intubationsnarkose**, da der geblockte Tubus den besten (keinen 100%igen!) Aspirationsschutz des Atemwegs bietet. Besonders kritisch ist die Einleitung der Narkose, da dann zeitweise die Schutzreflexe des Patienten aufgehoben sind, der Tubus aber noch nicht platziert ist. Die fiberoptische Intubation des wachen Patienten bietet keinen Ausweg aus diesem Dilemma, da die dann notwendige **Oberflächenanästhesie die Reflexe ebenfalls aufheben würde.**

Das Aspirationsrisiko wird vermindert durch:

- Absaugen des Mageninhalts direkt vor der Einleitung,
- Lagerungsmaßnahmen,
- »Krikoiddruck«,
- Vermeiden einer Maskenbeatmung und
- schnelle Einleitung (Ileuseinleitung, RSI; ▶ Kap. Glossar).

Absaugen des Mageninhalts direkt vor der Einleitung. Vor der Narkoseeinleitung wird unter Oberflächenanästhesie der Nasenschleimhaut eine Magensonde gelegt und der Mageninhalt abgesaugt. Wenn kein Sekret mehr gefördert wird, wird die Magensonde entfernt, um keine »Bahnung« für eine Regurgitation zu erhalten. Falls auch bei längerer Durchführung immer noch Mageninhalt abgesaugt wird, wird die Sonde unter laufender Saugung belassen.

❯ Der Patient muss über das Absaugen des Mageninhalts, das vor der Narkose stattfindet, ausführlich aufgeklärt sein.

Lagerungsmaßnahmen. Eine passive Regurgitation wird durch Oberkörperhochlagerung von mindestens 30° verhindert. (Der Anästhesist wird dann zur Intubation erhöht auf einer Fußbank stehen müssen.) Manchmal empfiehlt es sich, den Patienten in Kopftieflagerung und damit die Mundöffnung unter den Luftröhreneingang zu bringen, um einen Reflux in die Lunge zu verhindern. Der Kopf des Patienten befindet sich dann ca. 30 cm über dem Fußboden; der Anästhesist arbeitet also kniend. Sollte ein Reflux eintreten, ist die Sicht zur Intubation sicher behindert. Für Patienten mit Herzerkrankungen ist diese Lagerung unverträglich.

»Krikoiddruck«. Vom Beginn der Injektion des Hypnotikums bis zur Intubation wird – am besten von einer dritten Person – manuell Druck auf den Ringknorpel ausgeübt und so der Ösophagus effektiv verschlossen.

Vermeiden einer Maskenbeatmung. Durch eine Maskenbeatmung kann der Magen zusätzlich aufgebläht werden; sie sollte möglichst vermieden werden.

Schnelle Einleitung (Ileuseinleitung, RSI). Hypnotika und Relaxanzien werden in schneller Folge mit festgelegter Dosierung gegeben und nicht nach Wirkung titriert.

Ausrüstung

Der Tubus wird grundsätzlich mit einem Führungsstab versehen angereicht. Die vorgesehenen Einleitungsmedikamente sind aufgezogen und gemeinsam mit dem Laryngoskop griffbereit.

Ablauf

Nach dem Transport in den Funktionstrakt wird der Patient an das Monitoring angeschlossen und in Oberkörperhochlage gebracht. Eine sicher liegende Venenkanüle wird gelegt. Nach evtl. geringer Sedierung, z. B mit 1 mg Midazolam und Sprayanästhesie der Nasenschleimhaut, wird die Magensonde gelegt und so viel Sekret wie möglich abgesaugt. Über die dicht schließende Gesichtsmaske atmet der Patient ca. 3 min lang 100%igen Sauerstoff (O_2) ein, bei Lungenemphysem länger. Bei Bedarf werden ein Opioid und die »priming dose« (geringe Menge ohne deutliche Wirkung) eines nichtdepolarisierenden Relaxans gegeben; dadurch kann die Anschlagzeit der Volldosis verkürzt werden. Der Krikoiddruck wird begonnen. Ein eingeschalteter leistungsfähiger Sauger mit dickem Absaugschlauch wird bereitgehalten. Nach ca. 1 min werden das Hypnotikum und das Relaxans in schneller Folge gegeben. Wegen der sehr kurzen Anschlagzeit wird Succinylcholin bevorzugt; bei Kontraindikationen wird eine erhöhte Dosis eines nichtdepolarisierenden Relaxans verabreicht.

❯ Es wird nach Möglichkeit nicht über die Maske mit Überdruck beatmet.

Eine Minute nach der Gabe von 1,5–2 mg/kgKG Succinylcholin oder 1,5 min nach 1 mg/kgKG Vecuroniumbromid sind Laryngoskopie und Intubation möglich. Nach der Intubation wird nach Bedarf weiter relaxiert und die Narkose gesteuert. War eine Aspiration trotz dieser Maßnahmen nicht vermeidbar, wird nach der Intubation endotracheal ausführlich abgesaugt. So bald wie möglich, wird bronchoskopiert und weiteres Sekret entfernt. Der Magensaft-pH-Wert wird bestimmt, um die Prognose abschätzen zu können: Bei pH >4,5 ist eine folgende Aspirationspneumonie unwahrscheinlich. Die weitere Therapie (Dauer der Beatmung) hängt vom Ausmaß der Lungenfunktionsstörung und radiologischen Zeichen im Thoraxröntgenbild ab.

6.2.4 Anamnese und Aufklärung

Neben einer körperlichen Untersuchung, die die für die Narkose relevanten Organsysteme betrifft, ist eine sorgfältige Anamnese zur Risikoeinschätzung sowie zur Planung des Anästhesieverfahrens, des notwendigen Monitorings und der postoperativen Versorgung notwendig. Von besonderem Interesse sind dabei **Vorerkrankungen** der Lunge, der oberen Atemwege, Herz-Kreislauf- und Gefäßerkrankungen, Allergien, Laborwerte, Muskelerkrankungen (auch familiär), die das Risiko für eine maligne Hyperthermie (▶ Abschn. 6.6.1) erhöhen sowie der Verlauf eventueller vorangegangener Anästhesien. Um Zeit zu sparen, kann dafür vom Patienten vorab ein Fragebogen ausgefüllt werden; Einzelheiten werden danach im Gespräch mit dem Anästhesisten ergänzt.

Aufklärung

Eine rechtlich wirksame Einwilligung in das Anästhesieverfahren ist nur nach ausreichender Information des Patienten gegeben. Hier empfiehlt es sich zur ersten Information einen vorgedruckten Text zur Verfügung zu stellen. Im Aufklärungsgespräch wird dann der Ablauf im Einzelnen erläutert, hierbei können auch Verhaltensweisen (Nüchternheit, Medikamenteneinnahmen usw.) besprochen werden. Dann werden allgemeine und jeweils für spezielle Anästhesieverfahren typische Risiken erläutert. Da der Patient bei der Aufzählung möglicher Risiken fast zwangsläufig beunruhigt sein wird, ist es ebenso wichtig, die relative **Seltenheit gefährlicher Komplikationen** zu erklären! Die Verständigung für eine wirksame Aufklärung muss einwandfrei sein.

> ❯ Bei Sprachproblemen muss ein diplomierter Dolmetscher hinzugezogen werden.

Wenn vom Risiko und Operationsablauf her mehrere gleichwertige Anästhesieverfahren in Betracht kommen, sollte der Patient über das Verfahren entscheiden können (z. B. Vollnarkose oder Spinalanästhesie bei einer Osteosynthese am Unterschenkel). Wenn z. B. bei sedierten Patienten auf der Intensivstation oder bei dementen Patienten keine ausreichende Verständigung möglich ist, muss (sofern die Zeit dazu bleibt) eine Betreuung auf gerichtlichem Weg angeordnet werden.

Dokumentation

Die Befunde aus Anamnese und Voruntersuchung, evtl. noch notwendige Untersuchungen, das geplante Anästhesieverfahren, die medikamentöse Prämedikation sowie Tag, Uhrzeit und Inhalt des Aufklärungsgespräches werden schriftlich dokumentiert. Diese Unterlagen müssen zur Narkoseeinleitung zur Verfügung stehen, da der narkotisierende Anästhesist sowohl medizinisch als auch juristisch verantwortlich ist.

Einwilligung

Nach der Aufklärung werden noch offene Fragen des Patienten beantwortet; danach wird das Einverständnis zur Anästhesie durch die Unterschriften des Arztes und des Patienten, der Erziehungsberechtigten oder des gesetzlichen Betreuers dokumentiert. Eine Einwilligung hat zwar auch ohne schriftliche Dokumentation Rechtsbestand; die Schriftform empfiehlt sich allerdings unbedingt zur Nachweisbarkeit. Auch eine schriftlich dokumentierte Einwilligung kann unwirksam sein, der Patient muss alle Alternativen in Ruhe überdenken und ohne Zeitdruck entscheiden können. Für geplante Operationen bei stationären Patienten sollen Aufklärung und Einwilligung am Vortag und nach der chirurgischen Aufklärung erfolgen.

6.3 Monitoring

Während einer Narkose oder Anästhesie sind die vegetativen Regulationssysteme aufgehoben bzw. verändert, daher muss der Patient überwacht werden. Hierbei wird zwischen dem **Standardmonitoring**, das bei jeder Anästhesie durchgeführt wird, und einem **stufenweise erweiterten Monitoring**, dessen Indikation und Ausmaß sich aus den Vorerkrankungen des Patienten und der geplanten Operation ergibt, unterschieden.

6.3.1 Beatmung

Beim narkotisierten Patienten ist der zentrale Atemantrieb medikamentös reduziert, in relaxiertem Zustand ist keine Eigenatmung möglich. Während der Narkose wird der Patient daher entweder von Hand oder (häufiger) mithilfe eines im Narkosegerät (▶ Kap. 3) integrierten Beatmungsgerätes beatmet. Folgende Beatmungsgrößen sind üblicherweise zur **Volumensteuerung** einstellbar:

- Atemzugvolumen,
- Atemfrequenz,

- Inspirations- zu Exspirationsverhältnis (I:E) und
- PEEP.

Wird als Betriebsart die Drucksteuerung gewählt, dann werden folgende Parameter eingestellt:
- Inspirationsdruck,
- Atemfrequenz,
- Inspirations- zu Exspirationsverhältnis (I:E) und
- PEEP.

Bei der Volumensteuerung resultiert der Inspirationsdruck und bei der Drucksteuerung das Atemzugvolumen aus den gewählten Größen; diese sind daher jeweils nicht einzustellen. Um Schäden für den Patienten zu vermeiden, lässt sich aber immer ein Spitzendruckwert festlegen, der während der Beatmung nicht überschritten werden kann. Diese Größen hängen vom Patienten, von der Anästhesie (Narkosetiefe, Relaxierung) und von der Operationssituation ab, können sich also jederzeit ändern. Bei Volumensteuerung können sich bei Erhöhung des Widerstands in den Atemwegen Druckspitzen ergeben; bei Drucksteuerung kann sich das Atemzugvolumen verändern. Zur Steuerung der maschinellen Beatmung müssen in- und exspiratorische Volumina, Atemfrequenz und Atemwegsdrücke gemessen und mit Alarmgrenzen überwacht werden. Bei Handbeatmung kann auf die Drucküberwachung verzichtet werden. Eine Kapnometrie [Messung des Kohlenstoffdioxid- (CO_2-) Gehalts am Ende der Exspiration, der Wert ist etwa gleich dem CO_2-Wert im arteriellen Blut] ist – außer bei sehr kurzen Narkosen – obligat. In einzelnen Fällen muss die Beatmung über intermittierende Blutgasanalysen eingestellt werden. Sauerstoff- und Narkosegaskonzentration werden in- und exspiratorisch gemessen. Alle Messwerte werden mit oberen und unteren Alarmgrenzen überwacht.

6.3.2 Pulsoxymetrie

Der Sensor eines Pulsoxymeters wird, wie eine Krokodilklemme oder ein Fingerhut, auf einen Finger des Patienten aufgesetzt. Das Pulsoxymeter durchstrahlt das Gewebe mit rotem und infrarotem Licht. Die relative Absorption des Lichts an den beiden Messpunkten wird durch ein Programm im Messgerät in arterielle O_2-Sättigungswerte umgerechnet; die pulsgleichen

Schwankungen der Absorption geben die **Pulsfrequenz** an. Das Gerät zeigt den Anteil des oxygenierten Hämoglobins im arteriellen Blut. Werte über 95% sind normal, bei niedrigeren Werten muss nach einer Ursache gefahndet werden. Der Einsatz ist bei jeder Anästhesie obligat. Wichtig ist, die technisch bedingten Grenzen der Pulsoxymetrie zu kennen und zu beachten: z. B. wird CO-Hämoglobin oder Methämoglobin nicht als deoxygeniertes Hämoglobin gemessen und kann bei höheren Konzentrationen zu falsch-hohen S_pO_2-Werten führen. Farbstoffe im Blut (Methylenblau) können zu falsch-niedrigen Messwerten führen. Bei Patienten, die kalte Extremitäten haben oder unter schlechten Kreislaufverhältnissen leiden, oder bei Patienten, die im EKG eine ausgeprägte Arrhythmie aufweisen, lassen sich u. U. keine oder nur sehr schwer Sättigungswerte mit der Fingermessung ermitteln. Hier kann es sinnvoll sein, einen Ohr- oder Nasensensor zu verwenden.

❶ Achtung

Bei schlechten Sättigungswerten im Zweifelsfall immer O_2 verabreichen und einen Anästhesisten oder eine Anästhesiepflegekraft zur Unterstützung hinzuziehen.

Pulsoxymeter sind empfindlich gegen Bewegungsartefakte, der Wert kann nur korrekt sein, wenn die Pulskurve auf dem Monitor einwandfrei ist.

❯ Die Pulsoxymetrie ersetzt nicht den »klinischen Blick« (Haut- und Lippenfarbe). Sie ist allerdings eine sehr wichtige Ergänzung. In Einzelfällen (Anämie, abgedunkelter OP-Saal) ist das Pulsoxymeter verlässlicher als der klinische Blick.

6.3.3 Kreislaufkontrolle

Anästhesie und Operation können den Kreislauf des Patienten erheblich beeinflussen. Eine obligate Kreislaufüberwachung besteht aus einem **EKG-Monitor** und einer **Blutdruckmessung**. Der Blutdruck wird i. Allg. intermittierend nichtinvasiv mit einer Manschette an einem automatischen Gerät gemessen. Das Signal für das EKG wird über aufgeklebte Oberflächenelektroden vom Patienten abgeleitet. Gemessen und am Bildschirm des Monitors sichtbar gemacht, wird der Verlauf der durch die Herzaktionen induzierten elektrischen Spannung im Millivoltbereich zwischen jeweils 2 Elektroden. Das beste Signal liefert meistens die »Ableitung nach Eindhoven II«; patientenabhängig muss aber evtl. eine andere Ableitung am Monitor eingestellt werden. Die Elektroden sind farblich markiert und werden entsprechend dem »Eindhoven-Dreieck« platziert:

Farbe der Elektrode	Extremität
Rot	Rechter Arm
Gelb	Linker Arm
Grün	Linkes Bein

Variationen davon, z. B. eine Ableitung von der entsprechenden Schulter sind akzeptabel; abhängig von dem vorgesehenen Eingriff müssen im Einzelfall Lösungen gefunden werden. Bei kardial gefährdeten Patienten, und wenn ein entsprechend ausgerüsteter Monitor zur Verfügung steht, können noch weitere Elektroden angebracht und mehrere Ableitungen auf dem Monitor sichtbar gemacht werden. Das EKG-Signal ist störanfällig für Artefakte durch Bewegungen des Patienten und Einstreuung von elektrischen Feldern, z. B. bei Anwendung von HF-Chirurgie-Geräten.

Das Kreislaufmonitoring kann patienten- und operationsabhängig um folgende Messungen erweitert werden:

- **Arterielle Blutdruckmessung**, wenn schnelle Druckveränderungen möglich sind oder das Manschettenverfahren ungenau ist (z. B. bei absoluter Arrhythmie) und Labor- oder Blutgasanalysen in regelmäßigen Abständen nötig sind.
- **Zentralvenöser Druck und zentralvenöse O_2-Sättigung** via ZVK zur Überwachung des intravasalen Füllungszustands und als Applikationsweg für Medikamente (z. B. Katecholamine).
- **Herzzeitvolumenmessung** mit Thermodilution oder anderen Indikatorverdünnungsmethoden, Pulskonturverfahren usw. Hauptsächlich in der Thorax- und Kardiochirurgie oder bei sehr kreislaufinstabilen Patienten.

6.4 Narkoseverfahren

Die Auswahl des Narkoseverfahrens richtet sich nach der Schwere des Eingriffs, der Situation (elektiv oder notfallmäßig) sowie dem Zustand und dem Wunsch des Patienten.

6.4.1 Lokal- (Infiltrations-)Anästhesie

Lokalanästhetika blockieren die Erregungsleitung in Nerven reversibel. Die Blockade kann bei der Lokal- oder der Oberflächenanästhesie im Bereich der Nervenendigungen erfolgen oder bei der Regionalanästhesie weiter zentral, entfernt vom Operationsgebiet. Es wird dann das vom blockierten Nerven versorgte Gebiet anästhesiert. Sind in den anästhesierten Nerven auch motorische Fasern enthalten, tritt auch eine motorische Blockade ein.

Die ursprünglich aus Kokain entwickelten Lokalanästhetika werden chemisch in **Ester** und **Amide** eingeteilt. Im praktischen Gebrauch sind fast nur noch Lokalanästhetika vom Amidtyp, sie lösen seltener Unverträglichkeitsreaktionen aus. Je nach Bedarf können Medikamente mit unterschiedlicher Wirkdauer eingesetzt werden. Das Wirkprinzip beruht auf einer vorübergehenden Blockade der Natriumkanäle. Die Wirkung ist stark vom pH-Wert des Gewebes abhängig, im entzündeten Gebiet mit niedrigem pH sind Lokalanästhetika wenig wirksam. Bei der Lokalanästhesie werden Lokalanästhetika im Operationsgebiet durch Infiltration des Gewebes eingesetzt. Ein Vorteil der Methode ist die sehr einfache Anwendung, Nachteil ist der hohe Verbrauch an Lokalanästhetika. So können also nur kleinere Operationen durchgeführt werden, da sonst die mögliche Höchstdosierung überschritten wird. Ein weiteres Problem kann die lokale Veränderung des Operationsgebietes durch die Anästhesie sein (erschwerte Übersicht für den Operateur).

Schleimhäute können durch oberflächliches Aufbringen von Lokalanästhetika sehr einfach anästhesiert werden. Andere Hautoberflächen werden durch längeres Einwirken (mindestens 60 min) einer Mischung von Lokalanästhetika (EMLA) unter einem Pflasterverband betäubt. Die Methode eignet sich nur für sehr kleine Eingriffe, z. B. eine Venenpunktion.

Medikamente/Materialvorbereitung

Die augenscheinlich einfachste und ohne große Vorbereitung durchzuführende Oberflächenanästhesie scheint ein **Anästhesiepflaster** (z. B. EMLA) zu sein. Bei der Applikation sind jedoch einige wichtige Punkte zu beachten:

- Die minimale Einwirkdauer beträgt 1 h; bei Nichtentfernen bleibt das Pflaster einige Stunden wirksam.

━ Vor dem Eingriff werden das Pflaster und die restliche Emulsion von der Haut entfernt.

━ Nach dem Entfernen des Pflasters beträgt die Anästhesiedauer mindestens noch 1 h.

━ Bei Anwendung zur Betäubung vor Gefäßpunktionen ist das Pflaster ca. 30 min vor der Punktion zu entfernen, um die vasokonstriktorische Wirkung aufzuheben.

━ Nach dem Entfernen des Pflasters erfolgt die für den Eingriff notwendige Desinfektion.

Zur Oberflächenanästhesie der Schleimhaut eignet sich ein **Spray** (z. B. Lidocain) sehr gut. Sprays sind leicht in der Anwendung und bedürfen keiner aufwändigen Vorbereitung. Sie werden mithilfe eines mitgelieferten Sprühkopfes auf die Schleimhaut appliziert. Die Einwirkzeit beträgt meist nur wenige Sekunden. Eine Desinfektion der Schleimhaut vor dem Aufbringen des Sprays ist nicht nötig. Im Gesichtsbereich ist darauf zu achten, dass die Augen des Patienten geschlossen sind. Bei der Oberflächen- oder Infiltrationsanästhesie mithilfe der **Injektion** wird das Anästhetikum (z. B. 1%iges Mepivacain; Scandicain) in einer Spritze aufgezogen und mit einer Kanüle vom Operateur unter/in die Haut gespritzt. Zuvor wird das Operationsgebiet desinfiziert und steril abgedeckt.

Patientenvorbereitung

Der Patient ist wach und kooperativ. Er wird im Rahmen der Prämedikationsvisite über das geplante Vorgehen aufgeklärt.

∎∎∎ Voraussetzung

Allergien auf Lokalanästhetika sind ausgeschlossen. Eine leichte Sedierung [Midazolam (Dormicum) oder Clorazepat (Tranxilium)] kann den geplanten Eingriff erleichtern.

∎∎∎ Team

Die Durchführung einer Oberflächenanästhesie mit Pflaster oder Spray kann nach ärztlicher Anordnung durch einen Mitarbeiter des Funktionsdienstes erfolgen. Die Infiltrationsanästhesie durch Injektion wird meistens vom Operateur selbst kurz vor dem Eingriff durchgeführt. Ein Mitarbeiter des Funktionsdienstes sollte zur Assistenz in der Nähe sein. Ein Anästhesist bzw.

ein Anästhesieteam kann im »stand by« je nach Art des Eingriffs und des Patientenzustands hinzugezogen werden. In jedem Fall müssen dem Team die Abläufe und Örtlichkeiten bekannt sein, dies gilt in besonderem Maß für die Notfallausstattung, um Komplikationen und Zwischenfälle behandeln zu können. Alternativ muss sich ein erfahrener Mitarbeiter des Anästhesiefunktionsdienstes in Rufnähe befinden.

■ ■ ■ Durchführung

Ein Anästhesiepflaster oder -verband wird mindestens 1 h vor dem Eingriff auf die Haut aufgebracht, bei Venenpunktionen 1,5–2 h vorher. Das Pflaster muss 0,5 h vor der Venenpunktion entfernt werden (z. B. bei Abruf in den OP), um die durch das Anästhetikum bewirkte Vasokonstriktion aufzuheben. Bei allen anderen Eingriffen reicht das Entfernen unmittelbar vor dem Eingriff aus. Bei der Oberflächenanästhesie von Nasen-, Mund- und Rachenschleimhäuten sollte der Patient aufrecht sitzen oder mit erhöhtem Oberkörper gelagert werden (Aspirationsprophylaxe). Dem wachen Patienten wird vor der Durchführung jeder Schritt erklärt, und er wird vor der Applikation des Anästhesiesprays darauf hingewiesen, dass sich ein »pelziges« Gefühl auf der zu betäubenden Stelle einstellen wird. Die Augen des Patienten müssen vor Kontakt mit dem Anästhesiespray geschützt werden. Überschüssiges Spray kann der Patient ausspucken (Nierenschale und Tücher bereithalten) oder herunterschlucken.

Für die Infiltrationsanästhesie durch Injektion ist es sinnvoll, den Patienten in die für die Operation gewünschte Lagerung zu bringen. Nach der Hautdesinfektion und dem sterilen Abdecken des Operationsgebietes erfolgt die Injektion des Anästhetikums durch den Operateur. Vor dem Einspritzen wird geprüft, ob sich mit der Spritze Blut aspirieren lässt. Dies dient dem Ausschluss einer versehentlichen Injektion in ein Blutgefäß, die zu schweren Komplikationen führen könnte. Sollte dieses Vorgehen nicht möglich sein, muss die Injektion des Anästhetikums nach vorheriger Hautdesinfektion vor der Lagerung erfolgen und der Patient nach Wirkungseintritt in die Operationslagerung gebracht werden.

> Unabhängig vom Lokalanästhesieverfahren sollte immer ein venöser Zugang mit einer Infusion gelegt werden, um mögliche Komplikationen behandeln zu können. Standard sind Intubationsbereitschaft (▶ Abschn. 6.6) und Kreislaufmonitoring (▶ Abschn. 6.3.2 und 6.3.3).

■ ■ ■ Qualitätssichernde Maßnahmen

Das Dokumentieren der durchgeführten Maßnahmen ist obligat. Sinnvoll ist ein Narkosesprotokoll. Dieses bietet neben den angegebenen Standardwerten ausreichend Möglichkeiten, spezielle Maßnahmen und u. U. Komplikationen ausführlich zu dokumentieren (bei im Einzelnen festgelegten Verläufen als AVB: anästhesiologische Verlaufsbeobachtung, zentrale Erfassung und Auswertung von Ereignissen während der Anästhesie). Die Leistungen des Funktionsdienstes werden so allerdings selten komplett erfasst und müssen zusätzlich dokumentiert werden, sofern sie im Standard nicht aufgeführt sind. Ein einheitliches Protokoll vereinfacht Auswertung und Beurteilung des Anästhesieverlaufs und ermöglicht bei Komplikationen hinzukommendem Personal schnell alle wichtigen Daten zu überblicken. Empfehlenswert ist auch das Erarbeiten von Standards, die den Ablauf der oben genannten Verfahren für alle Mitarbeiter verbindlich regeln.

■ ■ ■ Ausleitung

Eine Ausleitung im herkömmlichen Sinn kann nicht stattfinden, aber der Patient wird auf die voraussichtliche Dauer der Betäubung hingewiesen.

■ ■ ■ Nachbereitung

Die Entsorgung der scharfen und spitzen Gegenstände erfolgt zur Unfallverhütung sofort nach dem Gebrauch in die speziell dafür bereitgestellten Behälter. Die restlichen Materialien werden getrennt (Wäschesack, Recycling- und Restmüll) entsorgt. Eine Wischdesinfektion der Arbeitsflächen, einschließlich aller Anästhesiekabel und Schläuche, erfolgt nach jedem Eingriff. Mehrwegartikel werden der Wiederaufbereitung (z. B. Sterilisation) zugeführt. Bei komplikationslosem Anästhesieverlauf kann der Patient nach dem Eingriff auf die Station gebracht werden; eine Überwachung je nach Eingriff (Blutung, Motorik und Sensibilität) ist ausreichend. Sollten während der Lokalanästhesie Komplikationen auftreten, ist es ratsam, den Patienten erst in den AWR zu verlegen. Hier kann der Kreislauf engmaschig überwacht und die Komplikationen können behandelt oder deren Ursache abgeklärt werden.

Kontraindikationen

Allergien gegen Lokalanästhetika gelten als Kontraindikation. Die Medikamente sind ebenfalls nicht anwendbar, wenn der Patient unter extremen

Ängsten vor Injektionen leidet. Ist ein längerer Eingriff in unbequemer Lage geplant, wird auf diese Anästhesieform verzichtet.

Komplikationen

Als Komplikation gilt, wenn die Anästhesie zur Schmerzbekämpfung nicht ausreicht oder Kreislaufkomplikationen auftreten. Intravasalinjiziertes Lokalanästhetikum kann Krampfanfälle, Blutdruckabfälle, Herzrhythmusstörungen bis zum Herz-Kreislauf-Versagen provozieren (▶ Abschn. 6.6).

6.4.2 Regionalanästhesie

Definierte Regionen des Körpers werden anästhesiert. Dabei werden die **Plexusanästhesie** und die **rückenmarknahe Leitungsanästhesie** (Spinal-, Periduralanästhesie) unterschieden.

Plexus-brachialis-Anästhesie

Hand, Arm und Schultergürtel werden zum größten Teil sensorisch und motorisch über den Plexus brachialis versorgt, durch eine Blockade kann eine **Schmerzausschaltung an der oberen Extremität** erreicht werden. Folgende Zugänge/Blockaden sind möglich:

- **Interskalenusblock:** Zugang zum Plexus brachialis durch die Skalenuslücke,
- **supraklavikulärer Block:** Zugang zum Plexus brachialis von der kranialen Seite der Klavikula,
- **infraklavikulärer Block:** Zugang zum Plexus brachialis, orientierend am unteren Rand der Klavikula und
- **axillärer Block:** Zugang zum Plexus brachialis durch die Achselhöhle mit der Leitstruktur A. brachialis.

Medikamente/Materialvorbereitung

- Die Punktion erfolgt unter sterilen Bedingungen: Abwaschset mit Abdecktuch, Lochtuch, Schale für Desinfektionsmittel usw.
- Lokalanästhetikum: 40–60 ml für den Block, ca. 5 ml für die Lokalanästhesie zur Hautpunktion.

— Stimulationskanüle mit Anschlüssen für die elektrische Stimulation und die Injektion des Lokalanästhetikums; die Leitungen sind ca. 30 cm lang, um bei Stimulation und Injektion keine Bewegung auf die Kanüle zu übertragen (Prinzip der immobilen Nadel).

— Geprüfter und funktionsbereiter Nervenstimulator.

Patientenvorbereitung

Bei der Lagerung muss die vorgesehene Punktionsstelle zugänglich sein. Falls dafür ein verletzter Arm bewegt werden muss, ist entsprechend vorsichtig vorzugehen. Ein venöser Zugang wird am nichtbetroffenen Arm gelegt. Das Standardmonitoring ist obligat: EKG, Pulsoxymetrie und nichtinvasive Blutdruckmessung. Die Gegenelektrode zur Stimulationskanüle wird distal der vorgesehen Punktionsstelle platziert. (Dadurch wird die notwendige Stromstärke minimiert.)

Punktionsorte

Axillärer Zugang

Dieser Zugang (◘ Abb. 6.1) ist technisch einfach durchführbar. Ein Pneumothoraxrisiko ist nicht gegeben; er bietet sich deswegen auch für ambulante Engriffe an. Nachteile bestehen in der recht langen Anschlagzeit und der

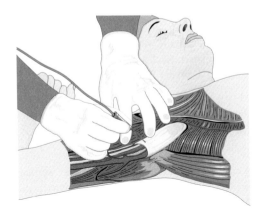

◘ **Abb. 6.1.** Axilläre Plexusblockade, Punktion der Gefäß-Nerven-Scheide oberhalb der pulsierenden A. axillaris. (Aus Larsen 2004)

nichtkompletten Anästhesie am Oberarm, sodass eine evtl. verwendete Blutsperremanschette schmerzhaft sein kann.

Supraklavikulärer Zugang

Dieser Zugang (◪ Abb. 6.2) ist technisch schwieriger; es besteht ein Pneumothoraxrisiko. Die Patienten sollten mindestens 12 h beobachtet werden. Beim Verdacht auf einen Pneumothorax muss ein Röntgenbild angefertigt werden. Vorteile sind schnellere Anschlagzeit und bessere Anästhesie des Oberarmes.

Infraklavikulärer Zugang

Diese Blockade ist einfach durchzuführen, liefert eine schnelle Anschlagzeit und die gleiche Anästhesiequalität wie der supraklavikuläre Block. Das Pneumothoraxrisiko ist gering (ca. 1:600).

Interskalenusblockade

Die Interskalenusblockade (◪ Abb. 6.3) ist technisch ebenfalls recht einfach; das Risiko für einen Pneumothorax ist praktisch nicht vorhanden. Sehr selten kann jedoch eine hohe Spinalanästhesie ausgelöst werden. Da das anästhesierte Gebiet weiter nach proximal ausgedehnt ist, können auch Eingriffe am Schultergelenk durchgeführt werden.

Intravenöse Anästhesie

Eine weitere Möglichkeit für Anästhesien am Arm besteht in der i.v.-Anästhesie. Es werden eine periphere Venenkanüle an der Hand und eine Blutsperremanschette am Oberarm angelegt. Nach dem Auswickeln des Armes wird die Blutsperre angelegt, und über die Venenkanüle werden 30–50 ml Lokalanästhetikum niedriger Konzentration injiziert. Nach wenigen Minuten tritt eine Anästhesie und motorische Blockade distal der Blutsperremanschette auf.

❗ Achtung

Die Manschette darf keinesfalls früher als 15 min nach der Injektion geöffnet werden, da sonst sehr schnell große Mengen des Lokalanästhetikums in den Kreislauf gelangen und toxische Reaktionen ausgelöst werden.

Der Manschettendruck kann nach einiger Zeit sehr unangenehm werden, dann muss entweder eine zweite Manschette distal gelegt und danach die erste geöffnet oder auf eine Vollnarkose übergegangen werden.

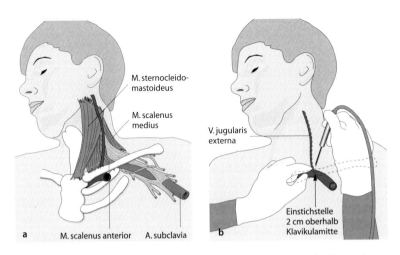

◨ **Abb. 6.2a,b.** Supraklavikuläre Plexusblockade. **a** Anatomie, **b** Aufsuchen des Plexus mit dem Nervenstimulator über der 1. Rippe. (Aus Larsen 2004)

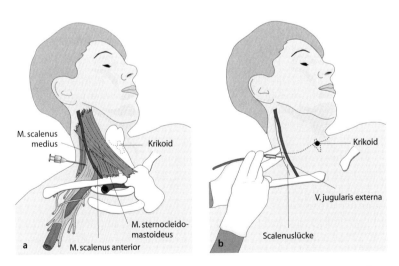

◨ **Abb. 6.3a,b.** Skalenusblock. **a** Anatomie, **b** Aufsuchen des Plexus mit dem Nervenstimulator. (Aus Larsen 2004)

▪▪▪ Voraussetzung

Der Patient ist kooperativ und im Aufklärungsgespräch über alle Schritte der Plexusanästhesie aufgeklärt worden. Alternativen (z. B. Vollnarkose) sind mit dem Patienten besprochen worden.

▪▪▪ Team

Die Plexus-brachialis-Anästhesie kann entweder durch den Operateur mithilfe des OP-Funktionsdienstes oder vom Anästhesieteam durchgeführt werden. Letzteres hat den Vorteil, dass das Anästhesieteam bei nichtausreichender Wirkung schnell eine Vollnarkose einleiten kann. Die erste Variante bietet nichtunerhebliche ökonomische Vorteile, kann so doch bei einer komplikationslos verlaufenden Plexusanästhesie auf das Anästhesieteam verzichtet werden. An dieser Stelle soll nochmals auf den »Goldstandard« einer Intubationsnarkose in Bereitschaft bei allen Lokalanästhesieverfahren hingewiesen werden (▶ Abschn. 6.6.). Das ist nicht nur hilfreich, wenn ein Anästhesieteam erst im Verlauf der Operation hinzugerufen wird, sondern erspart dem Patienten auch unnötige Schmerzen bei nicht oder nur teilweise wirkender Plexusanästhesie.

▪▪▪ Durchführung

Die Punktion wird steril durchgeführt: Hautdesinfektion mit 5-min-Einwirkzeit. (In der Achselhöhle werden 10 min gefordert.)

Die vorgesehene Punktionsstelle wird durch subkutane Infiltration anästhesiert, da die Hautpunktion mit der »stumpfen« Stimulationskanüle schmerzhaft ist. Die Kanüle wird vom Anästhesiemitarbeiter per Konnektor mit dem Nervenstimulator verbunden und der Injektionsschlauch über eine Spritze mit Lokalanästhetikum gefüllt. Dieser Mitarbeiter bedient auch den Nervenstimulator und injiziert auf Ansage das Lokalanästhetikum.

Der Nervenstimulator wird eingeschaltet und zeigt nach der Punktion der Haut durch akustische oder optische Signale, dass der Stromkreis geschlossen ist. Primär wird zumeist 1 mA eingestellt (abhängig vom Fabrikat). Die Perforation der Nerven-Gefäß-Scheide durch die flach angeschliffene Nadel ist meist deutlich fühlbar, eine direkt nach dem spürbaren »Klick« ausgelöste motorische Antwort zeigt die Lage der Nadelspitze innerhalb der Nerven-Gefäß-Scheide.

Die Stromstärke wird nun schrittweise reduziert, bis sie gerade oberhalb der Reizschwelle liegt. Dann wird die Position der Nadel vorsichtig verändert, bis eine möglichst starke motorische Antwort im vorgesehenen Operationsgebiet erfolgt. Die Stromstärke wird wieder reduziert, die Lage optimiert usw., bis bei einer Reizschwelle von ca. 0,3 mA die stärkste mögliche Reizantwort erreicht wird.

❗ Achtung

Die Lokalisierung durch Auslösen von Parästhesien oder mithilfe des Kälte-reizes ist mit einem erhöhten Risiko für Nervenverletzungen verbunden und daher obsolet.

Nach Ansage durch den Anästhesisten aspiriert der Mitarbeiter des Anäs-thesiefunktionsdienstes zunächst mit der auf dem Injektionsschlauch auf-gesetzten Spritze, um eine intravasale Lage auszuschließen. Danach werden 2 ml Lokalanästhetikum injiziert. Bei nichtkorrekter intraneuraler Lage der Kanüle wird ein starker Injektionsschmerz ausgelöst. Wenn die Testinjektion schmerzfrei und mit nur geringem Widerstand gegen den Kolben möglich ist, wird die vorgesehene Dosis des Lokalanästhetikums (30–60 ml) gespritzt. Bei Bedarf kann ein Katheter direkt durch die Nadel oder per Seldinger-Technik platziert werden, um die Anästhesie beliebig zu verlängern. Die Wirkung tritt in etwa 10–30 min ein. Schon wenige Minuten nach der Injektion spüren die Patienten ein Wärmegefühl im anästhesierten Gebiet, und meist ist eine deutliche Erweiterung der Venen zu sehen.

▪▪▪ Qualitätssichernde Maßnahmen
Das Dokumentieren der durchgeführten Maßnahmen ist obligat. Ein Nar-kosesprotokoll zur Dokumentation ist sinnvoll (▶ Abschn. 6.4.1). Empfeh-lenswert ist das Erarbeiten von Standards, die den Ablauf für alle Mitarbeiter verbindlich regeln.

▪▪▪ Ausleitung
Eine Ausleitung im herkömmlichen Sinn kann nicht stattfinden, aber der Patient wird auf die voraussichtliche Dauer der Betäubung hingewiesen.

▪▪▪ Nachbereitung
Die Nachbereitung erfolgt wie bei der Lokalanästhesie (▶ Abschn. 6.4.1).

Kontraindikationen
Als Kontraindikation gelten extreme Ängste des Patienten vor der Injektion und/oder dem Aufenthalt im OP-Bereich in wachem Zustand.

Komplikationen

Folgende Situationen können die Plexus-brachialis-Anästhesie komplizieren:
- Medikamentenreaktionen,
- Überdosierung,
- intravasale Injektion und
- intraneurale Injektion.

Medikamentenreaktionen. Wie bei jedem Medikament, sind allergische Reaktionen möglich. Diese sind bei den üblichen Lokalanästhetika allerdings sehr selten.

Überdosierung. Durch die recht hohen Dosen können toxische Reaktionen auftreten, auch wenn die vom Hersteller empfohlene Dosis nicht überschritten wird. Symptome sind Geschmacksempfindungen, Blutdruckabfall, Rhythmusstörungen, Unruhe, evtl. Krampfanfall und Bewusstlosigkeit. Die Therapie ist symptomatisch: Kupieren des Krampfanfalls mit Benzodiazepinen, Kreislauftherapie evtl. mit Vasopressoren, bei Ateminsuffizienz Intubation und Beatmung.

Intravasale Injektion. Auch bei sorgfältigem Vorgehen kann es zu versehentlicher intravasaler Injektion kommen. Die Symptome entsprechen der akuten toxischen Reaktion.

Intraneurale Injektion. Eine intraneurale Injektion sollte sich durch die Probeinjektion einer kleinen Menge vermeiden lassen. Bei intraneuraler Injektion eines größeren Volumens können bleibende Nervenschäden entstehen. Beim Interskalenusblock kann in seltenen Fällen durch eine peridurale oder subarachnoidale Injektion eine hohe Peridural- oder Spinalanästhesie ausgelöst werden (▶ Abschn. »Komplikationen der Spinalanästhesie«).

Rückenmarknahe Leitungsanästhesie

Formen dieser **zentralen Nervenblockade** sind:
- **Spinalanästhesie:** Punktion der Dura mater und Injektion des Lokalanästhetikums in den Liquorraum (◧ Abb. 6.4) und
- **Periduralanästhesie:** keine Punktion der Dura mater, Injektion in den Periduralraum (◧ Abb. 6.5a–c).

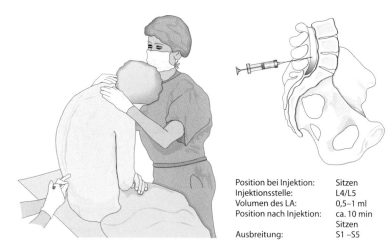

Position bei Injektion:	Sitzen
Injektionsstelle:	L4/L5
Volumen des LA:	0,5–1 ml
Position nach Injektion:	ca. 10 min Sitzen
Ausbreitung:	S1 –S5

◻ **Abb. 6.4.** Punktion der Dura mater und Injektion des Lokalanästhetikums. (Aus Larsen 2004)

Medikamente/Materialvorbereitung

Die Punktionen werden unter sterilen Bedingungen durchgeführt. Es empfiehlt sich die Verwendung von Einmalmaterialsets:

Ein Einmalmaterialset, beispielhaft für Spinalanästhesie, enthält:

— ein Lochtuch,

— Tupfer, Schale für Desinfektionsmittel, Tupferzange zum Abwaschen der Haut,

— Spritzen: 2 ml und 5 ml,

— eine Kanüle für die Hautanästhesie und tiefere Infiltration,

— eine Einführungskanüle für die Spinalnadel und

— eine Spinalnadel (◻ Abb. 6.6a–c).

Ein Set für Periduralanästhesie enthält eine Tuohy-Nadel (◻ Abb. 6.7a–c) anstelle der Spinalnadel, zusätzlich eine 10-ml-Spritze für die »Loss-of-resistance-Methode« und einen Periduralkatheter.

Bereit gehalten werden Lokalanästhetika für die Lokalanästhesie des Punktionsorts und die Spinalanästhesie bzw. die Testdosis der Periduralanästhesie, 10 ml 0,9%ige NaCl- (Kochsalz-)Lösung bei Periduralanästhesie, sterile Handschuhe und Hautdesinfektionsmittel. Wie bei allen Anästhesien

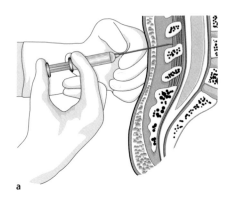

a

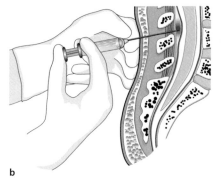

b

◼ **Abb. 6.5a–c.** Punktion des Periduralraums und Einführen eines Periduralkatheters. **a** Die mit einer aufgesetzten Kochsalzspritze versehene Periduralnadel wird durch die Bänder in Richtung Periduralraum vorgeschoben. Hierbei drückt die rechte Hand auf den Stempel der Spritze: ein erheblicher Widerstand gegen das Einspritzen der Kochsalzlösung ist zu verspüren. **b** Die Kanüle hat das Ligamentum flavum durchstochen und es tritt ein abrupter Widerstandsverlust auf, d. h. die Kochsalzlösung lässt sich jetzt »butterweich« injizieren. Beim Abkoppeln der Spritze darf jedoch kein Liquor abtropfen, dennn sonst wurde die Kanüle zu weit vorgeschoben und der Subarachnoidalraum punktiert! **c** Über die Periduralnadel wird ein Katheter ca. 2–3 cm in den Periduralraum geschoben, danach die Kanüle entfernt und der Katheter außen auf der Haut fixiert. (Aus Larsen 2004)

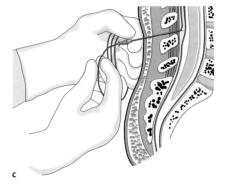

c

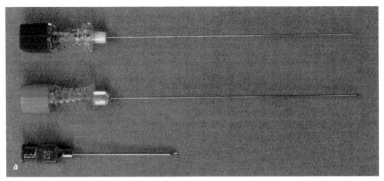

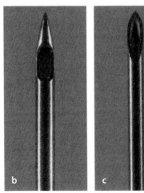
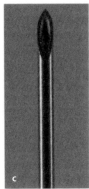

◨ **Abb. 6.6a–c.** Spinalnadeln. **a** nicht schnei-
dende 25 G »Pencil-point-Nadel« (oben),
darunter scharfe 25 G Quincke-Nadel mit
endständiger Öffnung; Sise-Einführungs-
kanüle für dünne Spinalnadeln (unten).
b Detailansicht der Pencil-point-Nadel:
abgerundete Spitze und seitliche Öffnung;
c Quincke-Nadel mit scharfer Spitze und endständiger Öffnung. (Aus Larsen 2004)

(außer sehr begrenzt lokal), muss die Möglichkeit der kardiopulmonalen
Reanimation gegeben sein.

Patientenvorbereitung

Die Einzelheiten des Vorgehens sind mit dem Patienten während des Prä-
medikationsgespräches detailliert erörtert worden. Die Anästhesie kann in
Seitenlage (◨ Abb. 6.8) oder im Sitzen (◨ Abb. 6.9) durchgeführt werden; im
Sitzen ist meistens ein besseres »Aufbiegen« der Wirbelsäule möglich.

Wenn das Sitzen für den Patienten schmerzhaft ist, im Sitzen Schwindel
auftritt oder der Patient stark sediert ist, muss die Anästhesie in Seitenlage
angebracht werden. Die vorgesehene Punktionsstelle wird aufgesucht (als
anatomische Leitstruktur dient der 4. Lendenwirbel, von dort kann der ge-

suchte Interspinalraum abgezählt werden), markiert und desinfiziert. Die Punktionsstelle wird mit dem Lochtuch abgedeckt; subkutan und einige Zentimeter in der Tiefe wird das Lokalanästhetikum infiltriert.

Für die **Spinalanästhesie** wird die Haut mit der Führungskanüle punktiert und dann die Spinalnadel vorsichtig vorgeschoben, in ca. 5-mm-Abständen wird der Mandrin aus der Nadel entfernt, um evtl. Liquorabfluss zu sehen. Die Perforation der Dura mater ist oft als leichter »Klick« zu spüren, bei freiem Abfluss oder leicht zu aspirierendem Liquor wird das Lokalanästhetikum injiziert. Bei Verwendung dafür geeigneter Spinalnadeln kann zur Nachinjektion ein Spinalkatheter eingelegt werden.

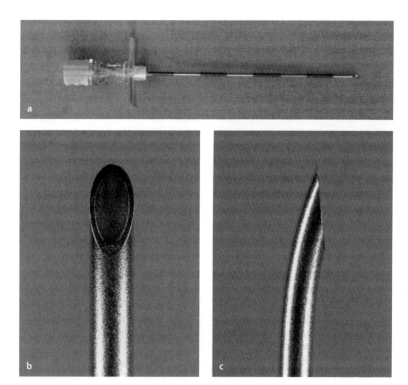

◻ **Abb. 6.7a–c.** Tuohy-Peridural-Nadel. **a** Tuohy-Peridural-Nadel mit Griffplatte (Flügel) **b** und **c** Detailansicht der abgerundeten (stumpfen) Spitze. (Aus Larsen 2004)

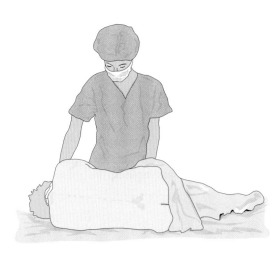

Abb. 6.8. Seitenlagerung für Spinalanästhesie. (Aus Larsen 2004)

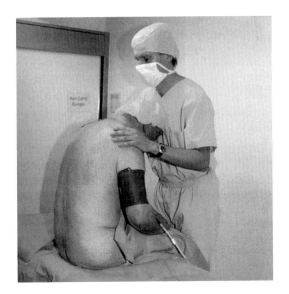

Abb. 6.9. Sitzende Position für Spinalanästhesie, maximale Beugung der Brustwirbelsäule, (Katzenbuckel), Abstützung durch einen Mitarbeiter des Funktionsdienstes. (Aus Larsen 2004)

Für die **Periduralanästhesie** wird mit der Tuohy-Nadel punktiert, in einer Tiefe von ca. 3 cm der Mandrin entfernt und die mit NaCl-Lösung gefüllte 10-ml-Spritze aufgesetzt. Während der Spritzenkolben unter Druck gehalten wird, wird die Nadel langsam vorgeschoben. Das Erreichen des Periduralraums zeigt sich in einem plötzlichen Widerstandsverlust. (Die NaCl-Lösung lässt sich sehr leicht injizieren.) Nach dem Entfernen der Spritze wird der Periduralkatheter gelegt, ca. 4 cm über die Nadelöffnung hinaus vorgeschoben und der Konnektor angebracht. Die Punktionsstelle wird steril verbunden und der Katheter mit einem Klebeverband fixiert. Nachdem der Patient sich hingelegt hat, wird mit einer Spritze aspiriert, um eine intravasale Lage möglichst auszuschließen.

❶ Achtung

Ist Blut oder Liquor zu aspirieren, darf nichts injiziert werden.

Um weiter eine subarachnoidale Lage der Katheterspitze auszuschließen, wird eine Testdosis (2 ml Lokalanästhetikum) injiziert. Tritt innerhalb von 5 min keine Wirkung ein, kann die Wirkdosis gegeben werden.

In ◘ Tab. 6.1 werden die Eigenschaften rückenmarknaher Anästhesien im Vergleich dargestellt.

◘ **Tab. 6.1.** Spinal- und Periduralanästhesie im Vergleich

	Spinalanästhesie	Periduralanästhesie
Wirkungseintritt [min]	ca. 5	20
Volumen des Lokalanäs-thetikums [ml]	1–3	6–20
Technik	Meistens »single shot«	Meistens Katheter
Postoperative Analgesie	Mäßig (abhängig vom applizierten Medikament)	Sehr gut (Katheter kann über Tage verbleiben)
Operation	Perianale Eingriffe, an der unteren Extremität und ggf. im Unterbauch (Leistenhernie)	Wie Spinalanästhesie, zusätzlich abdominale und thorakale Eingriffe, dann häufig als Kombinationsanästhesie mit Narkose

▪▪▪ Voraussetzung

Der Patient ist im Rahmen der Prämedikationsvisite über mögliche alternative Anästhesieverfahren und das genaue Vorgehen aufgeklärt worden. Es ist bei der Durchführung wichtig, dass der Patient aktiv bei der erforderlichen Lagerung, dem »Aufklappen« der Wirbelsäule, mithilft.

▪▪▪ Team

Rückenmarknahe Narkoseverfahren werden in der Regel vom Anästhesieteam durchgeführt. Eine Fachpflegekraft zur Assistenz ist bei einem erfahrenen Anästhesisten nicht unbedingt erforderlich, sollte sich aber in Rufnähe befinden. In der Geburtshilfe ist es weit verbreitet, dass bei einer Periduralanästhesie im Rahmen der Geburt die Assistenz von einer erfahrenen Hebamme vorgenommen wird.

▪▪▪ Durchführung

Der Betreuung des Patienten kommt eine besondere Bedeutung zu. Der Patient darf sich während der gesamten Durchführung nicht bewegen. Dies erfordert ein koordiniertes Vorgehen des gesamten Teams. Das Tragen von Mundschutz und Haube ist bei rückenmarknahen Anästhesien obligat. Die oben genannten Materialien werden vorbereitet. Es ist sinnvoll, erst die Medikamente steril aufzuziehen und auf dem vorbereiteten Set bereitzulegen und danach mit den Maßnahmen am Patienten zu beginnen. So können während der Durchführung unnötig lange Pausen und die Bindung des Funktionsdienstes abseits des Patienten vermieden werden.

Der Patient wird an das Standardmonitoring angeschlossen und bekommt eine kolloidale Infusionslösung (z. B. Voluven) zur Kreislaufunterstützung über einen peripher-venösen Zugang zugeführt. Ein Vasopressor (z. B. Akrinor) liegt aufgezogen bereit. Der Patient wird nach vorheriger Blutdruckmessung mit Hilfe aufgesetzt oder in Seitenlage gebracht. Der Mitarbeiter des Anästhesiefunktionsdienstes steht vor dem sitzenden oder liegenden Patienten und unterstützt ihn während des »Aufbiegens« der Wirbelsäule. Er erklärt dem Patienten die nachfolgenden anästhesiologischen Schritte zeitgerecht und wirkt beruhigend auf ihn ein.

Die Punktion wird dann, wie oben beschrieben, je nach gewünschter Anästhesieform durchgeführt. Nach erfolgter Injektion des Anästhetikums (Naropin, Carbostesin i. Allg. in Kombination mit einem Opiat) sowie ggf. gewünschter Kathetereinlage und Fixierung wird der Patient in die Rückenlage gebracht. So wird eine gleichmäßige Ausbreitung des Anästhetikums im Peridural- und Spinalraum gewährleistet.

> **❶ Achtung**
> Bei schwangeren Patientinnen ist eine leichte Linksseitenlage zu bevorzugen, um dem »Vena-cava-Kompressionssyndrom« entgegenzuwirken. Eine kontinuierliche CTG-Kontrolle durch eine Hebamme ist zu diesem Zeitpunkt angezeigt.

Die Ausbreitung der rückenmarknahen Leitungsanästhesie kann nun mithilfe des Kälte- oder Schmerzreizes ausgetestet werden (❐ Abb. 6.10).

Die Reaktion auf den Kälte- oder Schmerzreiz gibt Auskunft über Ausdehnung und Lokalisation der Anästhesie. Bei einer Spinalanästhesie kann die Flussrichtung des Bupivacains, das schwerer als Liquor ist, in den ersten Minuten nach der Injektion im Spinalraum »gesteuert« werden, indem die Patientenlagerung verändert wird. Wird der Patient mit dem Kopf tief gelagert, steigt die Spinalanästhesie Richtung Thorax. Werden die Beine tiefer gelagert, fließt das Bupivacain in die entgegengesetzte Richtung, in Richtung der Füße.

Bei einer Periduralanästhesie in der Geburtshilfe kann es durch die bevorzugte Linksseitenlage zu einer Wirkungsbetonung auf der linken Körperseite der Patientin kommen; hier kann durch eine Umlagerung auf die rechte Seite versucht werden, die Wirkung zu verändern.

An einen liegenden Spinal-/Periduralkatheter kann eine Infusionspumpe zur kontinuierlichen rückenmarknahen Medikamentengabe angeschlossen werden.

Anfangs wird der Blutdruck 5-minütlich, nach der Bolusinjektion des Anästhetikums alle 2–3 min gemessen.

> **❯** Bei plötzlichem Blutdruckabfall verspüren die Patienten häufig zuerst Übelkeit. Ein Antiemetikum wird hier nicht wirksam sein; es gilt, den Blutdruck mit einem Vasopressor (z. B. Akrinor) anzuheben.

▪▪▪ Qualitätssichernde Maßnahmen
Die Dokumentation der durchgeführten Maßnahmen ist obligat; sinnvoll ist ein Narkoseprotokoll (▶ Abschn. 6.4.1). Empfehlenswert ist das Erarbeiten von Standards, die den Ablauf verbindlich für alle Mitarbeiter regeln.

▪▪▪ Ausleitung
Eine Ausleitung im eigentlichen Sinn wird bei der rückenmarknahen Leitungsanästhesie nicht durchgeführt. Der Patient wird nach Beendigung des

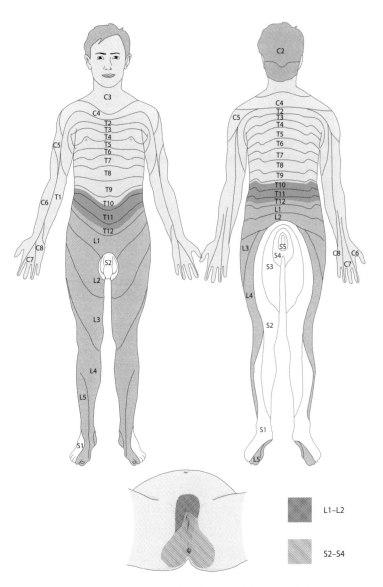

◻ Abb. 6.10. Segmentäre Innervation der Haut. Abweichungen zwischen Männern und Frauen betreffen den Genitalbereich (s. unteres Bild). (Aus Larsen 2004)

operativen Eingriffs zur Verlegung in den AWR vorbereitet. Das Monitoring wird entfernt, wenn der Patient kreislaufstabil ist und in sein Krankenbett umgelagert wurde. Zum Überlagern vom OP-Tisch in das Bett empfiehlt sich ein Rollboard. Danach erfolgt der Transport in den AWR (▶ Abschn. 6.5). Der Anästhesist begleitet den Patienten und übergibt ihn dem dort zuständigen Funktionsdienst.

▪▪▪ Nachbereitung
Die Nachbereitung erfolgt wie bei der Lokalanästhesie (▶ Abschn. 6.4.1).

Kontraindikationen

In folgenden Situationen bzw. beim Vorliegen folgender Störungen ist eine rückenmarknahe Leitungsanästhesie kontraindiziert:
- Ablehnung durch den Patienten,
- Gerinnungsstörungen,
- neurologische Erkrankungen,
- Sepsis,
- Herz-Kreislauf-Erkrankungen und
- knöcherne Veränderungen der Wirbelsäule.

Ablehnung der Methode durch den Patienten. Ist der Patient trotz Erläuterung der möglichen Vorteile einer Regionalanästhesie nicht einverstanden, darf sie selbstverständlich nicht durchgeführt werden. Es besteht immer die Möglichkeit, die Operation in Vollnarkose vorzunehmen.

Gerinnungsstörungen. Bei angeborenen oder erworbenen Gerinnungsstörungen darf keine rückenmarknahe Anästhesie vorgenommen werden. Es besteht die Gefahr subduraler oder periduraler Hämatome mit neurologischen Ausfällen. Eine »Low-dose-Heparinisierung« ist keine Kontraindikation, es muss aber ein zeitlicher Abstand von 4 h nach der letzten Gabe von unfraktioniertem Heparin und von 12 h nach niedermolekularem Heparin eingehalten werden. Die gleiche »Abstandsregel« gilt für das Entfernen eines Periduralkatheters.

Neurologische Erkrankungen. Bei aktiven neurologischen Erkrankungen (z. B. multiple Sklerose) sollte keine Regionalanästhesie vorgenommen werden. Eine Unterscheidung zwischen einem postoperativen Schub der Erkrankung und einer Folge der Anästhesie ist schwierig oder nicht möglich.

Sepsis. Bei Sepsis wird keine rückenmarknahe Anästhesie durchgeführt. Durch Keimverschleppung besteht das Risiko, eine infektiöse Meningitis zu verursachen.

Herz-Kreislauf-Erkrankungen. Patienten mit deutlich eingeschränkter Belastbarkeit durch koronare Herzkrankheit, Herzklappenveränderungen usw. können durch einen anästhesieinduzierten Blutdruckabfall gefährdet sein.

Knöcherne Veränderungen der Wirbelsäule. Starke Deformierung der Wirbelsäule oder Metastasierung sind relative Kontraindikationen.

Komplikationen

Diese bestehen in:
- Blutdruckabfall,
- Bradykardie,
- hohe Spinalanästhesie,
- totale Spinalanästhesie,
- Blasenentleerungsstörungen,
- Kopfschmerzen und
- neurologischen Ausfällen.

Blutdruckabfall. Durch die anästhesiebedingte Sympathikolyse und die folgende Gefäßerweiterung kann – hauptsächlich durch einen relativen Volumenmangel – in Kombination mit einer häufig auftretenden Bradykardie (s. unten) ein deutlicher Blutdruckabfall eintreten. Die Therapie besteht in Volumenzufuhr, O_2-Gabe und evtl. Gabe eines Vasopressors. Der Blutdruckabfall tritt früh (meistens in den ersten Minuten) ein.

Bradykardie. Im gesamten Verlauf der Anästhesie kann es zu erheblichen Bradykardien kommen. Eine Überwachung des Patienten bis zum deutlichen Rückgang der Wirkung ist deswegen obligat. Atropin ist i. Allg. gut wirksam und sollte im Rahmen der bereitgestellten Intubationsnarkose aufgezogen bereitgelegt werden (▶ Abschn. 6.6.).

Hohe Spinalanästhesie. Bei unbeabsichtigt hohem Aufsteigen der Anästhesie kann die interkostale Muskulatur und evtl. auch die Funktion des Zwerchfells beeinträchtigt sein. Wenn die Gabe von O_2 zur Kompensation nicht ausreicht, muss der Patient narkotisiert und beatmet werden (▶ Abschn. 6.6.).

Totale Spinalanästhesie. Bei einer totalen Spinalanästhesie tritt eine komplette sympathische, motorische und sensorische Blockade ein. Der folgende Blutdruckabfall ist drastisch (nichtinvasiv oft nicht mehr messbar), es treten periphere und zentrale Atemlähmung sowie Bewusstlosigkeit ein. Der Patient wird intubiert und beatmet, Blutdruckabfall und Rhythmusstörungen werden symptomatisch bis hin zur Reanimation behandelt. Die totale Spinalanästhesie kann nach zu früher Kopftieflagerung bei Verwendung von hyperbaren Lokalanästhetika, bei Injektion einer Periduralanästhesiedosis in den Spinalraum oder bei der Armplexusanästhesie (Interskalenusblock) auftreten.

Blasenentleerungsstörungen. In ca. 10% der Fälle treten nach rückenmarknaher Anästhesie Blasenentleerungsstörungen auf. Ist spontanes Wasserlassen nicht möglich, muss ein Blasenkatheter gelegt werden.

Kopfschmerzen. Als Spätkomplikation einer Durapunktion können nach einem bis mehreren Tagen Kopfschmerzen auftreten – wahrscheinlich als Folge eines Liquorverlustes über die Punktionsstelle. Die Kopfschmerzen sind typischerweise in Flachlagerung geringer als im Sitzen oder im Stehen. Die Therapie besteht in Analgetikumgabe, Flachlagerung und Flüssigkeitszufuhr. Wenn damit keine Besserung eintritt, kann über einen Periduralkatheter 0,9%ige NaCl-Lösung infundiert oder 5–10 ml Eigenblut können peridural injiziert werden (»blood patch«). Bei Verwendung dünner Spinalnadeln (26 G) ist diese Komplikation selten (<1%). Bei versehentlicher Punktion der Dura mit einer Tuohy-Peridural-Nadel treten in 25% der Fälle Kopfschmerzen auf.

Neurologische Ausfälle. Sehr schwer wiegende Komplikationen sind neurologische Ausfälle. Auslöser sind Prozesse, die Druck auf das Rückenmark ausüben (Hämatome, Abszesse) oder Entzündungen (Arachnoiditis, Myelitis, Meningitis). Anzeichen neurologischer Komplikationen sind plötzlicher, evtl. ausstrahlender Rückenschmerz oder anhaltende neurologische Ausfälle. Im Verdachtsfall müssen eine sofortige neurologische Untersuchung und weitere Diagnostik (MRT) erfolgen, um eine gezielte Therapie – i. Allg. ein neurochirurgischer Eingriff – einzuleiten. Bleibende neurologische Ausfälle durch rückenmarknahe Anästhesie sind extrem selten (<1:100.000).

6.4.3 Vollnarkose

»Allgemeinanästhesie«, »Vollnarkose« und »Narkose« sind synonyme Begriffe. Ziele einer Narkose sind bereits weiter oben definiert worden (▶ Abschn. 6.1); sie werden aus didaktischen Gründen in der folgenden Trias zusammengefasst:

- **Analgesie,**
- **Bewusslosigkeit** und
- **Reflexdämpfung.**

Medikamente
Pharmakologie

Medikamente wirken u. a. an den gleichen Oberflächenstrukturen der Zellen (Rezeptoren), an denen Botenstoffe (Hormone, Neurotransmitter usw.) »andocken« und Signale in die Zelle übermitteln (Schlüssel-Schloss-Prinzip). Eine Zelle kann viele **Rezeptoren** haben, die nach »Aktivierung« bestimmte Reaktionen auslösen. Medikamente nutzen diese Strukturen und wirken so auf die Zellen ein. Dazu muss eine ausreichende Konzentration des Medikaments am Rezeptor vorhanden sein.

Narkosemedikamente werden dem Patienten über die Lunge oder über einen venösen Zugang zugeführt. Der Transport ins Gewebe erfolgt meistens über das Blut, der **Wirkstoff** diffundiert aus den Kapillaren und erreicht so die Zelle. Wenn die Konzentration des Stoffes im Gewebe absinkt, löst sich das Molekül vom Rezeptor, die Substanz wird entweder unverändert über die Lunge, die Nieren oder die Galle abgegeben oder im Stoffwechsel verändert und dann ausgeschieden.

Die **Wirkdauer** hängt von der Konzentration im Zielgewebe und von der Bindungsstärke am Rezeptor ab. Einige Medikamente können antagonisiert werden, d. h. ihre Wirkung kann durch die Gabe eines weiteren Medikaments aufgehoben werden. Die Antagonisten haben eine höhere Konzentration oder stärkere Bindung an den Rezeptor, verdrängen dort das ursprüngliche Medikament, üben aber nach der Bindung an den Rezeptor keine Wirkung auf diesen aus.

Inhalationsanästhetika wirken wahrscheinlich nicht direkt auf Rezeptoren, sondern lagern sich in die Zellmembran ein und verändern so die Funktion der Rezeptoren. Diese Mechanismen sind noch nicht vollkommen geklärt.

Intravenöse Anästhetika

Intravenöse (i-v.-)Anästhetika bewirken bei der Injektion rasch (<1 min) eine Bewusstlosigkeit. Wegen des schnellen Wirkeintritts ohne (merkbares) Exzitationsstadium werden sie sehr häufig zur Einleitung einer Narkose eingesetzt. Sie können als pumpengesteuerte Infusion auch zur Aufrechterhaltung einer Narkose eingesetzt werden (TIVA). Da diese Medikamente keine analgetische Wirkung haben, wäre ein chirurgischer Eingriff mit i.v.-Anästhetika allein nur unter sehr hoher Dosis mit entsprechend starken unerwünschten Wirkungen (Kreislaufdepression, verlängerte Aufwachphase) möglich. Sowohl zur Einleitung als auch zur Aufrechterhaltung einer Narkose werden i.v.-Anästhetika deswegen praktisch immer mit Opiaten und bei Bedarf mit Muskelrelaxanzien kombiniert.

Barbiturate

Zur Narkose verwendete Barbiturate sind Thiopental und Methohexital. Barbiturate bewirken innerhalb von 10–20 s eine Narkose. Die Narkosedauer beträgt dosisabhängig etwa 5–10 min bei Einzelinjektion. Es tritt eine Dämpfung des Atemzentrums ein, die Atemzüge werden langsamer und flacher, es kann eine Apnoe eintreten. Es kann zu einer Histaminfreisetzung kommen, und bei Asthmapatienten kann ein Bronchospasmus ausgelöst werden. Durch eine Verminderung der Kontraktionskraft des Herzmuskels und einer peripheren Gefäßweitstellung sinkt der Blutdruck, die Herzfrequenz kann kompensatorisch ansteigen. Durch langsame Injektion werden diese Effekte vermindert. Der schnelle Wirkeintritt wird durch die starke Durchblutung des Gehirns erklärt, dadurch reichert sich die Substanz schnell an. Im weiteren Verlauf erfolgt eine Umverteilung entsprechend der relativen Durchblutung in Muskulatur, abdominelle Organe, Haut usw. Von dort geht eine langsamere Umverteilung der fettlöslichen Barbiturate in das periphere Fettgewebe aus. Die endgültige Elimination erfolgt über die Leber.

❗ Achtung
Durch Barbiturate kann der Abbau anderer Medikamente gesteigert werden (Enzyminduktion).

Kontraindikation werden unterschieden in:

- **relative:** Herzinsuffizienz, akuter Herzinfarkt, Kreislaufschock, Asthma bronchiale und

- **absolute**: Barbituratallergie, Porphyrie (Stoffwechselerkrankung), schwere Lebererkrankungen.

Wie bei allen Narkosemitteln, erfolgt die **Dosierung** möglichst nach Wirkung. Richtwerte zur Einleitung sind:

Medikament	Dosis [mg/kgKG]
Thiopental	2–5
Methohexital	1–3

Für Patienten mit einem Gewicht über 100 kg sollte die Dosis nicht prozentual im Verhältnis zum Körpergewicht erhöht werden, da diese einen erhöhten Fettanteil aufweisen und das Fettgewebe nicht zum primären Verteilungsraum gehört.

Die häufigsten **Risiken** bei der Injektion sind:
- allergische Reaktionen,
- Kreislaufreaktionen (Hypotonie, Herzrhythmusstörungen),
- Bronchospasmus,
- Histaminfreisetzung und
- versehentliche intraarterielle Injektion.

Die Behandlung der Not-/Zwischenfälle ist im ▶ Abschn. 6.6 beschrieben.

Propofol

Propofol führt bei Injektion, in vergleichbarer Zeit und Dauer wie Barbiturate, zu einer Narkose. Die i.v.-Injektion führt innerhalb von ca. 30 s zu einer 5–10 min andauernden Narkose. Propofol kann per Infusionspumpe zur Aufrechterhaltung der Narkose im Rahmen einer TIVA verwendet werden. Das schnelle Anfluten und der dann folgende Konzentrationsabfall im Hirngewebe folgen dem gleichen Prinzip wie die Barbiturate. Die endgültige Elimination erfolgt über die Verstoffwechselung in der Leber. Eine Enzyminduktion, wie bei den Barbituraten, wird nicht ausgelöst. Wie bei allen Narkosemitteln, wird möglichst nach Wirkung dosiert. Richtwerte zur Einleitung sind 1,5–2,5 mg/kgKG. Häufigstes Risiko bei der Injektion sind **Kreislaufreaktionen** (bei schneller Injektion evtl. ausgeprägte Hypotonie).

Etomidat

Etomidat führt bei Injektion innerhalb von ca. 60 s zu einer 5–10 min andauernden Narkose. Etomidat hat nur **geringe Kreislaufwirkung** und ist gut für koronarkranke/herzinsuffiziente Patienten geeignet. Etomidat ist ein reines Einleitungsmedikament und wird wegen einer dann auftretenden Unterdrückung der Kortisolproduktion in der Nebennierenrinde nicht für längere Narkosen verwendet. Wie bei allen Narkosemitteln, erfolgt die Dosierung möglichst nach Wirkung. Richtwerte zur Einleitung sind **0,15–0,3 mg/kgKG**. Häufigstes Risiko bei der Injektion sind **unwillkürliche Muskelbewegungen**, ähnlich einer Exzitation.

Ketamin, S-Ketamin

Ketamin unterscheidet sich in mehreren Eigenschaften grundsätzlich von den bisher aufgeführten Anästhetika. Bei der Narkoseeinleitung tritt meistens keine Atemdepression ein; der Blutdruck steigt. Ketamin hat im Gegensatz zu den oben aufgeführten Anästhetika eine starke analgetische Komponente, ist also als **Monosubstanz** für die Narkose einsetzbar. Durch diese Eigenschaften ist eine Narkose mit Ketamin auch im Kreislaufschock unter Notfallbedingungen möglich. Nachteile sind evtl. während der Einleitung und der Aufwachphase auftretende Alpträume und Halluzinationen. Nach längeren Narkosen mit Ketamin können psychische Veränderungen noch über Tage bestehen. Eine Ergänzung mit Benzodiazepinen reduziert die psychischen Nebenwirkungen.

Richtwerte zur Einleitung sind:

Medikament	Dosis [mg/kgKG]
Ketamin	1–2
S-Ketamin	0,5–1

Häufigste **Risiken** bei der Injektion sind:
- Hypertonie und
- Exzitation.

Kontraindikationen sind:
- Herzinsuffizienz,
- akuter Herzinfarkt,

- alle Erkrankungen mit Hypertonie,
- erhöhter Hirndruck und
- Epilepsie.

Opiate/Opioide

Da sowohl volatile (gasförmige) als auch i.v.-Anästhetika (bis auf Ketamin) eine geringe oder überhaupt keine analgetische Wirkung haben, müssten sie für eine Narkose exzessiv hoch dosiert werden. Eine hohe Dosierung verstärkt jedoch die unerwünschten Wirkungen, wie z. B. Kreislaufdepression, und hat eine deutlich verlängerte Aufwachphase zur Folge. Günstiger ist es, Anästhetika mit Schmerzmitteln zu kombinieren. Die stärksten bekannten Schmerzmittel sind Opiate; dies sind Substanzen, die aus dem Opium, Extrakt des Schlafmohns, gewonnen werden. In der Anästhesie wird von diesen Stoffen nur Morphin eingesetzt.

Sehr oft werden synthetisch hergestellte Substanzen eingesetzt, die an den Morphinrezeptoren (▶ Abschn. »Pharmakologie«) wirken, sog »Opioide«. Sie unterscheiden sich geringfügig im Wirkprofil und sehr stark in der Wirkdauer. Opiate und Opioide werden für Narkosezwecke praktisch nur i.v. verabreicht, deswegen soll hier nur diese Applikationsform behandelt werden.

Wirkungen.

- **Analgesie:** Opiate sind starke Schmerzmittel. Die Wirkung auf dumpfen Dauerschmerz ist deutlicher als auf intermittierenden Schmerz.
- **Sedierung:** Opiate wirken in unterschiedlichem Maße sedierend. Die Sedierung lässt sich nutzen, um mit Opiaten als Monosubstanz Narkosen durchzuführen. Um diese Wirkkomponente dafür zu nutzen, muss jedoch, mit der Folge einer stark verlängerten Aufwachzeit, sehr hoch dosiert werden.
- **Euphorie:** Die euphorisierende Wirkung kann in der Therapie chronischer Schmerzen erwünscht sein, beim Missbrauch führt sie zur psychischen Abhängigkeit. Diese Komponente spielt in der Narkose keine Rolle.
- **Atemdepression:** Opiate wirken zentral dämpfend auf das Atemzentrum. Die Ansprechbarkeit des Atemzentrums ist sowohl für den CO_2-Anstieg als auch für den O_2-Mangel vermindert. Das Atemminutenvolumen ist bei verminderter Atemfrequenz und tiefen Atemzügen reduziert. Dosisabhängig kann ein Atemstillstand eintreten.

— **Hustenreflex:** Opiate wirken auf das Hustenzentrum zunächst erregend, danach wird der Hustenreflex unterdrückt. Bei der i.v.-Gabe kann Husten ausgelöst, bei langsamer Injektion kann dieser Effekt vermieden werden.

— **Bronchokonstriktion:** Durch Tonuserhöhung der Bronchialmuskulatur kann der Atemwegswiderstand zunehmen, insbesondere bei Asthmatikern.

— **Rigidität der Thoraxwand:** Durch Tonuserhöhung der Interkostalmuskulatur kann die (insbesondere Masken-)Beatmung erschwert oder sogar unmöglich werden.

— **Kreislaufwirkung:** Beim liegenden Patienten ohne Volumenmangel tritt kein oder ein geringer Blutdruckabfall ein. Die Pumpfunktion des Herzens wird nicht beeinträchtigt; die Herzfrequenz sinkt. Bei Patienten mit Hypovolämie, insbesondere wenn – durch das Opiat dann unterdrückte – Schmerzen bestanden, kann es jedoch durch Sympathikolyse zu einem sehr starken Blutdruckabfall kommen!

— **Übelkeit und Erbrechen:** Ähnlich wie beim Hustenreflex, tritt eine initiale Erregung des Brechzentrums ein, die dann in eine Verminderung der Ansprechbarkeit übergeht. Übelkeit und Erbrechen können aber auch länger anhalten und müssen dann mit Antiemetika behandelt werden.

— **Miosis:** Opioide verursachen eine Verengung der Pupillen. Auch ohne Überdosierung können stecknadelkopfgroße Pupillen beobachtet werden.

— **Darmperistaltik:** Die Peristaltik des Darmes ist verändert, der Transport durch den Darm verlängert. Opiate verursachen oft Verstopfung.

Die Eigenschaften der wichtigsten Opiate/Opioide in der Anästhesie sind in ◻ Tab. 6.2 zusammengefasst; die Dosierung muss selbstverständlich individuell angepasst werden.

Remifentanil nimmt eine Sonderstellung ein. Die Substanz wird unabhängig von Leber- oder Nierenfunktion durch unspezifische Enzyme abgebaut. Da Remifentanil auch bei lang dauernder Anwendung nicht kumuliert, ist die Wirkung während der OP sehr gut steuerbar und durch Anpassen der Infusionsrate an die wechselnde Intensität des chirurgischen Stimulus anzupassen. Damit der Patient nach dem Ende der Narkose nicht völlig ungeschützt postoperativen Schmerzen ausgesetzt ist, muss vor dem Ausleiten ein länger wirkendes Analgetikum gegeben werden (meistens ein Opiat).

◘ Tab. 6.2. Charakteristika einiger Opiate/Opioide

Substanz	Dosierung	Wirkungs-eintritt [min]	Wirkungsdauer
Morphin	Einzeldosen 1–3 mg	Ca. 7	3–4 h
Fentanyl	Einzeldosen 0,1–0,2 mg Dauerinfusion 2–10 µg/kgKG/h	Ca. 5	Ca. 45 min, Verlängerung bei mehrfacher Gabe
Alfentanil	Einzeldosen 1 mg Dauerinfusion 3–5 µg/kgKG/h	Ca. 1	Ca. 30 min, Verlängerung bei mehrfacher Gabe
Sufentanil	Einzeldosen 10–20 µg Dauerinfusion 3–5 µg/kgKG/h	Ca. 3	Ca. 2 h
Remifen-tanil	Nur als Dauerinfusion sinnvoll einsetzbar: 0,1–0,5 µg/kgKG/h	Ca. 1,5	3–4 min nach Abstellen der Infusion keine Wirkung mehr, unabhängig von der Dauer der Gabe

Inhalationsanästhetika/volatile Anästhetika

Inhalationsanästhetika (◘ Tab. 6.3) sind **gasförmige Stoffe**, die über die Lunge aufgenommen werden, dann teilweise verstoffwechselt und zum anderen Teil unverändert über die Lunge wieder abgegeben werden. Inhalationsanästhetika können nur mit Narkosegeräten, die mit den entsprechenden **Verdampfern** ausgerüstet sind, verabreicht werden.

Physikalische Eigenschaften. Inhalationsanästhetika (mit Ausnahme von Lachgas) sind bei Raumtemperatur und -druck flüssig, weisen aber einen hohen **(Sättigungs-)Dampfdruck** auf. Der Dampfdruck ist eine spezifische Eigenschaft von Flüssigkeiten und Feststoffen. Er wird bestimmt durch die Art und den Anteil an Molekülen/Atomen, die von der festen/flüssigen in die gasförmige Phase wechseln, bis sich in der Gasphase ein Gleichgewicht eingestellt hat. Dieses Gleichgewicht ist vom Stoff selbst, dem Ursprungszustand (Flüssigkeit/Feststoff) und von der Temperatur abhängig. Narkosemittelverdampfer sind jeweils auf ein volatiles Anästhetikum eingestellt, Tempera-

□ Tab. 6.3. Charakteristika einiger Inhalationsanästhetika

Substanz	MAC	Metabolisie-rungsrate	Besonderes
	[% in 100%igem O_2]	[%]	
Halothan	1,0	25	Geringe Reizung der Atemwege, gut zur Maskeneinleitung bei Kindern geeignet. Wegen ungünstiger Wirkungen (u. a. Halothanhepatitis) nur noch selten eingesetzt
Isofluran	1,1	0,2	Reizt die Atemwege, unangenehmer Geruch. Schlecht zur Maskeneinleitung geeignet
Sevofluran	1,5	5	Keine Reizung der Atemwege, gut zur Maskeneinleitung auch für Erwachsene geeignet. Kann mit Atemkalk reagieren, das Reaktionsprodukt (Compound A) ist möglicherweise nephrotoxisch. Um eine Anreicherung im Kreissystem zu verhindern, sollte im Low-flow-Betrieb bei langen Narkosen stündlich für 3 min auf High flow gestellt werden
Desfluran	6,0	0,02%	Zur Maskeneinleitung ungeeignet. Sehr schnelle Pharmakokinetik, auch nach sehr langen Narkosen schnelles Erwachen. Durch die hohe erforderliche Konzentration kostenintensiv, wenn nicht konsequent Low flow oder Minimal flow eingestellt wird
Lachgas	105	0	In Kombination zur Narkoseeinleitung geeignet. Als Monosubstanz ist keine Narkose erreichbar. Diffundiert in luftgefüllte Körperhöhlen. Im Low-flow- und Minimal-flow-Bereich kaum einsetzbar. Viele Kliniken setzen kein Lachgas ein

6

turänderungen werden durch Kompensation ausgeglichen, sodass die Verdampfer die eingestellte Konzentration über einen weiten Durchflussbereich mit hoher Genauigkeit abgeben können. Lachgas wird am Narkosegerät zugemischt und über ein »Rotameter« dosiert (▶ Abschn. 3.2.1, »Narkosegeräte«).

Inhalationsanästhetika bewirken einen Bewusstseinsverlust, werden aber wegen ihrer nur sehr geringen analgetischen Potenz praktisch immer mit Opiaten kombiniert. Die Einleitung der Narkose erfolgt, auch wenn die Narkose mit volatilen Anästhetika aufrechterhalten wird, meistens i.v. Ausnahmen sind nichtkooperationsfähige Patienten oder Patienten mit extremer Spritzenphobie. Bei Kindern wird die Narkose häufig per Inhalation eingeleitet. Die Geschwindigkeit des Wirkeintritts hängt von weiteren Eigenschaften des Anästhetikums (Blut-Gas-Verteilungskoeffizient, MAC-Wert; ▶ Kap. Glossar) und vom Patienten (Kreislauf-, Lungenfunktion, Alter usw.) ab.

Wirkungen.

- **Bewusstlosigkeit:** Nach Erreichen ausreichender Konzentration im Nervengewebe. Ca. 50% der narkotischen Wirkung entfalten sich im Gehirn, 50% im Rückenmark.
- **Myokard:** Volatile Anästhetika vermindern in unterschiedlichem Maße die Kontraktilität des Herzmuskels. Es können tachykarde Rhythmusstörungen ausgelöst werden. Die Herzarbeit ist vermindert, infolgedessen nimmt die Koronardurchblutung ab.
- **Peripherer Kreislauf:** Eine Erweiterung der venösen Gefäße kann einen relativen Volumenmangel bewirken. Insbesondere bei bestehender Hypovolämie kann durch eine »Demaskierung« des Volumenmangels ein starker Blutdruckabfall auftreten. Eine Erweiterung der Arteriolen kann einen weiteren Blutdruckabfall bewirken.
- **Atmung:** Volatile Anästhetika wirken dosisabhängig atemdepressiv. Abhängig von der weiteren Medikation, der Art der Operation usw. ist aber eine Narkose bei erhaltener Spontanatmung meistens möglich. Inhalationsanästhetika wirken bronchodilatierend.
- **Relaxierung:** Die Substanzen wirken relaxierend auf die Skelettmuskulatur, demzufolge kann die Dosierung von Relaxanzien vermindert werden.
- **»Priming«:** Volatile Anästhetika haben eine Schutzwirkung bei Myokardischämien. Bei Ischämien nach Narkosen mit volatilen Anästhetika (außer Lachgas) sind die Nekrosezonen kleiner. Möglicherweise können Koronarpatienten davon profitieren.

Relaxanzien

Muskelrelaxanzien (◌ Tab. 6.4) bewirken eine **Blockade des neuromuskulä-
ren Übergangs**, sodass keine Signalübertragung über den synaptischen Spalt
(Lücke zwischen Nervenendigung und Membran der Muskelzelle; ◌ Abb. 6.11)
vom Nerven auf die Muskelzelle möglich ist. Über diese Lücke wird das Ner-
vensignal durch den Botenstoff Acetylcholin transportiert. Acetylcholin löst
durch Andocken an die Rezeptoren der Muskelzelle die Kontraktion aus.

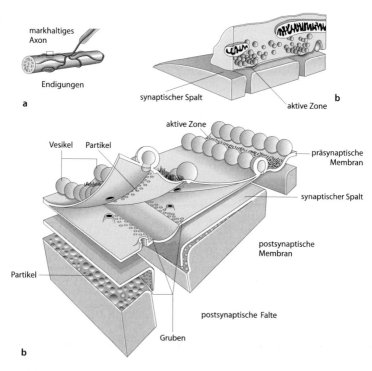

◌ **Abb. 6.11a–c.** Motorische Endplatte, der Ort der Erregungsübertragung vom Nerven auf
den Muskel. **a** Das markhaltige Axon endet auf einer Muskelfaser. **b** Bereich des Nervenendes
und die darunter liegende Muskelfasermembran; beide sind durch den synaptischen Spalt
voneinander getrennt. **c** präsynaptische Nervenmembran mit den inneren und äußeren Mem-
branschichten, darunter der synaptische Spalt; jenseits des Synaptischen Spalt die synaptische
Membran des Muskels mit Partikeln (= Azetylcholinrezeptoren und Cholinesterasemoleküle).
(Aus Larsen 2004)

◘ Tab. 6.4. Eigenschaften bestimmter Muskelrelaxanzien

Substanz	Klasse	Dosis (Intubation) [mg/kgKG]	Anschlagzeit [min]	Wirkdauer [min]	Besonderes
Atracurium	Nichtdepolarisierend	0,5–0,6	2–3	Ca. 30	Abbau unabhängig von Organfunktionen oder spezifischen Enzymen. Histaminausschüttung bei schneller Injektion
Cisatracurium	Nichtdepolarisierend	0,1	3–5	Ca. 45	Abbau unabhängig von Organfunktionen oder spezifischen Enzymen. Geringere Histaminausschüttung als bei Atracurium
Rocuronium	Nichtdepolarisierend	0,6	1–2	Ca. 45	Metabolisierung in der Leber
Mivacurium	Nichtdepolarisierend	0,25	3–4	Ca. 20	Kurze Wirkdauer, aber längere Anschlagzeit
Pancuronium	Nichtdepolarisierend	0,1	2–3	Ca. 60	Lange Wirkdauer, schlechte Steuerbarkeit
Succinylcholin	Depolarisierend	1,5	<1	Ca. 5	Schnellste Anschlagzeit, kürzeste Wirkung. Kontraindiziert bei Hirndruck oder perforierenden Augenverletzungen. Kann Kaliumausschüttung auslösen. Triggersubstanz für maligne Hyperthermie. Nach Meinung einiger Autoren bei Kindern kontraindiziert

Zu unterscheiden sind:
- nichtdepolarisierende Relaxanzien und
- depolarisierende Relaxanzien.

Nichtdepolarisierende Relaxanzien. Die Rezeptoren auf der Membran der Muskelzelle werden vom Medikament besetzt und für das Acetylcholin blockiert. Es wird keine Kontraktion ausgelöst. Nichtdepolarisierende Relaxanzien können antagonisiert werden: Prostigmin erhöht die Acetylcholinkonzentration im synaptischen Spalt, und das Relaxans wird von den Rezeptoren verdrängt. Prostigmin erhöht die bronchiale Schleimproduktion und kann eine Bradykardie auslösen. Es sollte in Kombination mit Atropin oder Robinul® angewendet werden.

Depolarisierende Relaxanzien. Die Rezeptoren werden besetzt und »betätigt«. Anschließend bleibt die Muskelzelle depolarisiert, da sich das Molekül nicht wieder löst. Charakteristisch ist das zu beobachtende Faszikulieren, ein ungeordnetes Zucken jeder Muskelzelle vor der Relaxierung. Nach der Narkose können hierdurch einem Muskelkater ähnliche Beschwerden auftreten. Depolarisierende Relaxanzien können den Hirndruck und den intraokulären Druck erhöhen. Sie dürfen bei erhöhtem Hirndruck oder nach perforierenden Augenverletzungen/Operationen nicht verwendet werden. Sie sind außerdem Triggersubstanzen für die maligne Hyperthermie. Die Wirkung depolarisierender Relaxanzien kann nicht antagonisiert werden, die Wirkdauer ist allerdings sehr kurz. Bei Injektion von mehrfachen Repetitionsdosen kann es zu einer lang anhaltenden Muskelblockade kommen (»dual block«). Diese Blockade kann antagonisiert werden. Da die Reizerzeugung und -übertragung im Herzen unabhängig von motorischen Endplatten arbeitet, ist die Herzfunktion nicht beeinträchtigt.

Wirkungen.
- **Lähmung der Skelettmuskulatur:** Es ist keine Aktivität der Skelettmuskulatur möglich, der Patient ist apnoisch. Er muss beatmet werden.
- **Wirkung auf autonome Nervenganglien:** Es kann zu einem Blutdruckabfall kommen.
- **Blockade vagaler Rezeptoren:** Ein Anstieg der Herzfrequenz ist möglich.

— Histaminausschüttung: Insbesondere bei schneller Injektion kann eine Histaminausschüttung ausgelöst werden. Es treten Blutdruckabfall, Tachykardie, ein Hauterythem und evtl. eine Kaliumausschüttung auf.

Vorbereitung der Narkosegeräte

Die sorgfältige Überprüfung des Narkosegerätes und -zubehörs gemäß MPG (▶ Abschn. 4.2.1) auf Vollständigkeit und Funktionstüchtigkeit vor dem Einsatz ist für die Sicherheit des Patienten unverzichtbar. Wie andere Medizinprodukte, dürfen Narkosegeräte selbstverständlich nur von darin eingewiesenen Personen bedient werden (▶ Kap. 4). Um bei der täglichen Überprüfung nichts zu übersehen, sollte nach einer Checkliste (▶ folgende Übersicht; mit Abhaken der erledigten Punkte) geprüft werden. Am besten orientiert man sich dabei am Weg des Gases vom Eintritt in das Narkosegerät bis zum Patienten.

Im Allgemeinen liefert die **zentrale Gasversorgung** mit Wandsteckern zur Verbindung zum Narkosegerät O_2, Druckluft und (meistens) Lachgas. Die entsprechend beschrifteten Stecker werden eingesteckt, und der feste Sitz wird überprüft. Es darf kein Gas entweichen. Die Stecker/Kupplungen sind so geformt, dass falsche Verbindungen nicht möglich sind. Weitere Verbindungen sind Stromversorgung, Erdung, Narkosegasabsaugung und evtl. Vakuum für die Sekretabsaugung.

Wird die Versorgung über Druckflaschen vorgenommen, muss der Füllungszustand vor dem Betrieb geprüft werden. Bei O_2- und Druckluftflaschen ist die Füllung direkt am Flaschenmanometer abzulesen. Lachgasflaschen müssen gewogen werden, da der Druck bis kurz vor der kompletten Entleerung nur temperatur- und nicht konzentrationsabhängig schwankt.

Checkliste

- Narkosegerät mit der Versorgungsleitung verbunden? Fester Sitz der Stecker?
- Ausfallsichere Stromversorgung überprüfen.
- Narkosegerät ist dicht? Beatmungsschläuche am Tubuskonnektor verschließen und über den O_2-Bypass bis auf 40 mbar füllen. Der Druck darf über 1 min nicht abfallen. Beim Freigeben der Öffnung muss O_2 frei aus dem Atembeutel abströmen.

- Rotameter sind in Funktion? Beim Öffnen der Gasventile müssen die Schwimmer frei beweglich sein.
- Hat der Absorberkalk noch genügend Kapazität? Auf Farbumschlag und Feuchtigkeit prüfen. Bei wenig gebrauchten Narkosegeräten muss der Kalk wöchentlich ausgetauscht werden, ebenso falls während einer längeren Betriebspause (über Nacht) versehentlich ein Gasventil geöffnet blieb. Der Absorberkalk ist dann durch Austrocknung nicht mehr funktionstüchtig und kann sogar chemisch mit Narkosemitteln reagieren.
- Funktioniert die Narkosegasabsaugung?
- Sekretabsaugung überprüfen.
- Ist der Narkosemittelverdampfer ausreichend gefüllt?
- Test des O_2-Bypasses.
- In regelmäßigen Abständen (z. B. monatlich) müssen die Markierungen für die Wartung/Sicherheitsprüfung auf Fälligkeit geprüft werden.

Maskennarkose

Die Maskennarkose kommt für **kurze Eingriffe** infrage. Eine Einleitung der Narkose über Gesichtsmaske ist bei Kindern üblich, um das traumatisierende Erlebnis der venösen Kanülierung zu vermeiden. Mit Sevofluran ist eine Maskeneinleitung auch bei Erwachsenen mit »Spritzenphobie« möglich. Da Undichtigkeiten zwischen dem Gesicht des Patienten und der Maske bestehen können, sollten in Einheiten, in denen viele Maskennarkosen durchgeführt werden, **Doppelmasken** verwendet werden, um die Raumluftkontamination gering zu halten. Bei der Doppelmaske ist eine zweite, etwas größere Maske mit einem geringen Zwischenraum über der Narkosemaske befestigt. Die Luft im Zwischenraum wird über die Narkosegasabsaugung entsorgt.

Medikamente/Materialvorbereitung

Das Narkosegerät ist in üblicher Weise geprüft. Notfallmedikamente sind schnell zugänglich bereit, z. B. in einem Narkosewagen, ebenso Medikamente, um bei Bedarf eine Narkose i.v. einleiten zu können. Kanüle, Stauschlauch usw. liegen bereit, um schnell einen venösen Zugang schaffen zu können. In einer Spritze aufgezogen sind Atropin und, bei Eingriffen an Kindern, Succinylcholin vorbereitet.

Patientenvorbereitung

Der Patient wird an den Monitor angeschlossen, Herzfrequenz, Blutdruck und pulsoxymetrische Sättigung werden gemessen und protokolliert. Ein i.v.-Zugang wird gelegt; es sei denn, die Narkose wird per Maske eingeleitet.

▪▪▪ Voraussetzung

Kurze vorhersehbare Eingriffe, nicht intraabdominell oder intrathorakal, sichere Nüchternheit, keine Gesichtsmissbildungen, keine Refluxerkrankung, kein Vollbart, kein erhebliches Übergewicht, keine Operation in Bauchlage oder Kopftieflage.

▪▪▪ Team

Ein erfahrener Mitarbeiter des Anästhesiefunktionsdienstes kann eine Maskenbeatmung durchführen. Unerfahrenes Personal muss die Handhaltung trainieren. Bei der Maskennarkose ist ein Mitarbeiter des Anästhesieteams durch das Halten der Maske an den Patienten gebunden und kann keine weiteren Tätigkeiten ausführen. Daher muss ein Eingriff in Maskennarkose perfekt vorbereitet sein.

▪▪▪ Durchführung

Narkoseeinleitung per Gesichtsmaske

Zu Beginn der Maskennarkose kann der Kopf des Patienten bequem gelagert werden, im weiteren Verlauf, spätestens nach dem Einschlafen des Patienten, sollte der Kopf rekliniert werden und ein Guedel-Tubus zur Erleichterung der Beatmung eingelegt werden. Soll Lachgas verwendet werden, wird über die dicht schließende Maske für 3 min (bei Lungenemphysem mindestens 6 min) 100%iger O_2 geatmet, um Stickstoff aus der Lunge zu spülen. Gegebenenfalls wird 70%iges Lachgas eingestellt. Narkosegas einstellen: Bei Sevofluran kann mit der höchsten Verdampfereinstellung (8%) begonnen werden, bei anderen Inhalationsanästhetika wird mit 0,5% gestartet, dann bei jedem dritten Atemzug um 0,5% gesteigert. Wenn die exspiratorische Konzentration 1,0 MAC erreicht, wird die Verdampfereinstellung auf ca. 1,2 MAC reduziert, nach ca. 10 min auf 1,0 MAC. Wenn der Patient narkosebedingt hypoventiliert, wird von Hand assistiert oder kontrolliert beatmet. Es wird ein i.v.-Zugang angelegt. Über diesen Zugang kann die Narkose ergänzt werden (z. B. mit Analgetika); ggf. können Notfallmedikamente injiziert werden. Die Narkose wird über die Maske weitergeführt, eine Larynxmaske gelegt oder der Patient wird intubiert.

■ ■ ■ Qualitätssichernde Maßnahmen

Die Dokumentation der durchgeführten Maßnahmen ist obligat. Zur Dokumentation wird ein Narkosesprotokoll gewählt (► Abschn. 6.4.1). Empfehlenswert ist das Erarbeiten von Standards, die den Ablauf verbindlich für alle Mitarbeiter regeln.

■ ■ ■ Ausleitung

Zur Ausleitung wird die Narkosemittelzufuhr ausgeschaltet und 100%iger O_2 mit hohem Flow (z. B. 6 l/min) eingestellt, um volatile Anästhetika aus dem Kreissystem und aus der Patientenlunge zu spülen. Bei wiedereinsetzender Spontanatmung muss u. U. für kurze Zeit assistiert beatmet werden. Ein Wendel-Tubus kann hierbei sehr hilfreich sein. Wenn der Patient erweckbar ist und eine ausreichende Spontanatmung mit Schutzreflexen hat, kann er zur weiteren Überwachung in den AWR (► Abschn. 6.5) verlegt werden.

■ ■ ■ Nachbereitung

Die Nachbereitung erfolgt wie bei der Lokalanästhesie (► Abschn. 6.4.1).

Kontraindikation

Gesichtsmissbildungen, Refluxerkrankungen sowie erhebliches Übergewicht gelten als Kontraindikationen.

Komplikation

Eine unvorhergesehene Verlängerung des operativen Eingriffs führt zur Einleitung der Intubationsnarkose. Wird durch zu hohen Beatmungsdruck eine Magenaufblähung hervorgerufen, wird ebenfalls intubiert werden müssen.

Larynxmasken- und Larynxtubusnarkose

Die Narkose per Larynxmaske stellt einen Kompromiss zwischen der Maskennarkose und der Intubation dar. Sie ist unter bestimmten Bedingungen anwendbar (► Abschn. »Voraussetzungen«) und bietet dann den Vorteil schneller und einfacher Anwendung. Ein weiterer Vorteil ist, dass die Larynxmaske im Gegensatz zum Endotrachealtubus ohne Relaxierung platziert werden kann.

Medikamente/Materialvorbereitung

Das Narkosegerät ist in üblicher Weise geprüft. Notfallmedikamente liegen schnell zugänglich bereit, z. B. in einem Narkosewagen. Die Medikamente zur i.v.-Narkoseeinleitung liegen bereit. In einer Spritze aufgezogen sind Atropin und, bei Eingriffen an Kindern, Succinylcholin. Die passende Größe der Larynxmaske wird ausgesucht und bereitgelegt.

Patientenvorbereitung

Der Patient wird an den Monitor angeschlossen, Herzfrequenz, Blutdruck und pulsoxymetrische Sättigung werden gemessen und protokolliert. Es wird ein venöser Zugang mit Infusion zum Offenhalten geschaffen.

▪▪▪ Voraussetzung

Die vorgesehene Operation ist nicht intraabdominell oder intrathorakal, sichere Nüchternheit ist gegeben, keine Gesichtsmissbildungen, keine Refluxerkrankung, kein Vollbart, kein erhebliches Übergewicht, keine Operation in Bauchlage oder Kopftieflagerung, keine Atemwegsobstruktion.

▪▪▪ Team

Der Umgang mit einer Larynxmaske erfordert einige Routine. Im Vergleich zur Maskennarkose bietet eine Larynxmaske/ein Larynxtubus den Vorteil, dass nicht während der gesamten Narkose eine Person des Anästhesieteams an den Patienten gebunden ist. Neuere Narkosegeräte verfügen über einen PCV, der eine maschinelle Beatmung ermöglicht.

▪▪▪ Durchführung

Der Patient atmet für ca. 3 min 100%igen O_2 über eine Gesichtsmaske ein. Ein Opioid (z. B. Fentanyl) wird praktisch immer injiziert. Ein i.v.-Anästhetikum wird injiziert; wegen guter Unterdrückung der pharyngealen (Würge-) Reflexe und wegen seiner guten Steuerbarkeit eignet sich Propofol besser als andere Anästhetika. Die Larynxmaske (▪ Abb. 6.12a,b) wird platziert.

Ein Laryngoskop oder die Relaxierung des Patienten ist bei ausreichender Narkosetiefe nicht erforderlich. Damit die Spitze der Larynxmaske nicht ab-

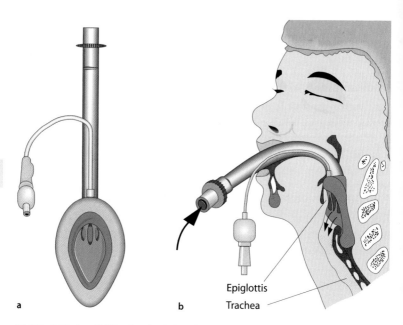

Epiglottis
Trachea

a   **b**

☐ **Abb. 6.12a,b. a** Kehlkopfmaske, **b** korrekte Position der Kehlkopfmaske: die Spitze der Maske liegt im Bereich des oberen Ösophagussphinkters, die Seiten der Maske zeigen in die Recessus piriformis des Kehlkopfs, der obere Anteil der Maske schließt mit der Zungenwurzel ab. Die Glottis und die Öffnung der Maske stehen einander gegenüber; bei aufgeblasenem Cuff bildet sich am Maskenrand eine abdichtende Manschette, so dass auch eine maschinelle Beatmung möglich ist. (Aus Larsen 2004)

knickt, sollte sie beim Vorschieben, so weit wie möglich, mit dem Zeigefinger geführt werden. Für das Modell »ProSeal« kann eine Einführhilfe benutzt werden. Die Narkose wird i.v. oder als Inhalationsnarkose weitergeführt.

▪▪▪ Qualitätssichernde Maßnahmen

Die Dokumentation der durchgeführten Maßnahmen ist obligat. Zur Dokumentation wird ein Narkosesprotokoll gewählt (▶ Abschn. 6.4.1). Empfehlenswert ist das Erarbeiten von Standards, die den Ablauf verbindlich für alle Mitarbeiter regeln.

■■■ Ausleitung

Zur Ausleitung wird die Narkosemittelzufuhr ausgeschaltet und 100%iger O_2 mit hohem Flow (z. B. 6 l/min) eingestellt, um volatile Anästhetika aus dem Kreissystem und der Patientenlunge zu spülen. Die Larynxmaske übt nur einen geringen Reiz im Rachen aus und kann belassen werden, bis der Patient fast völlig wach ist. Wenn der Patient erweckbar ist und eine ausreichende Spontanatmung hat, kann er zur weiteren Überwachung in den AWR (▶ Abschn. 6.5) verlegt werden.

■■■ Nachbereitung

Die Nachbereitung erfolgt wie bei der Lokalanästhesie (▶ Abschn. 6.4.1).

Kontraindikation

Lang andauernde Operationen, Bauchlagerungen, Refluxerkrankungen, Hiatushernie sowie ein Ileus gelten als Kontraindikationen. Pulmonale Erkrankungen mit erhöhtem Atemwegswiderstand machen die Anwendung einer Larynxmaske unmöglich, ebenso wird bei Thoraxoperationen und großen abdominalchirurgischen Eingriffen wegen des erhöhten Atemwegsdrucks auf die Anwendung einer Larynxmaske verzichtet werden müssen.

Komplikation

Als Komplikation gilt die Unmöglichkeit der korrekten Platzierung der Larynxmaske ebenso wie die Dislokation während des Eingriffs. Postoperative Halsbeschwerden werden manchmal nach längerer Anwendung beschrieben.

Intubationsnarkose

Die endotracheale Intubation gilt als »Goldstandard« und ist bei Narkosen indiziert, die nicht mit Gesichts- oder Larynxmaske durchgeführt werden können.

Medikamente/Materialvorbereitung

Das Narkosegerät ist in üblicher Weise geprüft. Notfallmedikamente liegen schnell zugänglich bereit, z. B. in einem Narkosewagen. Die Medikamente zur i.v.-Narkoseeinleitung liegen bereit. In einer Spritze aufgezogen sind Atropin und, bei Eingriffen an Kindern, Succinylcholin. Die passenden Größen eines Laryngoskops (◘ Abb. 6.13) und eines Endotrachealtubus (◘ Abb. 6.14) werden ausgesucht und bereitgelegt.

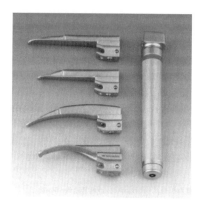

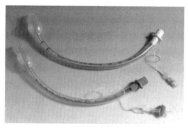

☐ **Abb. 6.14.** Tuben für die endotracheale Intubation. Oben: Spiraltubus nach Woodbridge, innerer Durchmesser (ID) 8,5 mm mit Niedrigdruckcuff. Unten: Magilltubus für die orale und nasale endotracheale Intubation (Aus Larsen 2004)

☐ **Abb. 6.13.** Laryngoskop mit verschiedenen Spateln. (Aus Larsen 2004)

Patientenvorbereitung

Der Patient wird an den Monitor angeschlossen. Herzfrequenz, Blutdruck und pulsoxymetrische Sättigung werden gemessen und protokolliert. Es wird ein venöser Zugang mit laufender Infusion gelegt.

▪▪▪ Voraussetzung

In Intubationsnarkose sind alle operativen Eingriffe möglich. Sie ist obligat bei
— intraabdominellen Eingriffen,
— intrathorakalen Eingriffen,
— Operationen an den Luftwegen,
— sehr lang dauernden Eingriffen,
— voraussehbarer Nachbeatmung nach der Narkose,
— wenn Schutz vor Aspiration gegeben sein muss,
— bei einem Ileus und Operationen am nichtnüchternen Patienten, um endotracheales Absaugen oder eine Bronchoskopie zu ermöglichen.

▪▪▪ Team

Das Team zur Einleitung einer Intubationsnarkose besteht aus einem Anästhesisten und einem Mitarbeiter des Anästhesiefunktionsdienstes. Einleiten einer Intubationsnarkose durch einen Arzt allein könnte bei Komplikationen als Kunstfehler gewertet werden. Nach erfolgreicher Intubation ist unter bestimmten baulichen Voraussetzungen und bei einem komplikationslosen Verlauf die Betreuung von bis zu 2 Patienten mit Intubationsnarkose durch einen erfahrenen Mitarbeiter des Anästhesiefunktionsdienstes möglich.

▪▪▪ Durchführung

Der Patient atmet für ca. 3 min 100%igen O_2 über eine Gesichtsmaske ein. Ein Opiat (z. B. Fentanyl) wird initial injiziert, um hypertone Kreislaufreaktionen auf die Intubation zu vemindern. Im Anschluss an das Opiat wird ein i.v.-Anästhetikum (z. B. Propofol) injiziert. Die Dosierung sollte nach Wirkung, nicht schematisch (außer bei der Ileuseinleitung; ▶ Abschn. 6.2.3) erfolgen. Nachdem der Patient eingeschlafen ist, wird ein Muskelrelaxans injiziert. Die Wirkung tritt bei nichtdepolarisierenden Relaxanzien medikamentenabhängig nach 2–3 min ein; so lange wird der Patient per Gesichtsmaske beatmet (außer bei der Ileuseinleitung; ▶ Abschn. 6.2.3). Das Laryngoskop wird mit der linken Hand in den Mund eingeführt und unter Sicht – möglichst ohne die Schneidezähne zu berühren – vorgeschoben, bis die Spitze zwischen Epiglottis und Zungengrund liegt. Das Laryngoskop wird dann **genau in Richtung des Griffes** bewegt; dabei hebt sich die Epiglottis und die direkte Sicht auf die Stimmbänder wird frei (▪ Abb. 6.15 und 6.16).

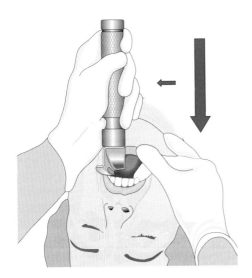

▪ **Abb. 6.15.** Laryngoskopie. (Aus Larsen 2004)

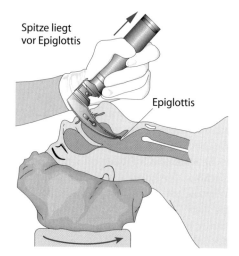

Spitze liegt
vor Epiglottis

Epiglottis

Abb. 6.16. Einführen des Laryngoskops mit gebogenem Spatel. Die Spatelspitze liegt vor der Epiglottis. Durch Zug in Griffrichtung des Laryngoskops richtet sich die Epiglottis auf und gibt den Blick auf die Stimmritze frei. (Aus Larsen 2004)

Der Tubus wird unter Sicht eingeführt und nach Passage des Cuffs durch die Stimmritze ca. 2 cm (beim Erwachsenen) weiter vorgeschoben, dann mit 3–5 ml Luft geblockt. Wenn der Tubus unter Sicht platziert werden konnte, ist eine weitere Lagekontrolle nicht notwendig. Bestehen Zweifel, sollte über Magen und Lunge auskultiert oder der exspiratorische CO_2-Gehalt gemessen werden. Bei ösophagealer Intubation ist kein CO_2 messbar, bzw. es fällt schnell ab, falls vor der Narkose Kohlensäurehaltiges getrunken wurde.

▪▪▪ Qualitätssichernde Maßnahmen
Die Dokumentation der durchgeführten Maßnahmen ist obligat. Es wird ein Narkosesprotokoll für die Dokumentation gewählt (▶ Abschn. 6.4.1). Empfehlenswert ist das Erarbeiten von Standards, die den Ablauf verbindlich für alle Mitarbeiter regeln.

▪▪▪ Ausleitung
Zur Ausleitung wird die Narkosemittelzufuhr ausgeschaltet und 100%iger O_2 mit hohem Flow (z. B. 6 l/min) eingestellt, um volatile Anästhetika aus dem

Kreissystem und der Patientenlunge zu spülen. Bei ausreichender Spontanatmung wird unter Absaugung durch den Tubus per Absaugkatheter extubiert. Die Extubation sollte nicht während einer evtl. auftretenden Exzitationsphase erfolgen, sondern davor oder bei völliger Wachheit. Ist die Atmung weiter stabil und sind die Schutzreflexe vorhanden, kann der Patient zur weiteren Überwachung in den AWR (▶ Abschn. 6.5) verlegt werden.

■ ■ ■ **Nachbereitung**
Die Nachbereitung erfolgt wie bei der Lokalanästhesie (▶ Abschn. 6.4.1).

Kontraindikation
Es gibt keine absolute Kontraindikation für eine Intubationsnarkose. Bei hyperreagiblen Atemwegen (Asthma) sollte eher eine Larynxmaske angewendet werden, um keinen Bronchospasmus zu provozieren. Die Indikation des geplanten Eingriffs kann Kontraindikationen relativieren. So wäre ein nichttherapierter Hypertonus bei einer rupturierten Bauchaorta zu vernachlässigen.

Komplikationen
Heiserkeit durch eine Reizung der Stimmbänder kommt vor und muss therapiert werden. Tubusfehlplatzierung im Ösophagus oder zu tiefe Platzierung und damit einseitige Brochusintubationen sind Komplikationen, die schnell korrigiert werden können. Eine Verletzung der Stimmbänder sowie Schleimhautreizungen werden beschrieben. Die Komplikation eines Pneumothorax ist extrem selten.

6.5 Aufwacheinheit

Im Anschluss an die meisten Operationen mit Anästhesie sind die vitalen Funktionen des Patienten instabil oder gefährdet, sodass eine Überwachung, mit der sofortigen Möglichkeit einzugreifen, notwendig ist. Um den Ablauf des OP-Plans nicht zu verzögern, werden die Patienten hierzu postoperativ zunächst in den AWR verlegt. Pro OP-Tisch muss mindestens ein Platz im AWR vorhanden sein. Bei vielen kurzen Eingriffen reichen 1,5 Plätze aus. An jedem Platz müssen Basismonitoring-, Absaug- und O_2-Insufflationsmöglichkeit vorhanden sein. Sinnvoll ist das Vorhalten von Warmluftgeräten in ausreichender Anzahl. Abhängig von der Situation auf der Intensivstation sollten ein erweitertes Monitoring und eine Beatmungsmöglichkeit an 1–2 Plätzen vorhanden sein. Notfall-/Narkosemedikamente und die Möglichkeit zur Intubation müssen vorhanden sein. Der Zugriff auf einen Defibrillator, ein Koniotomiebesteck oder ein Bronchoskop ist ohne Zeitverzögerung möglich. Die personelle Besetzung ist vom Überwachungs-, Pflege- und Behandlungsaufwand des einzelnen Patienten abhängig; in der Regel ist jeweils ein Mitarbeiter für 2–4 Patienten notwendig.

> Mindestens einer der Mitarbeiter sollte über die Fachweiterbildung Anästhesie und Intensivpflege verfügen.

6.5.1 Patientenübergabe

Im AWR wird der Patient vom Anästhesisten und einem Mitarbeiter des Funktionsdienstes übergeben, dabei sollten immer folgende Informationen weitergeleitet werden:

- Name und Alter des Patienten,
- durchgeführte Operation,
- venöse/arterielle Zugänge,
- evtl. Periduralkatheter,
- chirurgische Drainagen,
- Vorerkrankungen, Allergien usw.,
- Anästhesieverlauf/OP-Verlauf/Komplikationen sowie
- Behandlung/Diagnostik im AWR: Schmerztherapie, Laborwerte usw.

Routinemäßig werden die Patienten im AWR an den Monitor (EKG, Blutdruck, Pulsoxymetrie) angeschlossen und erhalten 2–4 l/min O_2 als Insufflation.

6.5.2 Überwachung im Aufwachraum

Im AWR wird der Patient so lange überwacht, bis er das volle Bewusstsein, sämtliche Schutzreflexe und die vitalen Funktionen wiedererlangt hat. Insbesondere wird hierbei auf das Auftreten der im Folgenden beschriebenen **postoperativen Komplikationen** geachtet.

Anästhesiebedingte postoperative Komplikationen

Folgende Störungen können anästhesiebedingt auftreten:

- Atemstörungen durch Relaxanzienüberhang,
- Atemstörungen durch Opiatwirkung,
- Bradykardien/Tachykardien,
- Blutdruckabfall oder -anstieg,
- Unterkühlung/Temperaturanstieg,
- Muskelzittern und
- PONV.

Atemstörungen durch Relaxanzienüberhang. Auch wenn zunächst eine ausreichende Spontanatmung vorhanden ist, können bei einem Relaxanzienüberhang schnell eine Erschöpfung der Atemmuskulatur und eine folgende Ateminsuffizienz eintreten. Typischerweise ist eine schnelle, flache Atmung evtl. mit kurzen, zuckenden und schaukelnden Bewegungsversuchen zu beobachten. Wenn eine Antagonisierung nicht möglich ist, muss der Patient reintubiert und beatmet werden.

Atemstörungen durch Opiatwirkung. Diese Störungen können ebenfalls auch nach zunächst ausreichender Atmung auftreten, weil z. B. eine intraoperativ gegebene Opiatdosis erst im AWR wirkt, oder weil der postoperative Schmerz rasch abklingt und so eine relative Opiatüberdosierung eintritt. Typischerweise ist eine langsame, tiefe Atmung zu beobachten; manche Patienten atmen erst nach Aufforderung (Kommandoatmung). Eine vorsichtige Antagonisierung in kleinen Einzeldosen (um die analgetische Wirkung des Opiats nicht komplett aufzuheben) ist i. Allg. ausreichend, erfordert aber aus Sicherheitsgründen einen deutlich verlängerten Aufenthalt im AWR, um »Rückfälle« nicht zu übersehen.

ⓘ Achtung

Ein Antidot kann bei kurzer Halbwertszeit kürzer wirken als das zu antagonisierende Medikament. Deshalb müssen antagonisierte Patienten immer im AWR überwacht werden.

Bradykardien/Tachykardien. Veränderungen der Herzfrequenz sind häufig und müssen nach Möglichkeit ursächlich abgeklärt und behandelt werden.

❗ Achtung

Lebensbedrohliche Bradykardien kommen nach Spinalanästhesie vor.

Tachykarde Rhythmusstörungen können schmerzbedingt sein. Insbesondere bei Patienten mit vorbestehender koronarer Herzkrankheit muss ein perioperativer Infarkt ausgeschlossen werden (EKG, Laborwerte).

Blutdruckabfall oder -anstieg. Wie bei Rhythmusstörungen, muss zunächst versucht werden, eine evtl. vorhandene Ursache abzustellen (Schmerz, Volumenmangel usw.). Wenn das nicht möglich ist, erfolgt eine symptomatische Behandlung.

Unterkühlung/Temperaturanstieg. Auch bei großer Sorgfalt lässt sich eine Auskühlung des Patienten während der Operation nicht immer sicher verhindern. Im AWR sollten Warmluftgeräte zur Verfügung stehen. Stark ausgekühlte Patienten müssen bis zur Normothermie nachbeatmet werden, andere Wirkungen der Unterkühlung müssen beachtet werden (Gerinnungs-, Durchblutungsstörungen usw.). Ein schnelles postoperatives Aufwärmen von unterkühlten Patienten senkt die AWR-Verweildauer und die postoperativen Komplikationen nachweislich.

❗ Achtung

Ein starker Temperaturanstieg kann ein Hinweis auf eine beginnende Sepsis sein. Bei Verdacht auf eine Sepsis muss der Chirurg hinzugezogen werden.

Muskelzittern. Postnarkotisches Muskelzittern (»shivering«) kann durch Unterkühlung oder direkte Wirkung von Narkosemitteln (insbesondere Lachgas) verursacht sein. Bei Unterkühlung muss der Patient gewärmt werden. Das Zittern wird als extrem unangenehm empfunden. Die starke Muskelaktivität führt zu einem erhöhten O_2-Verbrauch, stellt dadurch eine Kreislaufbelastung dar und kann bei Patienten mit kardialen Vorerkrankungen gefährlich sein. Das Zittern kann mit Pethidin (Dolantin) unterdrückt werden.

PONV. Übelkeit und Erbrechen bedeuten eine starke subjektive Beeinträchtigung für den Patienten. Durch Vagusreflexe kann es zu bradykarden Herzrhythmusstörungen kommen. Es besteht Aspirationsgefahr. Nach abdominellen Operationen können durch mechanische Belastung Nahtinsuffizienzen entstehen.

Riskofaktoren für PONV sind:
- Reisekrankheit oder PONV nach Voroperationen,
- kindliches Lebensalter,
- Frühschwangerschaft,
- Verwendung von Opioiden oder manchen Inhalationsanästhetika und
- bestimmte Eingriffe, wie Schieloperationen, Mittelohroperationen usw.

Beim Vorliegen von 2 oder mehr Risikofaktoren sollte eine intraoperative Prophylaxe vorgenommen werden. Das Auftreten von PONV kann um jeweils 25% vermindert werden durch:
- 3 mg Odansetron/1,5 mg Dolasetron,
- 4 mg Dexamethason und
- 1,25 mg Dehydrobenzperidol.

Schon eingetretenes PONV kann mit Odansetron oder Dolasetron behandelt werden.

Chirurgische postoperative Komplikationen

Im AWR auftretende chirurgische Komplikationen sind in erster Linie durch **Blutungen** (▶ Abschn. 7.3.2) bedingt. Eine Blutung kann akut entweder durch den intravasalen Volumenverlust zu Kreislaufinsuffizienz und hypovolämischem Schock führen oder umliegendes Gewebes durch ein Hämatom komprimieren. Eine nach außen drainierende Blutung wird leicht auffallen. Bedrohlicher sind intrazerebrale, intraabdominelle oder intrathorakale Blutungen. Nach Eingriffen in diesen Bereichen muss bei Zeichen einer Hypovolämie früh an die Möglichkeit einer Blutung gedacht und der Chirurg hinzugezogen werden. Nach Schilddrüsen- oder anderen Halsoperationen kann die Trachea bei einer arteriellen Blutung komprimiert werden und sehr schnell eine lebensbedrohliche Lage entstehen. Der Patient muss sofort intubiert und dann chirurgisch versorgt werden.

6.5.3 Verlegung auf die Station

Der Patient kann auf die Station verlegt werden, wenn seine Vitalfunktionen über einige Zeit stabil sind und seit der letzten Gabe von Opiaten ca. 20 min vergangen sind. Patienten nach Armplexusanästhesie ohne Gabe von Sedativa können ohne weitere Überwachung verlegt werden; sie müssen auf die Verletzungsgefahr für den anästhesierten Arm hingewiesen werden. Nach rückenmarknahen Regionalanästhesien werden die Patienten bei Rückkehr der Motorik und des Lagesinns verlegt. Der Zustand bei der Verlegung muss dokumentiert werden, eine Möglichkeit dabei standardisiert 5 Parameter zu erfassen, bietet der **Aldrete-Score** (▶ folgende Übersicht).

Aldrete-Score

Aktivität

2	Bewegt 4 Extremitäten spontan oder nach Aufforderung
1	Bewegt 2 Extremitäten spontan oder nach Aufforderung
0	Bewegt sich weder spontan noch nach Aufforderung

Atmung

2	Atmet tief durch, hustet kräftig
1	Luftnot oder eingeschränkte Atmung
0	Atemstillstand

Kreislauf

2	Blutdruck ±20% vom Ausgangswert vor Narkose
1	Blutdruck ±20–50% vom Ausgangswert
0	Blutdruck ±50% vom Ausgangswert

Bewusstsein

2	Vollkommen wach
1	Auf Anruf erweckbar
0	Reagiert nicht

Hautfarbe

2	Rosa
1	Blass, fleckig, ikterisch
0	Zyanotisch

Für jeden Parameter werden nach spezifischen Kriterien 0–2 Punkte vergeben. Der Score wird bei Aufnahme und bei Entlassung auf die Station erfasst. Patienten mit weniger als den maximal erreichbaren 10 Punkten werden nur nach schriftlicher ärztlicher Anordnung auf die Station verlegt.

6.6 Komplikationen und Notfallmanagement

Beim Auftreten von Komplikationen ist jede Art von Panik oder Konfusion unbedingt zu vermeiden. Grundsätzlich müssen die folgenden beiden wichtigsten Lebensregeln der Anästhesie beachtet werden.

— Cool bleiben.
— Sauerstoff geben.

Im Einzelfall kann das Beachten der zweiten Regel schwierig werden, dies wiederum macht das Befolgen der ersten Regel schwieriger. Dennoch muss rationales, überlegtes Handeln möglich bleiben. Wichtig ist es, Hilfe herbeizurufen, um Unterstützung von mehreren, möglichst erfahrenen Personen zu bekommen. Es ist hilfreich, Standards zur Vermeidung lebensgefährlicher Komplikationen zu entwickeln und umzusetzen. Als »Goldstandard« bei jeder Form der Lokalanästhesie gilt z. B. eine in Griffnähe liegende, fertig aufgezogene Medikation für eine Vollnarkose mit vorbereiteten Materialien zur Intubation. Mit wenigen Handgriffen kann so eine Notfallsituation durch jeden hinzugerufenen Mitarbeiter behandelt werden. Jeder Mitarbeiter des Funktionsbereiches kennt den Standort des Notfallwagens/-koffers und des Defibrillators. Im Folgenden wird auf die wichtigsten/häufigsten Komplikationen eingegangen.

6.6.1 Maligne Hyperthermie

Bei der malignen Hyperthermie tritt eine **pathologische Veränderung des Skelett-Muskel-Stoffwechsels** mit einer extremen Steigerung des Energieumsatzes ein. Die maligne Hyperthermie kann bei disponierten Personen durch folgende Substanzen getriggert werden:
— Succinylcholin (Pantolax) und
— volatile Anästhetika (mit Ausnahme von Lachgas).

❗ Achtung
Vorangegangene problemlose Narkosen sind keine Versicherung gegen das Auftreten einer malignen Hyperthermie.

Da der Hypermetabolismus ausschließlich durch Dantamacrin (Dantrolen) durchbrochen werden kann, muss in jedem OP kurzfristig eine ausreichende Menge zur Verfügung stehen.

Zeichen

- Mangelnde Relaxierung durch Succinylcholin bzw. Masseterspasmus,
- tachykarde Rhythmusstörungen,
- warme, rote Haut,
- starker Anstieg der endexspiratorischen CO_2-Konzentration,
- schneller Farbumschlag des Absorberkalks,
- muskuläre Steife,
- zyanose, marmorierte Haut,
- als Spätzeichen: Temperaturerhöhung und
- in der Blutgasanalyse: Acidose, CO_2-Erhöhung.

Maßnahmen

- Die Zufuhr von Triggersubstanzen sofort beenden. Wenn die Operation nicht beendet werden kann, wird die Narkose als TIVA (i.v.-Narkose) weitergeführt.
- Das Atemminutenvolumen wird auf das ca. 4Fache erhöht, und es wird mit 100%igem O_2 bei hohem Frischgasfluss beatmet. Um möglichst keine Reste volatiler Anästhetika im System zu haben, werden der Atemkalk und die Narkoseschläuche gewechselt oder das Narkosegerät ausgetauscht.
- Laborwerte: Blutgasanalysen, Elektrolyte usw. werden bestimmt.
- Dantamacrin (Dantrolen) i.v., 2,5 mg/kgKG, wiederholt, bis CO_2-Produktion und Herzfrequenz abfallen. Dantamacrin anschließend für mindestens 6 h weiter per Infusion geben.
- Korrektur der regelmäßig vorliegenden metabolischen Acidose.
- Evtl. Korrektur der Elektrolyte (Hyperkaliämie durch Freisetzen von Kalium aus den Muskelzellen).
- Verlegung auf die Intensivstation zur weiteren Überwachung und Therapie.

Da die Disposition zur malignen Hyperthermie familiär gehäuft auftritt, sollten bei Verwandten bis zum Ausschluss einer Disposition per Muskelbiopsie nur triggerfreie Narkosen durchgeführt werden (Information des Patienten!).

6.6.2 Komplikationen der Atemwege/der Beatmung

Schwierige Intubation

In der Mehrzahl (99%) der Intubationen ist es ohne Schwierigkeiten möglich, den Endotrachealtubus korrekt zu platzieren. Es wurden mehrere Tests zur Voraussage einer schwierigen Intubation veröffentlicht (Score nach Mallampati und diverse andere), die jedoch alle recht häufig sowohl falsch-positiv als auch falsch-negativ ausfallen.

> Es muss jederzeit mit einer unvorhergesehenen schwierigen Intubation gerechnet werden.

Da innerhalb von Minuten eine lebensgefährliche Lage entsteht, muss das Management eines Intubationsproblems [Maskenbeatmung nicht möglich – Intubation nicht möglich (»cannot ventilate – cannot intubate«)] von der Ausrüstung und vom Ausbildungsstand her jederzeit möglich sein.

Ausrüstung

- Tuben verschiedener Größe,
- Gesichtsmasken verschiedener Größe,
- Guedel- und Wendel-Tuben verschiedener Größe,
- Larynxmasken verschiedener Größe,
- Laryngoskopspatel verschiedener Größe und evtl. unterschiedlicher Form,
- Bronchoskop,
- Koniotomieset,
- evtl. »Mainzer Maske« (Gesichtsmaske, durch die hindurch fiberoptisch intubiert werden kann),
- evtl. Intubationslarynxmaske (Fasttrach) und
- evtl. spezielle Laryngoskope (z. B. nach McCoy oder Bullard).

Das Vorgehen unterscheidet sich bei erwartet und bei unerwartet schwieriger Intubation grundsätzlich. In ◼ Abb. 6.17 ist der Algorithmus für die schwierige Intubation dargestellt. Dieser muss – möglicherweise lokal variiert – von jedem in der Anästhesie Beschäftigten perfekt beherrscht werden und gewissermaßen »automatisch« ablaufen können.

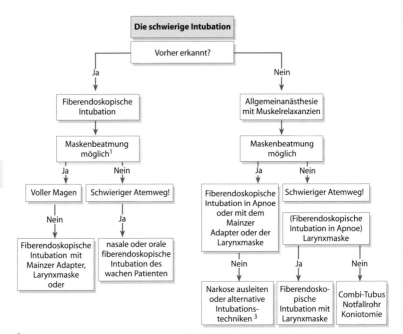

1 Bei geringstem Zweifel: fiberendoskopische Intubation des wachen Patienten

[1] Bei geringstem Zweifel: fiberendoskopische Intubation des wachen Patienten

[2] Folgende Optionen sind zu bedenken: Rückkehr zur Spontanatmung, Ausleitung der Narkose und Notruf (Hilfe herbeiholen)

[3] Alternative Intubationstechniken sind: „blinde" nasale Intubation, retrograde
  Intubation, Verwendung von speziellen Laryngoskopen, Notfallrohr und Gummibougie, (Trachlight) Intubationsstilett

◻ Abb. 6.17. Algorithmus für die schwierige Intubation. (Aus Larsen 2004)

Laryngospasmus
Zeichen

Der Laryngospasmus ist ein akuter **spastischer Verschluss der Stimmritze**. Auslöser sind Reize bei flacher Narkose im Rachenbereich (durch Sekret, Intubationsversuch, Extubation usw.). Zeichen sind entweder eine angestrengt wirkende Schaukelatmung ohne Atemgeräusch oder ein Stridor.

❶ Achtung
  Es besteht die Gefahr einer Hypoxämie. Das Risiko ist bei Kindern und Jugendlichen höher als bei älteren Patienten.

Maßnahmen

- Beseitigen des auslösenden Stimulus,
- Anheben des Kinns, Maske mit 100%igem O_2 aufsetzen,
- Versuch assistiert zu beatmen,
- evtl. Narkose vertiefen,
- Relaxierung mit 20 mg Succinylcholin sowie
- wenn keine schnelle Besserung eintritt, Vollrelaxierung, Maskenbeatmung, möglichst keine Intubation.

Bronchospasmus

Zeichen

Der Bronchospasmus ist die akute Verengung der Bronchien und Bronchiolen durch Kontraktion der glatten Bronchialmuskulatur.

❗ Achtung

Ein Bronchospasmus kann durch Hypoxämie lebensgefährlich werden.

Zeichen sind angestrengte Atmung bzw. bei Beatmung erhöhter Atemwegswiderstand mit verlängerter Exspirationszeit und evtl. giemendem Exspirationsgeräusch.

❯ Bei schwerem Bronchospasmus kann das Atemgeräusch fehlen.

Auslöser können, insbesondere bei prädisponierten Patienten, mechanische Reize in flacher Narkose (Intubation, Extubation), Medikamente (Barbiturate) oder Allergien sein.

Maßnahmen

- Erhöhen der inspiratorischen O_2-Konzentration,
- Vertiefen der Narkose, am besten mit volatilen Anästhetika, und
- i.v.-Gabe von Bronchodilatoren: Terbutalin usw., bei Therapieresistenz Adrenalin, evtl. hochdosierte Kortikosteroide.

Aspiration

Zeichen

Ein hohes Aspirationsrisiko besteht bei bewusstseinsgestörten Patienten mit nichtleerem Magen, die nicht intubiert sind; insbesondere also nach Narkoseeinleitung vor der Intubation (▶ Abschn. 6.2.3).

> ❯ Der Verdacht auf eine Aspiration muss immer entstehen, wenn bei einem Patienten mit gestörten Schutzreflexen Mageninhalt im Mund gefunden wird, starker Verdacht, wenn im Anschluss die Atmung geräuschvoll oder behindert ist.

Maßnahmen

- Sofortiges Absaugen des erreichbaren Sekretes und der Fremdkörper,
- Intubation, Beatmung mit 100%igem O_2,
- Bronchoskopie und weitere Absaugung durch das Bronchoskop, Cave: keine Spülung,
- zur Abschätzung der Behandlungsdauer und Prognose Bestimmen des Magensaft-pH-Werts,
- Thoraxröntgenbild innerhalb von 12 h und im weiteren Verlauf sowie
- Beatmung mit PEEP, 8 mbar oder bei Bedarf höher.

Medikamente
Zeichen

Relaxanzien sowie vor oder während einer Operation gegebene Antibiotika können beim Patienten eine **allergische Reaktion** auslösen, die in Einzelfällen eine Reanimation notwendig machen kann. Zeichen sind Hautrötung, evtl. Quaddelbildung, Blutdruckabfall, Tachykardie oder Bronchospasmus.

Maßnahmen

- Zufuhr der auslösenden Substanz unterbrechen,
- Beatmung mit 100%igem O_2,
- i.v.-Volumenzufuhr (mindestens 1 l kristalloide Lösung beim Erwachsenen; **Vorsicht bei Herzerkrankungen**),
- Adrenalin in i.v.-Einzeldosen und
- evtl. hochdosierte Kortikoide.

Herz-Kreislauf-Versagen
Zeichen

Die Gefahr eines intraoperativen Herz-Kreislauf-Versagens ist gering. Dennoch sollte in Zeiten der immer weiter voranschreitenden AED durch

Laien jeder Mitarbeiter im Funktionsdienst regelmäßig in Maßnahmen der Basisreanimation nach den aktuellen Empfehlungen der Fachgesellschaften (ILCOR, AHA, ERC) geschult werden und die hausspezifischen Abläufe kennen. Jeder muss wissen, wo im Funktionstrakt die Notfallausstattung, speziell der Defibrillator, zu finden ist. Jede der oben aufgeführten Komplikationen kann im ungünstigsten Fall in einer Wiederbelebung enden. Die gängigsten Notfallmedikamente sollten in jedem Einleitungsbereich oder an einem zentralen, für alle Mitarbeiter ohne großen Zeitaufwand zu erreichenden Ort vorgehalten werden. Komplikationen lassen sich durch vorausschauende Vorbereitung (ggf. Standards) nicht vermeiden, aber auf jeden Fall schneller beherrschen. Tritt während einer Operation trotzdem ein Herz-Kreislauf-Versagen auf, werden die im Folgenden aufgeführten Maßnahmen ergriffen.

Maßnahmen

- Operation nach Möglichkeit sofort beenden,
- sofort Herzdruckmassage (ggf. interne Herzdruckmassage bei Thoraxeingriffen) beginnen,
- sofortige Alarmierung von weiterem Personal unter dem Stichwort »Reanimation«,
- Notfallausstattung (Defibrillator) holen und
- Beatmung mit 100%igem O_2.

Neben der Wiederherstellung des Kreislaufs ist die zentrale Aufgabe ist die Suche nach möglichen Ursachen. **Auslösende Faktoren** (Anaphylaxie, Bronchospasmus) müssen sofort beseitigt werden. Die wichtigsten Notfallmedikamente bei einer Reanimation müssen allen Mitarbeitern bekannt sein. Dies sind:

- Adrenalin (Suprarenin),
- Amiodaron (Cordarex),
- Lidocain,
- Natriumbikarbonat und
- Norepinephrin (Arterenol).

Ein Herz-Kreislauf-Versagen kann, wenn es frühzeitig bemerkt wird, zumeist durch eine adäquate medikamentöse Therapie (z. B. Arterenol-Perfusor, Bluttransfusion) abgewendet werden.

Apparatives Versagen
Zeichen

Bei der Vielzahl der verwendeten Geräte ist ein technisches Versagen nicht absolut vermeidbar. Hinweise auf Fehlfunktionen bestehen im Überschreiten von Alarmgrenzen, in ungewöhnlichen Geräuschen, ungewöhnlichen Atembewegungen des Patienten oder des Atembalgs usw. Fehlfunktionen sollten bemerkt werden, bevor sie Auswirkungen auf den Patienten haben, also die pulsoxymetrische Sättigung abfällt o. Ä.

Maßnahmen

- Bei Problemen mit der Beatmung umschalten auf Handbeatmung,
- 100%igen O_2 geben, um eine »Sicherheitszone« zu erreichen,
- den Fehler einkreisen und eliminieren.
- Wenn das nicht sehr schnell gelingt, mit dem Handbeatmungsbeutel beatmen und das fehlerhafte Gerät austauschen.

Menschliches Versagen
Zeichen

Auch bei sorgfältigem und verantwortungsbewusstem Arbeiten werden Fehler vorkommen. Die meisten werden glücklicherweise schnell bemerkt und haben keine oder geringfügige Folgen. Schwer wiegende Folgen können z. B. **Medikamentenverwechslungen** oder **Fehlbedienung von Geräten** haben. Hinweise sind unerwartete Reaktionen des Patienten, Beatmungsprobleme, deren Ursache sich nicht finden lässt, u. a. Auch hier ist es wichtig, eine erfahrene Person hinzuzuziehen; manchmal fällt dem neu Hinzukommenden die Ursache sofort auf.

Maßnahmen

- Identität der verwendeten Medikamente noch einmal prüfen,
- Geräteeinstellung noch einmal von vorn beginnen und
- »einfache« Fehlerquellen noch einmal überprüfen: Falsch intubiert? Sauerstoff angestellt?

Einführung
in die Operationslehre

M. Liehn

7.1   Indikationen

Die Indikation für einen chirurgischen Eingriff stellt der Operateur; er bezieht dabei die Art und das Stadium der Erkrankung sowie den Allgemeinzustand des Patienten in seine Entscheidung ein.

Definition

»Indicare« (lat.: anzeigen) wird im *Pschyrembel* (Klinisches Wörterbuch, 257. Auflage) als Indikation mit Heilanzeige erklärt. Die Indikation ist also der **Anzeiger für die Therapie**.

Indikationsstellung

Der Prozess an sich beginnt in der Regel beim Hausarzt bzw. beim einweisenden Arzt. In der Klinik wird aus der Verdachtsdiagnose häufig eine konkrete Diagnose, die eine konkrete Therapie ermöglicht. Die korrekte Indikationsstellung entscheidet in nichtgeringem Maße über den Erfolg der Therapie.

Aufklärung

Jeder chirurgische Eingriff erfüllt formaljuristisch den Tatbestand der Körperverletzung, sodass eine lückenlose Aufklärung des Patienten erforderlich ist. Hierbei müssen auch mögliche Komplikationen erklärt werden. Die Aufklärung ist schriftlich zu formulieren und wird durch die Unterschrift des aufklärenden Arztes und des Patienten rechtsgültig.

❯ Ohne Aufklärung kein Eingriff.

Aufklärung bedeutet für den Patienten, relative Klarheit darüber zu bekommen, welche Erfolgsaussichten für seine Erkrankung bestehen, welche Risiken in der Therapie vorhanden sind und welche postoperative Situation zu erwarten ist. Auch Alternativen müssen aufgezeigt werden. Die sorgfältige Dokumentation ist sinnvoll, falls postoperativ angezweifelt wird, ob eine korrekte Aufklärung stattgefunden hat. Für das Aufklärungsgespräch liegen in der Regel **Vordrucke** bereit, in denen alle Aspekte des Eingriffs berücksichtigt werden. Nur bei einem Notfalleingriff kann auf die schriftliche Einwilligung verzichtet werden; hier wird der mutmaßliche Wille des Patienten zugrunde gelegt.

Absolute OP-Indikation

In Notfallsituationen, wenn es keine Alternative zum Eingriff gibt, weil der Zustand des Patienten lebensbedrohlich ist, besteht absolute OP-Indikation.

> **Exkurs**
>
> **Beispiel**
>
> Aortenruptur, Leberruptur, epidurales Hämatom.

Bei lebensrettend akuten Indikationen sollte die Operation nach Diagnosestellung innerhalb weniger Stunden durchgeführt werden, damit es nicht zu Folgeschäden kommen kann. Die Krankheit ist akut, aber es bleibt Zeit für vorbereitende Untersuchungen.

> **Exkurs**
>
> **Beispiel**
>
> Peritonitis, Gefahr der perforierenden Appendizitis.

Eine subakute Indikation besteht bei elektiven Eingriffe, die durchgeführt werden müssen, um dem Patienten Schmerzen oder andere Probleme zu nehmen. Der Zeitpunkt des Eingriffs kann innerhalb weniger Tage gewählt werden.

> **Exkurs**
>
> **Beispiel**
>
> Leistenhernie, Cholezystitis, Fundoplikatio.

Relative OP-Indikation

Eine relative OP-Indikation ist bei solchen Eingriffen gegeben, die der Diagnosestellung oder -bekräftigung dienen, die als präventive Maßnahme bezeichnet werden können oder ein kosmetisches Ziel haben. Auch die soziale Indikation, z. B. für eine Interruptio, gehört zu den relativen Indikationen.

7.2 Kontraindikation

Argumente, die gegen den geplanten Eingriff sprechen könnten, werden als Kontraindikation bezeichnet. Zumeist liegt eine Zweiterkrankung vor, die den Eingriff nicht zulässt, oder der Allgemeinzustand des Patienten ist derart schlecht, dass der Eingriff zumindest verschoben werden muss. Dies dient dem Ziel, die präoperative Ausgangssituation des Patienten zu verbessern.

7.3 Operationsrisiken

Jeder chirurgische Eingriff birgt Risiken, die sorgfältig gegeneinander abgewogen werden müssen. Es wird zwischen **allgemeinen Risiken**, wie Infektionen oder Thrombosen, und den **eingriffsbezogenen Risiken** unterschieden. Über beide muss der Patient aufgeklärt worden sein.

7.3.1 Wundinfektionen

Bei einer Wundinfektion sind Erreger in die Wunde eingedrungen und haben Reaktionen entweder am Ort der Wunde hervorgerufen, also eine **lokale Infektion** entstehen lassen, oder die Erreger sind ins Blut- oder Lymphsystem eingedrungen, dann wird von einer **systemischen Infektion** gesprochen. Diese Komplikation eines Eingriffs ist trotz korrekter Asepsis und der Anwendung von Antibiotika manchmal nicht vermeidbar.

Erreger

Die Erreger einer chirurgischen Infektion sind zumeist Bakterien; es kommen **aerobe Bakterien**, die Sauerstoff zum Überleben benötigen, und **anaerobe Bakterien**, die ausschließlich in Abwesenheit von Sauerstoff überleben können, vor. Von den aeroben Bakterien sind die bekanntesten der Staphylococcus aureus, der sich vermehrt im Nasen-Rachen-Raum aufhält und in seiner resistenten Form als MRSA (s. unten) bekannt ist, sowie die Enterokokken, die physiologisch im Darmtrakt zu finden sind. Als gramnegative Stäbchenbakterien sind Escheria coli, Enterobacter und Pseudomonas aeruginosa die bekanntesten. Zu den anaeroben Bakterien gehören u. a. Clostridien und Bacteroides. Die aeroben Bakterien befinden sich beim gesunden Menschen dort, wo sie benötigt werden und haben keine pathogene Wirkung. Nur am immungeschwächten Patienten können sie, z. B. an Wunden, Infektionen hervorrufen.

Ausbreitungswege

Folgende Wege sind möglich:

- **Lokal**: Bakterien halten sich in der Wunde auf und infizieren dort das Gewebe.
- **Lymphogen**: Bakterien bewegen sich von einer Lymphknotenstation über die Lymphbahnen zum nächsten Knoten weiter, sie rufen eine **Lymphangitis** hervor.
- **Hämatogen**: Keime treten in die Blutbahn ein und breiten sich über den gesamten Organismus aus (**Sepsis**). Infolge der Sepsis siedeln sie sich in verschiedenen Organsystemen an und bilden dort eitrige Entzündungsherde (**Septikopyämie**).

Lokale Infektionen

Es gibt lokale Formen einer Infektion, die sich örtlich umschrieben befinden. Der Patient empfindet Schmerzen, eine Rötung weist auf die Infektion hin und häufig ist eine Schwellung vorhanden:

- **Abszess**: Die eitrige Entzündung ist örtlich durch eine Abszesskapsel begrenzt, zumeist durch Staphylokokken hervorgerufen.
- **Empyem**: In einer bestehenden Höhle, z. B. in einem Gelenk, sammelt sich durch die Entzündung Eiter an.
- **Phlegmone**: Der Eiterherd kann sich ohne Abgrenzung im Gewebe ausbreiten.

Systemische Infektionen

Wenn der Patient mit einer bekannten Infektion, wie HIV-Infektion, Hepatitis oder Tuberkulose, im Funktionstrakt angemeldet wird, müssen Vorbereitung, Anästhesie und Nachbereitung der benutzten Materialien standardisiert erfolgen. In jedem **Hygieneplan** einer Funktionsabteilung müssen Arbeitsanweisungen für den Umgang mit diesen Infektionen zu finden sein. Das RKI (http://www.rki.de) hat Richtlinien zum Umgang mit diesen Erkrankungen definiert und veröffentlicht.

»Human-immunodeficiency-virus-Infektion«

»Human-immunodeficiency-Viren«, die Aids hervorrufen, sind über das Blut und andere Körperflüssigkeiten übertragbar. Jeder Mitarbeiter muss davon ausgehen, dass ein Eigenschutz nötig ist, denn vielfach sind Infektionen gar nicht bekannt. Jeder Mitarbeiter trägt Handschuhe im Umgang mit Körperflüssigkeiten, der Mundschutz verhindert Infektionen über den Nasen-Rachen-Raum, und eine Schutzbrille sollte bei allen Tätigkeiten (Intubation, Extubation, Spülungen usw.), bei denen Tröpfchenbildung möglich ist, getragen werden.

Hepatitis

Die Hepatitis wird durch Viren der Gruppe A, B, C und D übertragen. Die erkrankten Patienten werden im Funktionstrakt wie HIV-Patienten (s. oben) behandelt. Personal der Funktionsabteilung ist in der Regel gegen Hepatitis B geimpft.

Tuberkulose

Die Tuberkulose ist in den letzten Jahren wieder zu einem ernst zu nehmenden Problem in den Kliniken geworden. Zumeist ist durch die aerogen verbreitbaren Tuberkelbazillen die Lunge betroffen, aber auch über das Blut ist eine Infektion möglich und kann dann jedes Organ befallen. Das Personal ist, wie bei jedem Eingriff, durch wasserfeste Schutzkleidung und Maske, Brille und Handschuhe geschützt. Bei Lungentuberkulose wird das gesamte Beatmungsgerät entsprechend der Hygieneanweisung aufbereitet. Bei Organtuberkulose wird die Zentralsterilisationsabteilung entsprechend informiert, um das Instrumentarium korrekt aufbereiten und eine Kontamination der Mitarbeiter verhindern zu können.

Methicillinresistenter-Staphylococcus-aureus-Infektion

Der MRSA-Stamm reagiert nur sehr bedingt auf Antibiotika, haftet sehr stark an Gegenständen und ist deshalb über eine Desinfektion häufig nicht eliminierbar. Außerdem ist er nicht für Trockenheit oder Wärme empfindlich. Die Verbreitung erfolgt durch die Hände des Personals, endogen oder durch Besiedelung des Patienten mit einem resistenten Staph. aureus.

Ursachen einer MRSA-Infektion sind:

- nichtausreichende oder zu kurze Antibiotikatherapie,
- inkonsequente Umsetzung der Hygienepläne und
- prädisponierende Faktoren, wie Diabetes mellitus oder Dialyse bei Niereninsuffizienz.

Patienten mit einer bekannten MRSA-Infektion werden niemals an erster Stelle operiert, sondern immer zuletzt, danach erfolgt eine Scheuer-Wisch-Desinfektion. Alle Regeln zum Umgang mit einer MRSA-Infektion sind in den Richtlinien der RKI (1999) veröffentlicht und gelten als bindend.

Therapie

Die Therapie der Wundinfektionen richtet sich nach dem Erreger und seiner Ausbreitung. Bei lokaler Ausbreitung erfolgt eine chirurgische Entfernung in Kombination mit einer Antibiotikatherapie. Bei systemischen Erkrankungen wird medikamentös mit Antibiotika oder Chemotherapeutika behandelt. Hierzu werden in einem Antiobiogramm Resistenzbestimmungen des Erregers durchgeführt und spezifische Wirkstoffe gegen den Erreger ermittelt.

7.3.2 Komplikationen durch Blutung

Jeder operative Eingriff kann Komplikationen nach sich zu ziehen. Über die Möglichkeiten ist der Patient aufgeklärt, dem behandelnden Arzt sind patientenbezogene Risiken bekannt. Neben Infektionen gibt es weitere Komplikationen, die ein rasches Eingreifen erfordern. Der Körper befindet sich während einer Krankheit und einer Operation in einer Stresssituation, auf die er unterschiedlich reagieren kann. Eine häufiger vorkommende Komplikation ist die Blutung, die immer ein Eingreifen nötig macht, sowohl seitens der Chirurgen als auch der Anästhesisten.

Die klassische Form der intraoperativen Blutstillung stellt die Ligatur des durchtrennten Gefäßes dar, eine weitere Methode ist die Verödung durch HF-Strom (► Abschn. 5.1). Auch die Anwendung eines Clips aus Titan oder resorbierbarem Material ist möglich. Eine große Blutung kann nur sehr schwer therapierbar sein, wenn z. B. Gerinnungsdefekte auch diffuse Blutungen mit schweren Blutverlusten hervorrufen. Postoperativ kann es zu Blutungen kommen, wenn eine Ligatur sich löst oder ein Clip nicht fest appliziert war.

Chirurgisches Management

Wichtigstes Ziel ist die schnelle Blutstillung, um Blutverluste so gering wie möglich zu halten. Erstmaßnahme ist die Kompression an der Blutungsquelle. Oder das blutende Gefäß wird nahe der Blutung in seinem Verlauf komprimiert. Dann kann die Öffnung des Gefäßes aufgesucht und mit einer Ligatur und/oder einer Naht versorgt werden. Ist der Gefäßstumpf sehr kurz, wird nach einer Ligatur oder dem Setzen eines Clips versucht, das Gefäßende im umgebenden Gewebe zu fixieren, damit eine Bewegung die Ligatur nicht abrutschen lässt (**Durchstechungsligatur**). Nur kleinlumige Gefäße lassen sich koagulieren. Muss das blutende Gefäß zur Versorgung eines Organs erhalten werden, kann die Gefäßwand mit dünnem, monofilem, nichtresorbierbarem Faden genäht werden. Dabei ist darauf zu achten, dass das Lumen nicht eingeengt wird. In manchen Fällen ist es daher zur Vermeidung einer Stenose notwendig, die Gefäßwand nicht nur zu nähen, sondern mit einem »patch« zu versorgen. Dieser Patch kann aus der Venenwand des Patienten oder aus Gefäßprothesenmaterial (z. B. aus Gore-tex oder Dacronmaterial) bestehen. Bei großen stark durchbluteten Organen kann die Blutversorgung an den zuführenden Gefäßen durch Tourniquet-Schlingen unterbunden werden, um das blutende Gefäß zu identifizieren und entsprechend zu versorgen. Mit dem **Pringle-Manöver** können z. B. in der Leber die zu- und abführenden Gefäße im Lig. hepatoduodenale für ca. 30 min abgeklemmt werden, damit eine optimale Blutstillung vorgenommen werden kann. An der Milz wird in einem solchen Fall der Milzhilus für kurze Zeit abgeklemmt und damit die Blutzufuhr unterbunden. Hierbei muss die Klemme eine weiche Oberfläche haben, damit die Gefäßwand nicht beschädigt wird. Diffuse oder parenchymatöse Blutungen lassen sich nicht mit Nähten versorgen, da jeder Stich eine weitere Blutung hervorrufen würde. Deshalb arbeitet man hier mit resorbierbaren **Hämostyptika** in Form von flexiblen Kollagennetzen, die bei Bedarf mit Fibrinkleber fixiert werden können.

Anästhesiologisches Management

Durch akzidentelles oder geplantes Eröffnen großer Gefäße kann es zu plötzlichen und starken Blutungen kommen. Um frühzeitig reagieren zu können, muss der Anästhesist neben den Monitoren auch jederzeit das Operationsfeld beobachten, plötzlich auftretende starke Geräusche des OP-Saugers beachten usw. Die ständige Kommunikation mit den Operateuren ist selbstverständlich. Bei einer Kreislaufstörung liegt definitionsgemäß dann ein **Schock** vor, wenn vitale Organe unzureichend durchblutet werden und daraus ein Missverhältnis von Sauerstoffangebot und -verbrauch entsteht. Hält dieser Zustand an, treten **irreversible Organschäden** ein. Bei starkem akutem Blutverlust kommt es zum hämorrhagischen Schock. Durch die unzureichende Organdurchblutung und das Operationstrauma kann es zu einer Mediatorenausschüttung (Freisetzung von kreislaufwirksamen Substanzen) kommen, die den Kreislaufschock noch verstärkt und in einen hypovolämisch-hämorrhagischen Schock mündet. In der weiteren Folge tritt eine Schädigung des Kapillarendothels mit einer allgemeinen Entzündungsreaktion ein (SIRS). Ein intravasaler Volumenmangel muss also so schnell wie möglich behandelt und ein weiterer Verlust vermieden werden. Der ständige Informationsaustausch zwischen dem Anästhesie- und dem OP-Team ist notwendig. Soweit für den Anästhesisten nicht direkt sichtbar, informieren die Operateure über die Stärke der Blutung, klinische Gerinnungsstörungen usw. Der Anästhesist informiert, wenn eine Änderung des operativen Vorgehens notwendig wird, z. B. vorübergehende Unterbrechung der Operation und Kompression der Blutungsquelle oder Setzen einer Gefäßklemme, um mit Volumen- und Gerinnungstherapie »nachzukommen«.

Schockzeichen

Da der Patient i. Allg. narkotisiert ist, sind Störungen des Bewusstseins und der Atmung als Schockzeichen nicht verwertbar. Weitere klinische Zeichen sind blasses Hautkolorit, schneller flacher Puls und niedriger Blutdruck. Die Verwendung der Relation Blutdruck/Puls als »Schockindex« ist nicht möglich, da in diese Größen zu viele weitere Einflüsse eingehen (Lebensalter, Vorerkrankungen, Medikation).

Das Basismonitoring, bestehend aus
- nichtinvasiver Blutdruckmessung,
- Pulsoxymetrie und
- Kapnographie,

liefert erste Hinweise auf das Ausmaß des Volumenmangels, kann aber zur Verlaufskontrolle – außer bei sehr schnell behandelbarem Problem – schrittweise um folgende Parameter erweitert werden:
- ZVK,
- zentralvenöse Sauerstoff- (O_2)-Sättigung,
- arterielle Druckmessung,

- Urinausscheidung (Blasenkatheter),
- Körperkerntemperatur,
- erweitertes hämodynamisches Monitoring (z. B. PiCCO, A.-pulmonalis-Katheter),
- Labor: Hämoglobinwert, Gerinnungsstatus, Blutgasanalyse und
- Echokardiographie.

Therapie
Blutersatz

Primäres Ziel der Therapie ist die Wiederherstellung einer **Normovolämie**. Dazu werden Elektrolyt-oder Kolloidlösungen eingesetzt, eine Verdünnung von Blutbestandteilen bis zu einem gewissen Grad wird dabei in Kauf genommen. Zirka ein Drittel des Blutvolumens kann durch Elektrolyt- oder Kolloidlösung allein ersetzt werden. Ob Elektrolyt- oder Kolloidlösungen günstiger sind, ist nach wie vor nicht entschieden. Wenn notwendig, werden in einem zweiten Schritt Blutkomponenten (Erythrozyten, Gerinnungsfaktoren, Thrombozyten) nach dem Stand der Laborwerte gegeben. Bei länger andauernder starker Blutung ist ein solches Vorgehen nicht möglich, dann muss der Blutverlust aus Saugerinhalt usw. abgeschätzt werden. Nachdem ca. ein Drittel des Volumens ersetzt worden ist, werden zusätzlich EK gegeben. Nach 10 EKs (beim Erwachsenen) wird weiteres Volumen mit EKs und GFP im Verhältnis 1:1 ersetzt, um die Verdünnung der Gerinnungsfaktoren auszugleichen. Lagerung, Ausgabe, Verträglichkeitsprüfung, Identifikation von Blutkomponenten erfolgen entsprechend dem für jedes Krankenhaus nach dem Transfusionsgesetz zu erstellenden **Transfusionshandbuch**.

Medikamente

Zur Überbrückung einer nichtbeherrschbaren schweren Hypotonie können vorübergehend kreislaufwirksame Katecholamine (Adrenalin oder Noradrenalin) gegeben werden.

Gefäßzugänge

Für eine ausreichende Volumenzufuhr sind großlumige venöse Zugänge notwendig. Im manifesten Schock kann die Punktion peripherer Venen extrem schwierig sein. Es werden dann großlumige Katheter in zentrale Venen gelegt (z. B. Dialysekatheter).

Beatmung

Patienten im hypovolämischen Schock werden kontrolliert beatmet. Um die Menge des physikalisch im Plasma gelösten O_2 so weit wie möglich zu nutzen, wird mit 100%igem O_2 beatmet.

Temperatur

Eine Auskühlung des Patienten muss verhindert bzw. beseitigt werden, sie verursacht erhebliche weitere Gerinnungsstörungen und kardiale Arrhythmien. Eine effektive Erwärmung ist mit konvektiven Luftwärmegeräten über Wärmedecken möglich. Alle intravenös gegebenen Flüssigkeiten werden mit Durchflusswärmegeräten erwärmt. Der Therapieerfolg wird an einer dauerhaften Stabilisierung des Kreislaufs, ohne spezifische Therapie im Normbereich bleibenden Laborwerten und einer ausreichenden Urinausscheidung (mindestens 0,5 ml/kgKG und Stunde) bemessen.

7.3.3 Unbekannte Zweiterkrankung

Eine weitere Komplikation für einen chirurgischen Eingriff besteht in einer Zweiterkrankung des Patienten, die bis dato nicht bekannt war und das geplante Vorgehen sowie die erwarteten Risiken und den Heilungsprozess verändert. Dazu gehören in erster Linie **Metastasen**, deren Primärtumor bisher nicht in Erscheinung getreten war. Durch die Metastasierung ist jedoch ein schnellerer Verlauf der Erkrankung zu erwarten. Im Rahmen der minimal-invasiven Therapie ist das Vorfinden eines unerwarteten Tumorzustands oft eine Indikation zur Konversion auf ein offenes chirurgisches OP-Verfahren. Das Konzept der Operation wird durch eine Zweiterkrankungen verändert, indem das Operationsziel abgewandelt wird. In Extremfällen wird der Eingriff abgebrochen.

7.4 Zugangswege der Chirurgie

Um an das zu operierende Organ zu gelangen, wird entweder über dem Organ eine Inzision vorgenommen, dabei werden die Schichten durchtrennt, bis das Organ erreicht wurde. Oder man gelangt durch das Einführen von Trokaren mit minimalen Inzisionen an das Organ. Hohlorgane, wie Magen und Darm, können über flexible Endoskope ohne Inzisionen operiert werden.

7.4.1 Allgemeine Schnittführungskriterien

Die Schnittführung hängt immer vom Zielorgan ab. Der Zugang soll so erfolgen, dass wichtige anatomische Strukturen, wie Nerven, Gefäße oder Muskeln, nicht beschädigt werden, wenn dies zu umgehen ist. Muskeln und Faszien werden in Faserrichtung durchtrennt. Das Operationsgebiet soll gut zugänglich sein, aber der Schnitt nicht so groß, dass die Wundheilung beeinträchtigt sein könnte. Je größer der Zugang ist und je mehr Strukturen durchtrennt wurden, desto größer ist der postoperative Schmerz, und damit wird die Hospitalisation des Patienten länger dauern.

7.4.2 Spezielle Schnittführungskriterien

Jede Inzision sollte in den sog. Spaltlinien der Haut oder in vorhandenen Falten erfolgen (◻ Abb. 7.1). Das sind die Linien, die die Elastizität der Haut sichtbar anzeigen. Wenn in diesen Linien geschnitten wird, ist das kosmetische Ergebnis nach primärer Wundheilung zumeist sehr gut. Bei der Operationslagerung muss deshalb darauf geachtet werden, dass sich die Spalt- und Faltenlinien nicht verziehen.

Kocher-Kragenschnitt
Prinzip

Mit dem Kocher-Kragenschnitt ist der Zugang für Erkrankungen am Hals (Zenker-Divertikel), im vorderen Mediastinum, zur Schilddrüse und den Nebenschilddrüsen sowie teilweise für Tracheotomien möglich. Der Patient wird in Rückenlage gebracht; seine Arme werden symmetrisch gelagert, um die Hautfalten am Hals nicht zu verziehen. Der Kopf wird leicht rekliniert. In den Spaltlinien sollte symmetrisch geschnitten werden, so kann postoperativ nach primärer Wundheilung, z. B. durch das Tragen einer Kette, ein kosmetischer Effekt erzielt werden. Der Kocher-Kragenschnitt wird bogenförmig 1–2 cm oberhalb des Jugulums gelegt und seitlich von den Mm. sternocleidomastoidei begrenzt. Die Halsfaszie wird in einem Schnitt durchtrennt. Wenn eine Durchtrennung der Halsmuskulatur erforderlich wird, erfolgt diese in Faserrichtung. Bevor nach Beendigung des Eingriffs die Schichten wieder verschlossen werden, muss die Reklination des Kopfes aufgehoben werden,

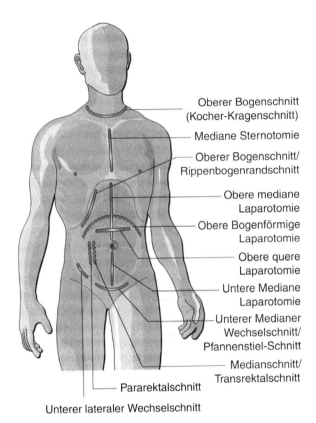

Oberer Bogenschnitt
(Kocher-Kragenschnitt)

Mediane Sternotomie

Oberer Bogenschnitt/
Rippenbogenrandschnitt

Obere mediane
Laparotomie

Obere Bogenförmige
Laparotomie

Obere quere
Laparotomie

Untere Mediane
Laparotomie

Unterer Medianer
Wechselschnitt/
Pfannenstiel-Schnitt

Medianschnitt/
Transrektalschnitt

Pararektalschnitt

Unterer lateraler Wechselschnitt

◻ **Abb. 7.1.** Mögliche Schnittführungen in der Viszeralchirurgie. (Aus Middelanis et al. 2003)

um einen spannungsfreien Verschluss der Schichten zu gewährleisten. Der Verschluss der Haut erfolgt in der Regel durch eine Intrakutannaht, dann ist eine Durchstechung der Kutis nicht nötig, und das kosmetische Ergebnis ist optimal. Wird resorbierbares Nahtmaterial angewendet, entfällt das Fadenziehen. Sonst wird dünnes monofiles Nahtmaterial verwendet, damit der Faden beim Entfernen problemlos durch das Gewebe gleitet. In manchen Kliniken ist der Verschluss durch Stahlklammern obligat; auch hier ist das kosmetische Ergebnis sehr gut.

Anästhesiologische Besonderheiten

Die Narkose bei Operationen in diesem Bereich wird als Intubationsnarkose durchgeführt. (Im Einzelfall kann für Tracheotomien die Larynxmaske sinnvoll sein.) Um ein Knicken des Tubus durch die Abdeckung, Bewegungen des Operateurs usw. zu verhindern, wird ein Spiraltubus eingesetzt und sicher fixiert. Die Tubuslage wird nach der endgültigen Lagerung noch einmal überprüft. Nach adäquater Blockung des Tubus-Cuffs per Druckmessgerät wird der Cuff-Druck intraoperativ nicht mehr korrigiert. Ein erhöhter Cuff-Druck ist i. Allg. vorübergehend und durch das operative Vorgehen bedingt. Um einen lachgasbedingten Druckanstieg auszuschließen, sollte kein Lachgas eingesetzt werden. Operationsbedingt kann es zu einer Perforation des Cuffs kommen, dann muss umintubiert werden (wenn nicht bei der Tracheotomie das Einsetzen der Trachealkanüle ohnehin direkt bevorsteht).

Oberbauchquerschnitt
Prinzip

Der Oberbauchquerschnitt wird für Zugänge zum Pankreas, zum Magen oder zur Leber angewendet. Der Patient liegt auf dem Rücken, und die Bauchregion wird leicht angehoben, um die Haut zu straffen und den Zugang zu erleichtern. Der Schnitt verläuft leicht bogenförmig, bei kleineren Zugängen gerade und quer. Die Schnittlänge richtet sich nach dem Zielorgan und der geplanten Operation. Die Durchtrennung der Faszien des M. rectus abdominis, M. obliquus externus sowie des M. transversus abdominis erfolgt in Faserrichtung. Bei der Durchtrennung der Muskulatur muss darauf geachtet werden, dass das Peritoneum separat inzidiert werden kann. Mit dem spannungsfreien Verschluss kann begonnen werden, nachdem die überstreckte Lagerung des Patienten aufgehoben wurde. Alle Schichten werden beginnend ab dem Peritoneum, danach werden Muskulatur und Faszie mit resorbierbarem Nahtmaterial genäht. Um eine gute Adaptation der Haut zu erreichen, wird manchmal in die Subkutanschicht eine Redon-Drainage mit Sog gelegt, oder die Subkutis wird mit dünnem resorbierbarem Nahtmaterial verschlossen.

Anästhesiologische Besonderheiten

Da der Schnitt eine intensive chirurgische Maßnahme ist, muss zuvor eine ausreichende Narkosetiefe erreicht sein. Der chirurgische Zugang an sich ist anästhesiologisch unproblematisch. Während Operationen im Oberbauch kommt es aber durch lokalen Druck (Hakenzug) auf das Zwerchfell zu vorübergehenden pulmonalen Atelektasen mit arteriellem O_2-Sättigungsabfall. Dies ist selten bedrohlich, kann meistens toleriert oder ggf. mit PEEP-Beatmung gebessert werden. Der Effekt verschwindet bei Beendigung der Operation. Vor der Extubation sollte die Lunge manuell gebläht werden.

Mediane Längslaparotomie
Prinzip
Dieser Zugang ist für alle Organe im Bauchraum anzuwenden. Die mediane Längslaparotomie kann auf den Ober- oder Unterbauch beschränkt werden. Durch eine Linksumschneidung des Nabels wird aber auch der gesamte Zugang vom unteren Sternumrand bis zur Symphyse möglich. Der Nabel wird auf der linken Seite umschnitten, weil die Corda umbilicalis, die den Nabel in seiner Position hält, rechts verläuft. So wird gewährleistet, dass sich der Nabel während der Wundheilung nicht verzieht. Da der Schnitt direkt in der Mittellinie erfolgt, kann jedoch postoperativ eine Narbenhernie entstehen, deshalb lehnen manche Chirurgen dieses Vorgehen ab. Bei adipösen Patienten oder solchen mit hohem intraabdominalen Druck besteht die Gefahr eines Platzbauches. Oberhalb des Nabels wird direkt in der Linea alba geschnitten, die Muskulatur braucht dadurch nicht freigelegt zu werden. Der Patient liegt auf dem Rücken und ist leicht überstreckt, sodass der Einblick in den Bauchraum gewährleistet ist.

Anästhesiologische Besonderheiten
Dieser chirurgische Zugang hat keine spezifischen anästhesiologischen Konsequenzen.

Suprasymphysärer Faszienquerschnitt nach Pfannenstiel
Prinzip
Dieser Zugang wird häufig gewählt: in der Gynäkologie, um eine gute Übersicht über den Uterus zu bekommen, in der Urologie, um an die Harnblase zu gelangen, und in der Allgemeinchirurgie, wenn videoassistiert am Rektum operiert wird. Diese Schnittführung hat den Vorteil, dass sie am oder im

Haaransatz der Schambehaarung vorgenommen wird und das kosmetische Ergebnis optimal ist, da nach dem Nachwachsen der Haare keine Narbe erkennbar ist. Der Schnitt verheilt zumeist komplikationslos, da durch das wechselweise Einschneiden der Faszie, der Muskelbäuche und der Transversalisfaszie ein »Platzbauch« als äußerst seltenene Komplikation gilt. Allerdings ist, z. B. beim Auftreten einer unbekannten Zweiterkrankung, eine Verlängerung dieses Schnitts nicht möglich. Der bogenfömige Hautschnitt ist durch die Schambehaarung vorgegeben, die Faszie wird quer inzidiert, die Linea alba durchtrennt. Die Bäuche des M. rectus abdominis werden stumpf auseinander gedrängt, darunter ist die Fascia transversalis, die wieder scharf eröffnet wird. Der Verschluss dieses Schnitts erfolgt schichtweise mit resorbierbarem Nahtmaterial, die Haut wird intrakutan mit resorbierbarem Material genäht, da das Ziehen des Fadens nach wenigen Tagen durch nachwachsende Haare erschwert werden würde. Klammern der Haut mit Stahlklammern ist ebenfalls üblich, aber auch hier besteht das Problem der nachwachsenden Haare bei der Entfernung. Der Patient liegt zumeist in Steinschnittlage (▶ Abschn. 5.2.2). Zum Verschluss werden die Beine so gelagert, dass keine Spannung auf der Inzision ist.

Anästhesiologische Besonderheiten

Dieser chirurgische Zugang hat keine spezifischen anästhesiologischen Konsequenzen.

7.5   Minimal-invasive Chirurgie

Die Möglichkeit, über die Einführung von Trokaren in einen Teil des Körpers einsehen und über weitere Trokarzugänge operieren zu können, ist in den letzten 20 Jahren in vielen operativen Fachabteilungen zum Standard geworden. Kaum eine andere Technik ist jedoch auf so viel spezifisches »equipment« angewiesen, wie die MIC. Dadurch ist die Zusammenarbeit zwischen den Operateuren und der Industrie sehr viel enger geworden. Die Weiterentwicklung der Technik und der Medizin verläuft hier parallel; dies beinhaltet eine ständige optimale Schulung von Mitarbeitern und Operateuren.

7.5.1 Patientenselektion

Indikationen

Im Grunde kann fast jeder Patient minimal-invasiv operiert werden. Trotzdem müssen ein paar wichtige Aspekte beachtet werden. Der Wunsch nach einer Operation ohne große Inzision wird seitens der Patienten immer häufiger geäußert, die Medien berichten von »Schlüssellochchirurgie« mit guten therapeutischen und auch kosmetischen Ergebnissen. Der Vorteil der MIC liegt tatsächlich in einem in der Regel optimalen kosmetischen Endergebnis, da die 3–5 Trokarinzisionen schnell verheilen. Das postoperative Befinden der Patienten ist wesentlich dadurch verbessert, dass das geringe Bauchwandtrauma mit sehr viel geringeren Schmerzen verbunden ist. Der Krankenhausaufenthalt wird radikal verkürzt; die Wiedereingliederung der Patienten in den Arbeitsprozess kann schneller erfolgen. Es sollte immer versucht werden, durch eine endoskopische Technik die gleichen Ergebnisse wie nach einer »klassischen« Operation zu erzielen. Dies bedeutet, dass das gewünschte Ausmaß und die Radikalität des Eingriffs als Therapieziel beachtet werden müssen; eine Indikationserweiterung muss ohne Nachteile für den Patienten möglich sein. Die Laparoskopie ist ein hervorragendes Diagnoseverfahren bei unklarer Genese von Schmerzen; dies gilt gerade für junge Patientinnen, wenn nicht zu klären ist, ob der Ursprung der Beschwerden gynäkologischer oder allgemeinmedizinischer Natur ist.

Kontraindikationen

Bei einer korrekten Indikationsstellung ist durch die endoskopische Chirurgie kein Nachteil für die Patienten zu erwarten. Relative Kontraindikationen sind:

- manifeste Herzinsuffizienz,
- Herzvitien, insbesondere Vorhof- oder Ventrikelseptumdefekte mit dem Risiko einer arteriellen CO_2-Embolie,
- schwere pulmonale Erkrankungen mit gestörter CO_2-Elimination sowie
- erhöhter Hirndruck oder verminderte intrakranielle Compliance, intraperitoneale Ableitung eines zerebralen Ventrikelshunts.

Als relative Kontraindikation gilt eine Situation, in der die Radikalität eines onkologischen Eingriffs nichtausreichend wäre. Eine **schlecht eingestellte Koagulopathie** gilt ebenso als relative Kontraindikation wie eine **portale**

Hypertension, da hier mit nichtbeherrschbaren Blutungen gerechnet werden muss. Als absolute Kontraindikationen gelten eine **schwere Koagulopathie** oder T_4-Tumoren. Patienten mit **Schädel-Hirn-Traumen** werden nicht unter Anlage eines Pneumoperitoneums operiert, da das Kohlenstoffdioxid- (CO_2-) Pneumoperitoneum den intrakraniellen Druck noch weiter erhöht. Der Patient ist darüber aufgeklärt und weiß, dass aus einem minimal-invasiven Eingriff ein klassischer Zugang werden könnte, die sog. Konversion. Deshalb ist die Vorbereitung des Patienten zur MIC-Operation auch die gleiche, wie zu einer konventionellen Methode. Die Entscheidung zur Konversion kann vielfältige Ursachen haben, nichtbeherrschbare Blutungen über den Trokarzugang oder ein unerwartet großer Befund, der mithilfe der langschaftigen Instrumente und der kleinen Zugänge nicht therapierbar wäre.

Beim Vorliegen von Kontraindikationen muss nach einer Nutzen-Risiko-Abwägung über den Einsatz der MIC entschieden werden.

> Im AWR müssen bei unspezifischen Problemen (Bewusstseinsstörungen, Blutdruckveränderungen, Störungen der Atemmechanik usw.) eine Blutgasanalyse und ein Thoraxröntgenbild durchgeführt werden, um einen Pneumothorax oder ein Pneumomediastinum auszuschließen.

7.5.2 Lagerung

Die gewünschte Lagerung ist aus dem Standard ersichtlich; Abweichungen werden besprochen. Die Patienten werden für minimal-invasive Eingriffe unter den gleichen Kriterien zur Operation gelagert, wie für alle anderen Eingriffe auch. Durch die kleinen Zugänge ist das Einbringen von Haken zum Weghalten anderer Organe nur erschwert möglich; deshalb macht man sich die Schwerkraft zunutze. Dazu werden die Patienten in teilweise extreme Kopftief- oder Fußtieflage gebracht (▶ Abschn. 5.2). Im Rahmen der MIC-Operation wird häufig intraoperativ die Lage des Patienten verändert.

❗ Achtung
Bei intraoperativen Lageveränderungen dürfen sich die Polsterungen und Lagerungshilfsmittel nicht verschieben; diese müssen kontrolliert und ggf. angepasst werden.

Die durchzuführenden Prophylaxen entsprechen denen für andere Lagerungen. Die Thromboseprophylaxe ist wichtg, da die Anti-Trendelenburg-Lagerung und die Anlage des Pneumoperitoneums mit 10–15 mmHg das Thromboserisiko erhöhen.

7.5.3 Narkoseform

Unter definiertem Druck wird CO_2 über einen Trokar in bestehende Körperhöhlen (z. B. Abdomen) oder zwischen Gewebeschichten insuffliert, um die Strukturen zu trennen und Raum zum endoskopischen Operieren zu schaffen. Nach Bedarf werden die Operationsbedingungen durch Lagerung (Trendelenburg-, Anti-Trendelenburg- oder schräge Seitenlagerung) optimiert. Sowohl Regionalanästhesie als auch Narkose sind möglich. Standardverfahren ist die Intubationsnarkose, da nur so die Kontrolle und die Steuerung der mit der MIC verbundenen physiologischen Veränderungen möglich ist. Eine lachgasfreie Narkose verbessert die Operationsbedingungen, da gasgefüllte Hohlorgane (Darmschlingen) nicht aufgebläht werden. Außerdem scheint postoperativ das Abatmen des restlichen CO_2 schneller möglich zu sein. Die Messung des endexspiratorischen CO_2 ($epCO_2$) ist obligat. Die vorbereitenden anästhesiologischen Maßnahmen und das Monitoring entsprechen denen bei vergleichbaren chirurgischen Eingriffen.

7.5.4 Risiken

Auswirkungen der CO_2-Insufflation

Fast immer ist ein Anstieg des $epCO_2$ festzustellen. Das Ausmaß der Hyperkapnie ist im Einzelfall nicht voraussehbar und bei extraperitonealen Operationen meistens stärker ausgeprägt. Nach Narkoseeinleitung sollte das $epCO_2$ in den unteren Normbereich gebracht werden. Im Verlauf des Eingriffs wird die Respiratoreinstellung angepasst. Der Anstieg ist bei extraperitonealen Operationen stärker ausgeprägt. Durch die peritoneale Dehnung kann reflexbedingt ein Anstieg oder Abfall von Herzfrequenz und Blutdruck eintreten. Es kann schwierig sein, diesen Effekt von einem absoluten oder relativen Volumenmangel, einer CO_2-Embolie oder einer myokardialen Dekompensation zu unterscheiden.

Einströmen des CO_2 in andere Bereiche

Kohlenstoffdioxid kann in andere Körperbereiche einströmen, z. B. durch das Zwerchfell in benachbarte Körperhöhlen: Pneumothorax bzw. Pneumomediastinum (genauer Carbothorax, -mediastinum); Entstehen eines Hautemphysems.

Anstieg des Beatmungsdruckes

Durch den Anstieg des intraperitonealen Druckes kann der Beatmungsdruck deutlich ansteigen. Bei Trendelenburg-Lagerung wird der Druck noch weiter erhöht.

Anstieg des zentralen Venendrucks

Durch Volumenverschiebung in den intrathorakalen Raum kann der ZVD ansteigen. Auch dieser Effekt wird durch Trendelenburg-Lagerung verstärkt. Die durch die Insufflation bedingten physiologischen Veränderungen sind oft schwer von Abweichungen zu unterscheiden, die durch Narkose oder Operation ausgelöst wurden. Gegebenenfalls muss probehalber der CO_2-Druck abgelassen werden. Spezielle Alarmsignale sind Brady-/Tachykardie, Blutdruckabfall und Abfall des endexspiratorischen CO_2 beim Beginn der Insufflation ohne optische Kontrolle. Es muss dann eine CO_2-Embolie durch intravasale Lage der Kanüle angenommen und die Insufflation sofort gestoppt werden; das CO_2 wird dann sehr schnell absorbiert. Ein eventuelles Hautemphysem ist weniger alarmierend als in anderen Situationen, da es durch das direkte subkutane Einbringen des CO_2 entsteht und nicht einen Spannungspneumothorax o. Ä. signalisiert.

7.5.5 Material

Das benötigte Material, das für eine MIC-Operation bereitgestellt wird, unterscheidet sich sehr von dem der klassischen Chirurgie. Ein wesentlicher Teil befindet sich auf dem MIC-Turm (auch Video- oder Endo-Turm genannt; ◘ Abb. 7.2). Dies ist ein Wagen mit Regalen, in denen alle benötigten technischen Geräte stehen. Der MIC-Turm sollte rollbar sein, um die Positionierung den unterschiedlichen Operationen entsprechend wählen zu können.

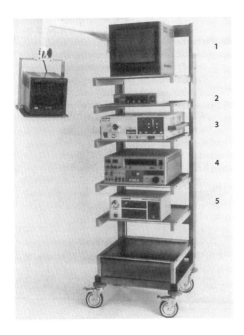

☐ **Abb. 7.2.** Laparoskopie (MIC)-Turm. Alle erforderlichen technischen Geräte sind auf dem mobilen Turm verfügbar. 1 Monitor, 2 Kamerasteuerteil, 3 Lichtquelle, 4 Video, 5 Insufflator. (Aus Middelanis et al. 2003)

Aufbau des Turmes sowie Umgang mit CO_2-Insufflator mit Gasflasche, Kamera, Monitor, Videorekorder oder/und Videoprinter und Absaug- und Spüleinheit sind über das MPG (▶ Abschn. 4.2.1) geregelt. Jeder Mitarbeiter ist eingewiesen und in der Lage, mit technischen Problemen fertig zu werden, Routine im Umgang mit dem Equipment minimiert die Stressfaktoren bei Problemen. Wegen seiner Hohlschäfte, Länge und Größe ist das Instrumentarium unter besonderen Kauteln zu benutzen und aufzubereiten.

7.5.6 Trokarpositionierung

Die Zugangswege sind auch hier vom Zielorgan abhängig und unter Einbeziehung der anatomischen Strukturen zu wählen. Der Einsatz und die Positionierung der Trokare unterliegen den im Folgenden beschriebenen Regeln.

■■■ Voraussetzungen

Die Länge der Trokare muss dem Patienten angepasst sein; bei bestehender Adipositas ist eine längere Variante zu empfehlen. Dies muss im Vorfeld aus dem OP-Plan ersichtlich sein, um eine optimale Vorbereitung zu gewährleisten. Die Eingriffsform, die geplante Operation und evtl. gewünschtes Zusatzmaterial sind dem Team der Funktionsabteilung übermittelt worden.

■■■ Team

Der Operateur legt die Positionierung der Trokare in Abhängigkeit von der geplanten Operation fest. Durch die Standardisierug der Eingriffe ist der Mitarbeiter des OP-Funktionsdienstes in der Lage, die Trokare korrekt vorzubereiten, die unterschiedlichen Größen in der richtigen Reihenfolge anzureichen und die entsprechenden Instrumente für die Arbeitsschäfte anzugeben. Der »Springer« steht am Videoturm bereit, um die Anschlusskabel für Gas, Spülung, HF-Anwendung und Kamera entgegenzunehmen und zu konnektieren. Die Mitarbeiter der Anästhesie wissen um die Komplikationsmöglichkeiten der CO_2-Insufflation und beobachten den Fortgang der Operation unter Beachtung des Monitorings.

■■■ Durchführung

Eine optimale Trokarpositionierung erleichtert den Eingriff. Der Trokar, durch den die optischen Instrumente eingeführt werden, sollte eine maximale Distanz von 15 cm zum Zielorgan haben, da sonst Sicht und Helligkeit nicht ausreichen. Die 3–4 benötigten Arbeitstrokare werden halbkreisförmig angeordnet; hierbei werden sie nicht weiter als 10 cm voneinander entfernt eingebracht. Durch die halbkreisförmige Anordnung werden ein Überkreuzen der eingeführten Instrumente im Bauchraum und damit eine Behinderung ausgeschlossen. Der Instrumentant weiß um die benötigte Vorbereitung der Trokare und deren gewünschter Größe, hilft beim Einführen der Arbeitsinstrumente in die Trokarschäfte und bereitet weitere Trokare vor.

■■■ Qualitätssichernde Maßnahmen

Jeder Eingriff ist standardisiert, und die Mitarbeiter kennen die Vorbereitung der Lagerung, der Anästhesie sowie des Equipments. Abweichungen vom Standard werden begründet, durchgeführt und dokumentiert. Der Füllungszustand der Gasflasche wird präoperativ kontrolliert. Das zu insufflierende Gas wird auf Körpertemperatur angewärmt, um die Auskühlung des Patienten zu verhindern. Filter am Gasinsufflator verhindern, dass Partikel aus der Gasflasche in den Patientenkörper gelangen und umgekehrt. Am Ende der Operation wird das CO_2 abgelassen, um den postoperativen Schmerz zu minimieren. Kein Mitarbeiter sollte in den Gasausstrom gelangen, da mit dem Ausstoß von Mikroorganismen, Kohlepartikel und ggf. Tumorzellen zu rechnen ist. Nach Möglichkeit sind zum Schutz des Personals sterile Filter zwischengeschaltet.

7.5.7 Positionierung des Videoturms

Die Positionierung des Videoturms erfolgt unter ergonomischen Gesichtspunkten und wird durch die Rollen unter dem Turm erleichtert. Bei optimaler Positionierung genügt ein Monitor, der für das gesamte Team einsehbar ist. Bei Bedarf kann die Position verändert werden, aber nur ohne Konnektierung der Kabel und Schläuche.

▪▪▪ **Voraussetzungen**
In den Standards ist für jeden Eingriff die optimale Position des Videoturms beschrieben. In der Regel gelten die Positionierungskriterien für rechtshändige Operateure. Bei Linkshändern ist manchmal die Position zu verändern.

▪▪▪ **Team**
Die Vorbereitung erfolgt nach Standard. Dabei ist bekannt, welcher Operateur den Eingriff vornimmt (Rechts- oder Linkshänder). Der Springer fährt den Turm in die vorbereitende Position, die endgültige Positionierung erfolgt nach der Abdeckung in Relation zu der Länge der zu konnektierenden Schläuche und Kabel.

▪▪▪ **Durchführung**
Sämtliche technischen Geräte werden präoperativ auf ihre Funktionsfähigkeit geprüft. Nach der Abdeckung konnektiert der Springer alle Kabel und Schläuche und stellt die gewünschte Literangabe am Insufflationsgerät ein. Falls nötig, wird mit der Kamera ein Weißabgleich durchgeführt. Die Spülung wird angeschlossen, der Videorekorder und der Videoprinter werden in Betrieb gebracht. Der Monitor ist so platziert, dass das gesamte Team den Operationsverlauf bequem verfolgen kann.

Exkurs

Beispiel

Rechter Oberbauch: Der Operateur steht mit seinem Kameraassistenten auf der linken Seite des Patienten, schaut über den Patienten hinweg auf den Monitor, der optimal an der rechten Schulter des Patienten stünde.

Linker Oberbauch: Der Monitor stünde optimal an der linken Schulter des Patienten.

▪ ▪ ▪ Qualitätssichernde Maßnahmen

Die Standards beschreiben die Positionierung des Turmes für jeden Eingriff. Jeder Mitarbeiter ist gemäß MPG in die medizinischen Geräte eingewiesen. Alle Arbeitsschutz- und Unfallverhütungsrichtlinien werden eingehalten. Die Steckdosen sind so erreichbar, dass keine Kabel auf dem Fußboden liegen müssen. Schläuche und Kabel vom Patienten zum Turm sind lang genug, um den korrekten Abstand des Turmes zum sterilen Gebiet einhalten zu können. Der Umgang mit technischen Problemen (»trouble shooting«) wird geübt, bei Bedarf eine Checklise an den Videoturm gehängt, die die Reihenfolge der Tests bei definierten Ausfällen vorgibt. Damit ist jeder Mitarbeiter vertraut und kann **in Ruhe** die technischen Möglichkeiten überprüfen und möglicherweise Fehler beheben.

▪ ▪ ▪ Nachbereitung

Nach Beendigung des Eingriffs werden alle Materialien nach gültigen Hygienerichtlinien entsorgt. Der Turm wird desinfiziert und an die Stelle transportiert, von der aus er in die Säle verbracht werden kann.

Operationen mit Anästhesie

M. Liehn

8.1   Allgemeinchirurgie

Im vorliegenden Kapitel werden Schwerpunkte und anästhesiologische Kriterien bestimmter Operationen beschrieben.

8.1.1   Schilddrüse

Die Schilddrüse (Glandula thyreoidea; ◘ Abb. 8.1) ist eine endokrine Drüse, die sich in einer Organkapsel befindet und an der Vorderseite der Trachea liegt. Sie hat die Form eines Schmetterlings; die Verbindung der beiden »Flügel« wird als Isthmus bezeichnet. Die Thyreoidea wird arteriell von der A. carotis externa versorgt, den oberen Pol versorgen beidseits die Aa. thyreoideae superiores, den unteren Pol die Aa. thyreoideae inferiores. Der Stimmbandnerv (N. laryngeus recurrens) verläuft nahe der unteren Polgefäße und tritt dort in die Schilddrüse ein. Eine Schonung dieses Nervs ist immens wichtig, um die Bewegung der Stimmbänder zu erhalten. Eine einseitige Lähmung führt zu Sprechstörungen; eine beidseitige Lähmung kann zur Ateminsuffizienz führen. Ebenfalls wichtig in der Schilddrüsenchirurgie sind die 4 Nebenschilddrüsen (Epithelkörperchen), die linsengroß an der Hinterseite der Schilddrüse liegen. Sie regulieren den Kalziumstoffwechsel und bilden das Parathormon. Die Epithelkörperchen verbleiben bei Resektionen an der Hinterwand; versehentlich entfernte Nebenschilddrüsen können in den M. sterncleidomastoideus replantiert werden. Die Schilddrüse reguliert den Jodhaushalt durch die Bildung der Hormone T_3 und T_4. Als Regulationsorgan der Schilddrüse fungiert die Hypophyse mit dem TSH.

Indikation und Operationsprinzip

Operationen an der Schilddrüse gehören zu den häufigsten allgemeinchirurgischen Eingriffen, die in Deutschland durchgeführt werden. Die Indikationen zur Operation werden dann gestellt, wenn konservative Therapien nicht greifen oder der Patient seine Medikamente nicht verlässlich einnimmt bzw. einnehmen kann. Eine maligne Erkrankung kann keinesfalls konservativ therapiert werden. Es wird zwischen **relativen und absoluten Operationsindikationen** unterschieden. Eine **Struma**, die aufgrund ihrer mittleren Größe keine Schluckbeschwerden hervorruft, und die Entzün-

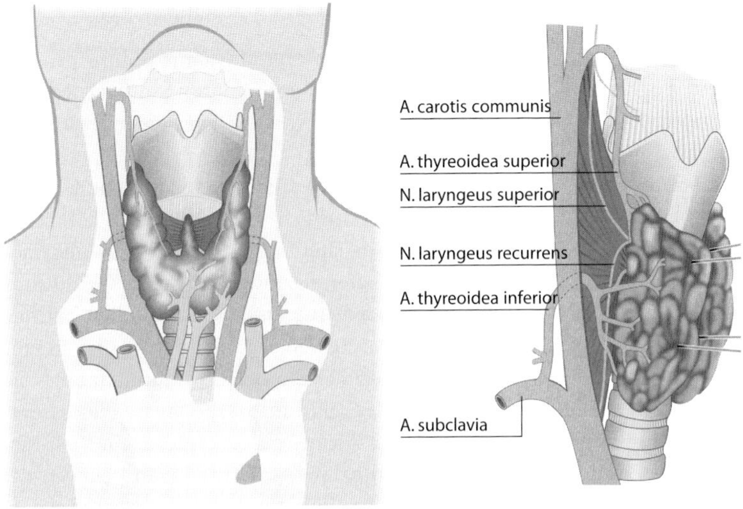
A. carotis communis
A. thyreoidea superior
N. laryngeus superior
N. laryngeus recurrens
A. thyreoidea inferior
A. subclavia

Abb. 8.1. Anatomie der Schilddrüse. (Aus Siewert 2001)

dung der Schilddrüse, Thyreoiditis, gelten als relative Operationsindikation. Eine Operation ist absolut indiziert, wenn eine Struma die Trachea einengt, damit Atem- und Schluckbeschwerden hervorruft, oder wenn eine Struma hinter dem Sternum, in den Thoraxraum hinein, verdrängend wächst. Maligne Erkrankungen gelten ebenfalls als absolute Indikationen. Als Struma wird jede **Vergrößerung der Schilddrüse** bezeichnet, unabhängig davon, ob dieser Knoten Hormone produziert (heißer Knoten) oder nicht (kalter Knoten).

Operationsprinzip

Der vergrößerte Teil der Schilddrüse wird bei **benignen Erkrankungen** unter Schonung der Nebenschilddrüsen entfernt, aber ein Rest des Schilddrüsengewebes wird zur Gewährleistung der Hormonproduktion belassen. Bei **malignen Prozessen** wird die gesamte Schilddrüse entfernt; dies erfordert eine lebenslange Hormonsubstitution.

Narkoseform

Operationen an der Schilddrüse werden in **Intubationsnarkose** durchgeführt. Wenn möglich, sollte sich der Patient in einer **euthyreoten Stoffwechsellage** befinden. Eine Hyperthyreose, die mit Tachykardie, Hypertonus, Hyperthermie usw. einhergeht, muss mit der Gabe von β-Blockern, Antihypertensiva und Sedativa kompensiert oder vermindert werden. Prä- oder intraoperativer Stress kann diese klinischen Zeichen erheblich verstärken; u. U. kommt es dabei zu einer exzessiven weiteren Ausschüttung von Schilddrüsenhormonen (»thyreotoxische Krise«) mit akuter lebensbedrohlicher Gefährdung des Patienten. Bei der **Prämedikationsvisite** muss nach klinischen Zeichen einer Hyperthyreose geforscht werden. Bei einer großen Struma ist an eine mögliche Behinderung der Kopfbeweglichkeit oder der Mundöffnung und an eine Einengung der Trachea zu denken. Ein präoperatives Thoraxröntgenbild zur Beurteilung der tieferen Atemwege ist obligat, ein Hals-Nasen-Ohren- (HNO-)ärztlicher Befund sinnvoll und bei Veränderungen der Stimme (Heiserkeit) unverzichtbar. Die **Einleitung der Narkose** erfolgt in üblicher Weise unter Berücksichtigung der individuellen Situation (Vorerkrankungen) des Patienten. Bei eingeengtem Atemweg sollte die Intubation fiberoptisch bei erhaltener Spontanatmung durchgeführt werden. Es wird ein nichtknickender Tubus mit Spiralverstärkung verwendet. Die **Lagerung des Patienten** variiert, je nach Präferenzen der operierenden Abteilung. In jedem Fall wird das Operationsgebiet durch Reklination des Kopfes möglichst gut exponiert. Häufig wird der Kopf komplett steril abgedeckt, um Platz für einen hinter dem Kopf stehenden Assistenten zu schaffen. In diesem Fall müssen unter der sterilen Abdeckung Gesicht und insbesondere die Augen des Patienten mithilfe einer nichtverrutschenden Polsterschicht druckfest abgedeckt werden. Es ist sinnvoll, hierfür spezielle Schaumstoffformteile mit eingearbeiteten Klettbändern zur Befestigung sowie mit Aussparungen zur Aufnahme des Tubus und der Magensonde zu verwenden. Der Tubus wird mit einem Verlängerungsschlauch versehen, damit der Y-Konnektor nicht im Bereich der Abdeckung liegt, und die intraoperativ unter der Abdeckung befindlichen Konnektionen werden mit Klebestreifen gesichert. Die intraoperative Narkoseführung entspricht dem Standardvorgehen (▶ Abschn. 6.4.3). Bei der **Narkoseausleitung** muss mit einer möglichen Atembehinderung durch intraoperative Läsion der Nn. laryngei recurrentes, einer Schwellung der Halsweichteile oder einem Kollabieren der Trachea bei Tracheomalazie nach lange bestehender Struma gerechnet werden. Eine sofortige Reintubation kann notwendig werden. Manche Operateure erwarten zur Narkoseausleitung eine laryngoskopische Beurteilung der Stimmbandbeweglichkeit. In diesem Fall muss die Extubation in ausreichend tiefer Narkose erfolgen, um die Laryngoskopie möglich zu machen. **Postoperativ** muss insbesondere auf Halsschwellungen oder Atembehinderung geachtet werden. Um sofort nach Hilfe klingeln zu können, darf der Patient erst bei guter Vigilanz aus dem AWR verlegt werden. Wegen einer möglichen Störung der Schluckmechanik sollte für 24 h nicht gegessen oder getrunken werden; ein entsprechendes Infusionsprogramm wird verordnet oder besteht als Standard.

❗ Achtung

Tritt postoperativ eine Atembehinderung ein, muss an eine arterielle Blutung im Operationsgebiet gedacht werden; dies ist eine extrem kritische Situation. Der Patient wird **sofort** in den OP-Trakt transportiert und nach Narkoseeinleitung unter Spontanatmung intubiert, die Möglichkeit einer Notfallkoniotomie bzw. -tracheotomie muss vorhanden sein.

Technisches Equipment

Der Patient wird in Rückenlage eingeschleust, auf einem geraden Tisch gelagert, der Kopf muss nach der Narkoseeinleitung rekliniert werden, um den Zugang über den Kocher-Kragenschnitt (▶ Abschn. 7.4.2) zu ermöglichen. Die Hautdesinfektion wird vom Kinn bis zum Brustansatz durchgeführt; die Abdeckung kann über eine 4-Tuch-Abdeckung erfolgen. Das Instrumentarium besteht aus feinen Instrumenten. Bei Bedarf wird ein Nervenstimulator benötigt, um den N. laryngeus recurrens zweifelsfrei identifizieren zu können. Die Präparation kann mit einer bipolaren Schere oder mithilfe der Ultraschalldissektion erfolgen.

▪▪▪ Voraussetzungen

Jeder im Team kennt seine Aufgaben; Narkoseeinleitung und Operationslagerung sind standardisiert. Der Operateur benötigt häufig eine Lupenbrille, die rechtzeitig angewärmt werden muss, damit die Gläser nicht beschlagen. Wird für die Präparation ein Mikroskop benötigt, muss es mit einem sterilen Bezug versehen werden. Die benötigten medizinischen Geräte, wie Ultraschallgerät und Nervenstimulator, sind angeschlossen, auf ihre Funktionsfähigkeit geprüft und freigegeben.

■ ■ ■ **Team**

Der Anästhesist leitet die Narkose mithilfe eines Mitarbeiters des Funktionsdienstes ein. Bei sehr großen Strumen kann eine bronchoskopische Intubation nötig werden. Der »Springer« lagert den Patienten mithilfe des Anästhesisten und des Operateurs gemäß Standard, reicht das benötigte Verbrauchsmaterial an und beginnt mit der Pflegedokumentation. Die Begleitpapiere für die histologische Untersuchung werden vor der Operation vorbereitet und vom Operateur unterschrieben. Ist eine Schnellschnittdiagnostik geplant, wird das Antragsformular vom Operateur ausgefüllt. Der Instrumentant bereitet die sterilen Tische mit dem benötigten Instrumentarium vor, zählt mit dem unsterilen Saalassistenten gemeinsam Instrumente und Textilien und instrumentiert unter sterilen Kautelen der Situation angemessen. Der Operateur hat das Team im Vorfeld auf Besonderheiten des Patienten hingewiesen, mitgeteilt, ob Lupenbrille oder Mikroskop vorbereitet werden muss und führt die Operation mit 2 Assistenten durch. Der erste Assistent kann die Hautdesinfektion vornehmen; der zweite Assistent wird benötigt, um die Haken zu halten.

■ ■ ■ **Durchführung**

Nur der Zugang über den Kocher-Kragenschnitt ist allen Schilddrüsenoperationen gemeinsam. Das Ausmaß des entfernten Schilddrüsengewebes ist von der Grunderkrankung abhängig (◪ Abb. 8.2a,b). Bei einer **Enukleation** wird »nur« ein isolierter Knoten entfernt. Bei einer **Resektion** wird zwar ein bestimmter Teil des Schilddrüsengewebes entfernt, es bleibt aber genug stehen, um die Epithelkörperchen zu schonen und eine partielle Hormonproduktion zu gewährleisten. Bei einer **Thyreoidektomie** wird die gesamte Schilddrüse aufgrund einer malignen Erkrankung entfernt.

Nach der Entfernung des Schilddrüsengewebes wird entschieden, ob das Präparat formalinfixiert zur histologischen Untersuchung in die Pathologie überführt wird, oder ob die Radikalität des Eingriffs über eine Schnellschnittdiagnostik bestimmt werden muss (▸ Abschn. 5.3.3). Werden die Nebenschilddrüsen geplant mitentfernt, müssen präoperative und perioperative Kalzium- und Parathormonbestimmungen am Patientenblut vorgenommen werden. Ein Abfall des Kalziumwerts 10 min nach der Resektion des Epithelkörperchens gibt Auskunft über die Notwendigkeit der Substitution. Der Verschluss des Operationszugangs kann erfolgen, wenn die Reklination des Kopfes aufgehoben ist und ein spannungsfreier Verschluss der Gewebeschichten möglich

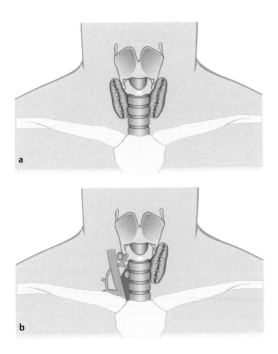

🔲 **Abb. 8.2a,b.** Das radikale Resektionsausmaß kann durch 2 Möglichkeiten erreicht werden. **a** Beiderseitiges Belassen eines kleinen Parenchymrests, **b** einseitige vollständige Lappenentfernung. (Aus Siewert 2001)

ist. Die Versorgung der Drainagen und der Verband erfolgen unter sterilen Bedingungen; danach wird der Patient extubiert, um eine Funktionskontrolle des N. laryngeus recurrens vorzunehmen. Dazu muss der Patient nach der Extubation ein Wort sagen, dass ein »A« enthält, da hierbei der Atemausstoß über die Funktion des Stimmbandnervs Auskunft geben kann.

▪ ▪ ▪ Qualitätssichernde Maßnahmen

Die Lagerung ist standardisiert; Abweichungen werden begründet und dokumentiert. Die präoperative Funktionskontrolle des N. laryngeus recurrens durch einen HNO-Spezialisten dient der juristischen Absicherung; die postoperative Funktionskontrolle wird dokumentiert. Größe und Gewicht des entfernten Schilddrüsengewebes werden dokumentiert; die verbleibende Restmenge an Schilddrüsengewebe wird ausgerechnet. Daraus resultiert, welche Rezidivprophylaxe vorgenommen werden wird (Jod-, Hormonsubstitution). Das histologische Ergebnis geht in die Operationsdokumentation ein. Entfernte gesunde Epithelkörperchen werden in den M. sternocleidomastoideus replantiert. Der Kalziumstoffwechsel wird postoperativ kontrolliert.

8.1.2 Hernien

Als Hernie bezeichnet man einen Eingeweidebruch, bei dem Gewebe in einem Bruchsack durch eine Bruchpforte tritt. Hernien können an den folgenden Körperstellen auftreten:

- **Leistenhernie (Hernia inguinalis):** In der Leiste verliert die **Fascia transversalis** ihre Festigkeit; so können Darmschlingen über die Bruchpforte austreten. In ungünstigsten Fällen sind diese Darmschlingen eingeklemmt und können nicht mehr in den Bauchraum zurückgleiten, dann spricht man von einer »inkarzerierten Hernie«.
- **Zwerchfellhernie (Hiatushernie):** Durch Erschlaffung des Gewebes, das im Normalzustand das Zwerchfell in seiner Form hält und den Magenfundus daran hindert, in den Thoraxraum zu gleiten, eröffnet sich der **Hiatus oesophageus**. Die Kardia und/oder der Fundus des Magens gelangen in den Thoraxraum.
- **Nabelhernie (Umbilikalhernie):** Entweder angeboren oder durch Bindegewebsschwäche erworben, tritt Bauchinhalt über den **Anulus umbilicalis** aus. Die Gefahr bei Erwachsenen besteht in einer Inkarzeration.
- **Epigastrische Hernie:** Präperitoneales Fettgewebe tritt durch einen Bruch in der **Linea alba** aus.
- **Narbenhernie:** Zum Beispiel infolge Wundheilungsstörungen kommt es zu einer Verdünnung der Narbenplatte, die damit als Bruchpforte für Eingeweideanteile gilt.

Indikation und Operationsprinzip

Bei allen Hernien ist die Indikation zur Operation gegeben, wenn die konservative Therapie nicht ausreicht, die Beschwerden des Patienten groß sind, die Gefahr einer Inkarzeration gegeben ist oder diese bereits vorliegt.

Leistenhernie

Eine nichteingeklemmte Hernie sollte operiert werden, kann jedoch geplant als Wahleingriff vorgenommen werden. Eine inkarzerierte Hernie gilt als absolute Operationsindikation.

Operationsprinzip

Freilegung und Abtragen des Bruchsacks, Verstärkung der Hinterwand des Leistenkanals, der Fascia transversalis durch Dopppelung der Faszie oder durch Implantation eines Kunststoffnetzes, das z. T. resorbierbar ist.

Hiatushernie

Wenn die konservative Therapie versagt, der Patient unter ständigem Reflux der Magensäure in den Ösophagus leidet und so die ösophageale Schleimhaut zu Entzündungen neigt, sollte operiert werden. Wenn die Hiatushernie so groß ist, dass Magenanteile in den Thoraxraum gelangen und dort zur Raumverdrängung führen, gilt dies ebenfalls als Operationsindikation.

Operationsprinzip

Um den Zwerchfellbruch zu reparieren, wird der Magenfundus wie eine Manschette um den distalen Ösophagus gelegt und dort mit wenigen Nähten fixiert. Dadurch verkleinert sich der His-Winkel, und der Zugang zum thorakalen Raum wird verhindert. Die Magensäure steigt nicht mehr in den Ösophagus auf; die Refluxkrankheit wird behoben. Dieser Eingriff wird in der Regel minimal-invasiv chirurgisch vorgenommen.

Nabelhernie

Da die meisten Nabelhernien durch die kleine Bruchpforte zur Einklemmung von Bauchinhalt neigen, sollten sie operiert werden.

Operationsprinzip

Der Bruchsack wird abgetragen, die Linea alba und/oder die beiden Rektusscheiden werden direkt verschlossen oder mit einem Kunststoffnetz verstärkt. Der Nabel sollte dabei in seiner typischen Form erhalten bleiben oder rekonstruiert werden.

Epigastrische Hernie

Hier gilt die Operation als Mittel der Wahl, da epigastrische Hernien häufig an verschiedenen Stellen der Linea alba gleichzeitig auftreten.

Operationsprinzip

Verschluss der Linea alba und Vereinigung der beiden Rektusscheiden mit kräftigem Nahtmaterial.

Narbenhernie

Je nach der Größe des Bruches können die Beschwerden konservativ mit einem Korsett gelindert werden. Wenn der Allgemeinzustand des Patienten es zulässt, sollte der Narbenbruch nach Ausheilung der Wundinfektionen operativ versorgt werden.

Operationsprinzip

Die ausgedünnte Narbenplatte muss verstärkt werden, um dem intra-abdominellen Druck standhalten zu können. In der Regel ist nicht mehr genügend patienteneigenes Gewebe vorhanden, um eine Verstärkung zu gewährleisten, dann muss auf Fremdmaterial, ein nicht- oder nur z. T. resorbierbares Kunststoffnetz, zurückgegriffen werden.

Narkoseform
Leistenhernie

Die Leistenhernienoperation kann bei gesunden Patienten in Lokalanästhesie vorgenommen werden. Der Patient ist darauf hinzuweisen, dass der Zug am Peritoneum nicht betäubt werden kann, sodass intraoperativ mit einem kurzen Schmerz zu rechnen ist. Es ist sinnvoll, dem Patienten einen venösen Zugang zu legen und eine EKG-Ableitung anzuschließen. Auch rückenmarknahe Regionalanästhesie oder Vollnarkose kommt zur Anwendung. Bei minimal-invasiv durchgeführten Hernienreparationen sollte lachgasfrei anästhesiert werden, um das intraabdomielle Volumen nicht durch Gasdiffusion in das Darmlumen zu vergößern. Bei Spinal- oder Periduralanästhesie muss eine ausreichende Segmenthöhe (Th 10) erreicht werden, um peritoneal ausgelöste Missempfindungen zu vermeiden. Wenn der Eingriff endoskopisch durchgeführt wird, sind die entsprechenden Besonderheiten zu beachten (CO_2-Absorbtion, Möglichkeit eines Hautemphysems usw.; ▶ Abschn. 7.5.4). Während des Eingriffs kann es durch peritoneale Vagusreize phasenweise zu Bradykardien kommen. Der Chirurg wird dann informiert, damit die Zugbelastung auf das Peritoneum vermindert wird. Nachdem Atropin gegeben wurde und sich die Herzfrequenz stabilisiert hat, kann die Operation weitergeführt werden. Postoperativ ergeben sich keine Änderungen gegenüber dem Standardvorgehen.

Hiatushernie

Die Operation wird grundsätzlich in Intubationsnarkose durchgeführt. Da die Magenfüllung auch bei präoperativer Nüchternheit unkalkulierbar ist, wird die Einleitung grundsätzlich als Ileuseinleitung geplant (▶ Abschn. 6.2.3). Da der Eingriff endoskopisch ausgeführt wird, müssen die Regeln für Anästhesien bei MIC beachtet werden (▶ Abschn. 7.5.3). Der Patient wird dabei mit dem Oberkörper erhöht gelagert (Anti-Trendelenburg-Lagerung); orthostatisch bedingt kann der Blutdruck dadurch abfallen.

Epigastrische Hernien, Nabelhernien und Narbenhernien

Diese Eingriffe sind in Regionalanästhesie kaum durchführbar; daher ist die lachgasfreie Intubationsnarkose das Standardverfahren. Da abdominelle Hernien extrem unterschiedlich – von einer kleinen Vorwölbung bis zur fast kompletten Verlagerung der Bauchorgane – ausgeprägt sein können, richtet sich das anästhesiologische Vorgehen nach dem chirurgischen Befund. Wenn ein Ileus besteht oder die Hernie sehr groß ist, wird eine Ileuseinleitung durchgeführt (▶ Abschn. 6.2.3). Bei Rückverlagerung großer Hernien kann der Beatmungsdruck deutlich ansteigen, eine suffiziente Spontanatmung ist evtl. nicht möglich, und der Patient muss nachbeatmet werden. Für Operationen sehr großer Hernien muss postoperativ ein Platz auf der Intensivstation mit Beatmungsmöglichkeit zur Verfügung stehen.

Technisches Equipment

Die Vorbereitung des technischen »Equipment« resultiert aus der Operationsform. Alle Hernien können in klassischer Weise über einen chirurgischen Zugang operiert werden, dafür werden die standardisierte Lagerung und das Instrumentarium für eine Operation benötigt. Ist es geplant, ein Kunststoffnetz zu implantieren, wird dies zwar in der entsprechenden Form vorbereitet, aber erst auf Anforderung, und wenn die benötigte Größe feststeht, steril angereicht. So wird vermieden, dass unnötig Material geöffnet wird und bei Nichtgebrauch verworfen werden muss. Leistenhernien und auch Hiatushernien können und werden immer häufiger über den minimal-invasiven Zugang operiert. Dabei ist die Vorbereitung des technischen Equipment geringfügig aufwändiger: Der MIC-Turm wird in den Saal gefahren, und alle Vorgaben des MPG werden beachtet (▶ Abschn. 4.2.1 und 7.5).

▪▪▪ Voraussetzungen
Voraussetzungen für eine komplikationslose Narkose und Operation sind standardisierte Verfahren. Abweichungen sind zu begründen und zu dokumentieren. Die Operationsplanung sollte das Verfahren benennen, um eine korrekte Vorbereitung zu gewährleisten. Risikofaktoren des Patienten sind dem Funktionsdienstpersonal präoperativ mitzuteilen. Die Operationslagerung ist standardisiert und wird unter Einhaltung aller Prophylaxen durchgeführt und vom Operateur kontrolliert.

▪▪▪ Team
Der Patient wird vom Funktionsdienstpersonal nach Standard eingeschleust und dem Narkoseteam zugeführt. Die geplante Anästhesie wird vom Anästhesisten und einem Mitarbeiter des Anästhesie- oder OP-Funktionsdienstes durchgeführt. Bei einer geplanten Leistenhernienoperation in Lokalanästhesie ist im Vorfeld zu klären, ob ein anästhesiologisches »stand by« angefordert werden soll, um Komplikationen vermeiden oder schnell beherrschen zu können. Ist dies nicht erforderlich, legt und schließt das OP-Funktionsdienstpersonal die EKG-Ableitung an und legt den venösen Zugang sowie die Infusion. Die Operation wird vom Operateur mit mindestens einem Assistenten durchgeführt. Der Instrumentant kennt den Ablauf und kann flexibel auf Abweichungen reagieren. Der unsterile Saalassistent kann das benötigte Material kontaminationsfrei anreichen. Intraoperativ kann bei komplikationsfreiem Verlauf einer standardisierten Operation der Saalassistent dem Anästhesisten helfen, oder die Mitarbeiter aus dem Anästhesiefunktionsdienst können evtl. benötigtes Zusatzmaterial korrekt anreichen.

▪▪▪ Durchführung
Die Durchführung ist geplant und standardisiert; jedes Teammitglied kennt seine Aufgaben.

Leistenhernie

Der Patient liegt in Rückenlage auf dem OP-Tisch und ist, je nach geplanter Anästhesieform, vorbereitet.

Offenes Vorgehen

Nach der Hautdesinfektion und der sterilen Abdeckung erfolgt (ggf. nach Gabe des Lokalanästhetikums) der Hautschnitt ca. 2 cm oberhalb des Leistenbands. Die Gewebeschichten werden durchtrennt, und der Samenstrang wird isoliert. Der Bruchsack wird dargestellt, dessen Inhalt reponiert, verschlossen und abgetragen. Die Verstärkung der Hinterwand des Leistenkanals (Fascia transversalis) erfolgt entweder über eine Doppelung der Faszie mit starkem Nahtmaterial (resorbierbar, nichtresorbierbar oder beides im Wechsel). Oder, wenn die Faszie zu sehr ausgedünnt ist, wird ein Kunststoffnetz aufgesteppt, um durch Verklebung mit der Faszie eine Hinterwandverstärkung zu erreichen. Der Samenstrang wird geschont; der Verschluss erfolgt schichtweise.

Minimal-invasives Vorgehen

Im Vorfeld wird ein transperitoneales (TAPP) oder extraperitoneales (TEP) Vorgehen festgelegt. Diese Operationen benötigen unterschiedliches Instrumentarium; die Vorbereitung sollte bekannt sein. Operationslagerung und auch das -prinzip unterscheiden sich nicht vom offenen Vorgehen, aber hier wird in jedem Fall die Reparation der Leistenkanalhinterwand mithilfe eines Kunststoffnetzes vorgenommen. In manchen Fällen wird das Netz mit einigen Nähten fixiert, oder es kommt ein sog. Hernienstapler zur Anwendung, der mit wenigen Clips die Fixation des Netzes bewirkt. Manche Chirurgen fixieren das Netz gar nicht. Alle Varianten sind präoperativ abzuklären, um das Öffnen der Einwegmaterialien abzustimmen.

> ❯ Kunststoffnetze und Hernienstapler sind nach dem Öffnen nicht wieder zu sterilisieren und müssen verworfen werden.

Hiatushernie

Die Versorgung einer Hiatushernie wird nur noch sehr selten über einen offenen Zugang vorgenommen, da das minimal-invasive Verfahren viele Vorteile birgt. Meist wird der Patient in Rückenlage mit gespreizten Beinen auf dem OP-Tisch gelagert. Manche Chirurgen ziehen die Steinschnittlagerung vor, damit der kameraführende Assistent besser zwischen den Beinen des Patienten stehen kann. Die Durchführung ist durch einige minimal-invasive

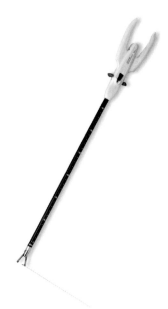

◻ Abb. 8.3. Endo Stich (Fa. tyco)

Instrumente ernorm vereinfacht, so lässt sich die Fixation des Magenfundus als Manschette um den Ösophagus relativ einfach mit dem »Endo stich« (Fa. tyco; ◻ Abb. 8.3) vornehmen. Dieses Instrument wird durch einen Trokar eingeführt und erleichtert das intrakorporale Knoten, weil pro Stich ein Magazin eingeführt wird. Zum Knoten muss das Instrument nicht wieder herausgenommen werden; ein Wechseln der Instrumente entfällt.

Nabelhernie
Der Patient liegt auf dem Rücken, die Bruchpforte wird freigelegt und der Bruchsack abgetragen. Die Bruchpforte wird mit direkter Naht verschlossen; bei Bedarf wird die Einziehung des Nabels rekonstruiert. Nur in Ausnahmefällen wird der Nabel reseziert, da das kosmetische Ergebnis hierbei unbefriedigend ist.

Epigastrische Hernie
Der Patient liegt auf dem Rücken auf einem geraden OP-Tisch. Die Bruchpforten wurden im Sitzen und im wachen Zustand des Patienten durch das

Anspannen der Bauchdecke erkannt. In Relaxation ist der Bruch häufig nicht mehr erkennbar, sodass eine Kennzeichnung der Bruchlücken mit einem nichtabwaschbaren Stift erforderlich ist. Nach der Freilegung der Linea alba wird diese mit direkter Naht verschlossen, die beiden Rektusscheiden ebenfalls. Ein schichtweiser Verschluss der Bauchdecke beendet den Eingriff.

Narbenhernie

Der Patient liegt auf dem Rücken auf einem geraden OP-Tisch. Die Narbe ist ausgeheilt; eine Infektion liegt nicht mehr vor. Das Narbengewebe wird freigelegt und nach Inspektion des Gewebes wird entschieden, in welcher Form die Narbenplatte verstärkt werden kann. Häufig ist nicht genug patienteneigenes Gewebe verfügbar, sodass ein Kunststoffnetz zur Verstärkung implantiert werden muss. Dies wird auf das verdünnte Narbengewebe aufgesteppt und bewirkt nach der Einheilung eine Verstärkung des Gewebes.

▪ ▪ ▪ Qualitätssichernde Maßnahmen

Alle Lagerungen und Operationsverfahren sind standardisiert, sodass jeder Mitarbeiter in den Standards nachlesen kann, welche Vorbereitung erforderlich ist, und wie die Durchführung geplant ist. Die geplante Anästhesie wird den Mitarbeitern im Funktionsdienst frühzeitig bekannt gegeben, sodass die Vorbereitung standardisiert ablaufen kann und unnütze Wege entfallen. Die Standards sind in der IT-Dokumentation (▶ Abschn. 2.2.2) hinterlegt, sodass nur noch Abweichungen ausführlich beschrieben und begründet werden müssen. Die Dokumentation der Implantate ist bekannt und über die EDV schon hinterlegt; hierzu genügt ein Mouse-Klick. Nur die Chargennummer des Materials muss einzeln und gesondert eingegeben werden.

8.1.3 Zenker-Divertikel

Das nach Zenker (Friedrich A., Ritter von Zenker, 1825–1898, Pathologe) benannte zervikale Ösophagusdivertikel (◖ Abb. 8.4) wird von Allgemeinchirurgen, aber auch von HNO-Ärzten, operiert. Die Aussackung an der meist linken Seite der Speiseröhre entsteht häufig aufgrund einer intraluminalen Druckerhöhung, die aus einer Störung des Ösophagussphinkters resultiert.

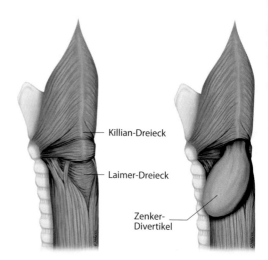

Killian-Dreieck

Laimer-Dreieck

Zenker-
Divertikel

◘ Abb. 8.4. Anatomie
und typische Lokalisation
des Zenker-Divertikels.
(Aus Siewert 2001)

Indikation und Operationsprinzip

Der Patient leidet unter Schluckbeschwerden und hustet beim Schlucken. Bei
Entzündungen des Divertikels, bei Blutungen oder Entzündungen im Mediastinum ist immer eine Operationsindikation gegeben.

> **Operationsprinzip**
>
> Das Divertikel wird über einen seitlichen Zugang am Hals oberhalb des
> M. cricopharyngeus dargestellt und abgetragen. Die Sphinkterstörung des
> Ösophagus muss über eine Muskeldurchtrennung (Krikomyotomie) beho-
> ben werden.

Narkoseform

Die Operation wird üblicherweise in Intubationsnarkose durchgeführt; auch
eine Lokalanästhesie ist im Einzelfall möglich. Es wird eine modifizierte
Ileuseinleitung vorgenommen: Eine Magensonde ist kontraindiziert, der Krikoiddruck kann keine Regurgitation aus dem Divertikel verhindern. Es folgen
Einleitung mit Ileuslagerung, Succinylcholin als Relaxans und das Bereithalten

eines großlumigen Saugers. Es empfiehlt sich ein spiralverstärkter Tubus, um das Tubuslumen intraoperativ sicher offen zu halten. Beim Einsatz transoraler Laserchirurgie muss ein spezieller, dafür geeigneter Tubus verwendet werden.

Technisches Equipment

Je nach geplanter Abtragung ist das Instrumentarium vorzubereiten. Soll das Divertikel mit einem Klammernahtinstrument abgetragen werden, ist ein xx (◘ Abb. 8.5) vorzubereiten. Das HF-Gerät wird benötigt. Andere medizintechnische Geräte, wie z. B. das Lasergerät, werden auf Wunsch unter Beachtung der bekannten Sicherheitsmaßnahmen bereitgestellt.

■ ■ ■ Voraussetzungen

Für eine komplikationslose Narkose und Operation sind standardisierte Verfahren Voraussetzung. Abweichungen sind zu begründen und zu dokumentieren. Die Operationsplanung sollte das Verfahren benennen, um eine korrekte Vorbereitung zu gewährleisten. Risikofaktoren des Patienten sind dem Funktionsdienstpersonal mitzuteilen. Die Operationslagerung ist standardisiert und wird unter Einhaltung aller Prophylaxen durchgeführt und vom Operateur kontrolliert.

■ ■ ■ Team

Der Patient wird vom Funktionsdienstpersonal nach Standard eingeschleust und dem Narkoseteam zugeführt. Die geplante Anästhesie wird nach Stan-

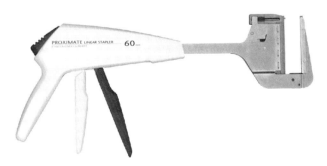

◘ **Abb. 8.5.** »Proximate linear stapler«. (Fa. Ethicon)

dard vom Anästhesisten und einem Funktionsdienstmitarbeiter vorgenommen. Die Operation wird vom Operateur mit mindestens einem Assistenten durchgeführt. Der Instrumentant kennt den Ablauf und kann flexibel auf Abweichungen reagieren. Der Springer kann das benötigte Material kontaminationsfrei anreichen. Der Saalasstistent kann bei komplikationsfreiem Verlauf dem Anästhesisten helfen, oder der Mitarbeiter des Anästhesiefunktionsdienstes reicht evtl. benötigtes Zusatzmaterial korrekt an.

■■■ **Durchführung**

Der Patient liegt in Rückenlage auf einem geraden Tisch, der Kopf ist auf die rechte Seite gedreht, sodass die linke Halsseite zu operieren ist. Der Hautschnitt erfolgt innen am Rand des M. sternocleidomastoideus, die Muskulatur wird stumpf beiseite gedrängt, die Halsfaszie inzidiert. Das Divertikel muss zumeist mit einer Fasszange gegriffen und mit dem Finger aus seiner Lage luxiert werden. Die Darstellung der Aussackung muss bis an die Basis am Ösophagus erfolgen, da die Abtragung des Divertikelsacks an der Basis durchgeführt wird. Entweder wird hier eine Klemme gesetzt und nach Entfernung des Divertikels die ösophageale Schleimhaut genäht, oder das Divertikel wird mit einem Klammernahtinstrument geklammert und mit einem integrierten Messer entfernt. Der Verschluss erfolgt schichtweise; über die Einlage einer Drainage ist variabel zu entscheiden.

■■■ **Qualitätssichernde Maßnahmen**

Alle Operationslagerungen und -verfahren sind standardisiert, sodass jeder Mitarbeiter in den Standards nachlesen kann, welche Vorbereitung erforderlich ist, und wie die Durchführung geplant ist. Die geplante Anästhesie wird den Mitarbeitern im Funktionsdienst frühzeitig bekannt gegeben, sodass die Vorbereitung standardisiert ablaufen kann und unnütze Wege entfallen. Die Standards sind in der IT-Dokumentation hinterlegt, sodass nur noch Abweichungen ausführlich beschrieben und begründet werden müssen.

8.2   Abdominalchirurgie

Die Abdominalchirurgie hat sich in den letzten 20 Jahren durch weiter- und neu entwickelte Techniken, anderes Instrumentarium und die Möglichkeit der Durchführung maschineller Anastomosen sehr verändert.

8.2.1 Allgemeine Kriterien

Die Anzahl der **Magenresektionen** hat sich nach der Entdeckung des Helicobacter pylori als Ursache vieler Magenulzera stark verringert, weil solche Infektionen antibiotisch therapiert werden und ein operativer Eingriff zur Sanierung der Magenulzera, wie z. B. eine Vagotomie, entfällt.

Auch die immer erfolgreicher angewendeten endoskopischen Therapien tragen zu einer Abnahme der Magenresektionen bei. Mithilfe von Klammernahtinstrumenten kann in Regionen des Körpers anastomosiert werden, die konventionell nur schwer zugänglich sind. Zum Beispiel ist die Resektion eines Karzinoms im Analkanal heute häufiger kontinenzerhaltend möglich, da die Anastomose transanal maschinell geklammert werden kann.

In der Abdominalchirurgie ist die präoperative Vorbereitung des Patienten besonders wichtig. Durch ortho- und retrograde Spülungen des Darmes ist es möglich, die physiologische Bakterienbesiedelung auf ein Minimum zu reduzieren, sodass eine Infektion des Bauchinnenraums nur noch selten vorkommt. Die Darmspülung stellt jedoch eine große Belastung dar, die häufig darin gipfelt, dass die Patienten kreislaufinstabil werden. Darauf muss im Funktionsbereich, insbesondere im Bereich der Patientenschleuse, geachtet werden.

Die Lagerung muss standardisiert sein, damit im Vorfeld der passende OP-Tisch gewählt werden kann. Bei einer transanalen Anastomose wird die Positionierung des Patienten in Steinschnittlage erforderlich. Operationen an Leber und Milz sind in Rückenlage möglich; das technische Equipment wird durch organerhaltende Operationen aufwändiger. Die diagnostische Laparoskopie nimmt bei unklaren Beschwerden einen immer größeren Raum ein. Viele therapeutische Operationen im Bauchraum sind endoskopisch möglich und standardisiert. Andere Operationen werden videoassistiert durchgeführt. Hierbei wird die Präparation des Zielorgans unter endoskopischer Kontrolle vorgenommen, aber für die Resektion des Organs und manchmal auch für die Anastomosierung wird ein kleinerer Schnitt nötig.

Nahtformen

Hohlorgane können über verschiedene Nahtformen miteinander verbunden werden (Anastomose). In herkömmlichen Techniken garantiert die Verwendung von synthetischem Material die Knotenfestigkeit über die gesamte

Wundheilungszeit. Die Resorptionsfähigkeit des Nahtmaterials macht es möglich, die Schichten des Magens und des Darmes durchgreifend zu vernähen, also eine **allschichtige** Naht durchzuführen. Bei Anastomosen ist es erforderlich, dass beide Hohlorgane ohne Zug einander angenähert werden und die Gewebeschichten so adaptiert werden können, dass eine gute Durchblutung gewährleistet ist. Werden die Gewebeschichten aufeinander gelegt, so ist eine sichere und schnelle Wundheilung möglich. Bei Darmnähten ist auf eine Schleimhautadaptation zu achten, damit es nicht zur Sekretion in den Bauchraum kommt. Dies erreicht man, indem die Schleimhaut mit einer **invertierenden Naht** nach innen (ins Lumen) »gekrempelt« wird. Es kann nach jedem Stich geknotet werden; so entsteht **die Einzelknopfnaht** aus vielen Einzelstichen, die den Vorteil hat, dass die Fäden exakt vorbereitet gelegt und dann in der Reihenfolge geknotet werden können. Oder es wird jeweils zu Beginn und am Ende der Naht geknotet und damit eine **fortlaufende Naht** gelegt, die schneller durchführbar und zumeist dichter ist.

Klammernahtinstrumente

Die Anwendung von Klammernahtinstrumenten (Stapler) setzt technisches »know how« voraus. Die Wirkungsweise der Nahtgeräte muss bekannt sein. Wenn mehrere Nahtmagazine benötigt werden, ist der Lademechanismus zu kennen; Größe und Material sind korrekt zu wählen. Magen- oder Darmanteile werden mithilfe eines geraden (linearen) Gerätes abgesetzt (◘ Abb. 8.5); hierbei wird das Gewebe mit Klammern aus Titan verschlossen. Teilweise sind Messer in die linearen Stapler (◘ Abb. 8.6) integriert, die das Gewebe zwischen 2 gesetzten Klammernahtreihen durchtrennen.

Die Klammern haben im Magazin die Form eines liegenden »B«. Durch den Auslösevorgang werden die Bäuche des B aneinander geschoben und an die Basis (Rücken des B) gedrückt. Der maschinelle Vorgang hat den Vorteil, dass bei jeder Klammer exakt der gleiche Druck ausgeübt wird; dies wäre bei einer Handnaht nicht möglich. Durch die im Endzustand leicht geöffneten B-Bäuche bleibt die Darmwand gut durchblutet; die Anastomose ist gas- und wasserdicht. Um Hohlorgane miteinander zu verbinden, werden runde Stapler (zirkuläre; ◘ Abb. 8.7) gewählt. Durch ein integriertes Messer wird gleichzeitig ein Resektionsring ausgestanzt, der Auskunft über die Qualität der Anastomose geben kann. Dieses Gewebepräparat dient gleichzeitig der mikroskopischen Untersuchung in der Pathologie, um Tumorfreiheit zu bestätigen.

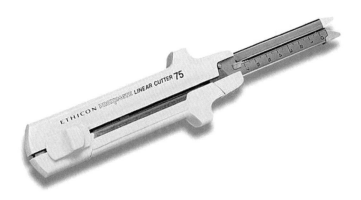

◻ **Abb. 8.6.** »Proximate linear cutter«. (Fa. Ethicon)

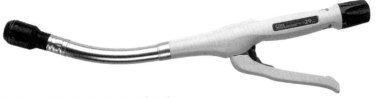

◻ **Abb. 8.7.** Zirkulärer Stapler. (Fa. Ethicon)

Wichtig ist, dass in manche Stapler mehrfach Magazine nachgeladen werden können; das Gerät jedoch gilt als Einwegstapler. Die Größe der Klammern resultiert aus dem zu klammernden Gewebe; bei Bedarf können resorbierbare synthetische Klammern verwendet werden. Die Hersteller haben Klammergrößen, Magazinlänge und Klammermaterial farblich gekennzeichnet; dies erlaubt eine schnelle Vorbereitung und minimiert die Anforderung des Instrumentanten an das assistierende Funktionsdienstpersonal. Die Anwendung von Klammernahtinstrumenten erspart sehr viel Operationszeit. Häufig wird den Patienten die Anlage eines passageren künstlichen Darmausgangs erspart, der bei Handanastomosen die Wundheilung schützen und Nahtinsuffizienzen vorbeugen soll. Klammernahtgeräte gibt es von unterschiedlichsten Herstellern, zumeist werden sie als Einweginstrumente angeboten. Es gilt also im Vorfeld zu entscheiden, welchen Stapler, welche Größe, Länge und Klammeranzahl benötigt werden.

> ❯ Geöffnete Stapler und deren Magazine können nicht resterilisiert werden.

Fast alle Modelle der Stapler werden in längeren und dünneren Typen zur Anwendung durch Arbeitstrokare in der minimal-invasiven Chirurgie hergestellt.

Anastomosenmöglichkeiten

Wenn Hohlorgane miteinander verbunden werden sollen, müssen Wanddicke und Lumendurchmesser in etwa übereinstimmen. Dann können 2 Darmenden aneinander genäht werden, damit die Darmpassage wieder funktioniert. In einer **End-zu-End-Anastomose** näht der Operateur den einen tumorfreien Schenkel des Darmes an den anderen tumorfreien Schenkel an. Ist jedoch ein Schenkel sehr viel größer als der andere, wird der größere an seinem Ende blind verschlossen, aber an der Seite wird eine Inzision im Durchmesser des dünneren Schenkels angelegt. Man näht das Ende des dünneren Darmes auf die Seite des dickeren Darmes und spricht dann von einer **End-zu-Seit-Anastomose**.

Anästhesie

In der Bauchchirurgie ist die Intubationsnarkose oder die Kombinationsanästhesie (Intubation und Periduralanästhesie) üblich. Reine Regionalverfahren sind nicht geeignet, da peritoneale Sensationen nicht vollständig blockiert werden. Zur Sicherung des Atemwegs sollte der Patient intubiert sein, da bei Eingriffen im Oberbauch der Beatmungsdruck phasenweise deutlich erhöht sein kann. Seltener kommt es intraoperativ auch zu einem Reflux. Bei großen bauchchirurgischen Eingriffen garantiert die Kombination mit einer Periduralanästhesie eine sehr gute postoperative Schmerztherapie, ohne dass eine Sedierung durch Opioide in Kauf genommen werden muss. Eine thorakale Periduralanästhesie ist fester Bestandteil des »Fast-track-Konzeptes«; dies ist ein Behandlungsablauf mit sehr früher und intensiver postoperativer Mobilisierung des Patienten. Wenn eine thorakale Periduralanästhesie vorgesehen ist, wird der Periduralkatheter vor der Narkose gelegt, da die Rückmeldung des Patienten während der Punktion notwendig ist, um Fehllagen, Rückenmark- oder Wurzelverletzungen zu vermeiden. Wenn ein Ileus vorliegt, wird eine Ileuseinleitung durchgeführt (▶ Abschn. 6.2.3). Bei Patienten mit umfangreichen abdominellen Voroperationen sollte immer eine Ileuseinleitung vorgenommen werden, da häufig eine Transportstörung der Nahrung besteht. Wenn präoperativ eine orthograde Lavage durchgeführt worden ist, sollten danach die Serum-Elektrolyt-Werte (Na^+ und K^+) bestimmt werden, da Verschiebungen häufig sind. Bei postoperativ vorgesehener parenteraler Ernährung wird ein ZVK gelegt. Intraoperativ kann es bei stark wechselndem chirurgischen Reiz zu relativer Über- oder Unterdosierung der Anästhetika, zu Bradykardien durch Vagusreiz usw. kommen. Diese Effekte dürfen nicht übertherapiert werden, dadurch würden die Schwankungen noch weiter verstärkt. Außerdem sind sie oft schwer von einer Hypovolämie durch Blutung oder lagerungsbedingte Änderungen zu unterscheiden. Abhängig von der Ursache einer Kreislaufveränderung wird die Narkosetiefe verändert, werden Pressoren oder Volumen gegeben. Um richtig zu reagieren, muss die aktuelle Gesamtsituation bewertet werden: Operationsphase, Füllungszustand der Saugergefäße, Lagerung, vor kurzem gegebene Medikamente usw. Bei Oberbaucheingriffen kann es, bedingt durch den Hakeneinsatz, zeitweise zu pulmonalen Atelektasen mit einem erheblichen Abfall der pulsoxymetrischen O_2-Sättigung kommen. Gegenmaßnahmen sind intermittierendes Blähen der Lunge mit dem Handbeatmungsbeutel und/oder Einstellen eines höheren PEEP. Beides geschieht unter Beobachtung des Patientenkreislaufs, da der venöse Rückstrom des Herzens vermindert wird. Lässt sich keine Besserung erreichen, lockern die Chirurgen nach Aufforderung vorübergehend den Zug der Haken. Manchmal muss zeitweise eine verminderte arterielle O_2-Sättigung von 85–90% toleriert werden. Bei allen längeren Operationen sollten effektive Wärmegeräte eingesetzt werden (z. B. Warmluftkonvektionsgeräte). Bei einem normothermen Patienten mit guter Schmerzblockade kann die Narkose fast immer problemlos zum Operationsende ausgeleitet werden; eine postoperative Nachbeatmung ist dann sehr selten notwendig.

8.2.2 Magenchirurgie

Wie bereits oben erwähnt, hat sich die Magenchirurgie durch konservative und endoskopische Therapien stark verändert. Magenresektionen werden nur noch sehr selten wegen medikamentös nichttherapierbarer Magenulzera durchgeführt; Komplikationen, wie Blutungen und Perforationen durch Ulzera, können teilweise endoskopisch behandelt werden. Gastrektomien bei Magenkarzinomen sind im OP-Programm weiterhin zu finden, häufig in Kombination mit Lymphadenektomien und Splenektomien im Sinne der Radikalität.

Der Magen (◨ Abb. 8.8) liegt zwischen Ösophagus und Duodenum. Der sackartige Muskel besteht aus Kardia, Fundus, Korpus sowie Antrum und geht am Pylorus ins Duodenum über. Bei Tumorerkrankungen werden im Magen 3 Teile, das obere, mittlere und untere Drittel, unterschieden. Die kleine und die große Kurvatur sind für die Skelettierung wichtig, da hier die Gefäßversorgung der großen Arterien eintritt:

- **große Kurvatur**: Aa. gastroepiploica dextra et sinistra und
- **kleine Kurvatur**: Aa. gastrica dextra et sinistra.

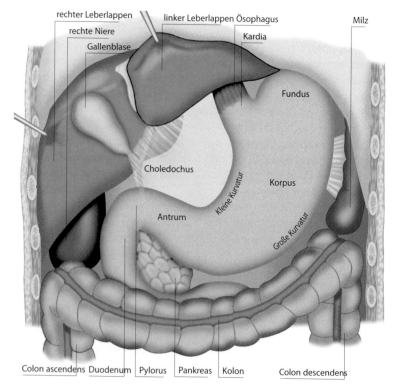

◨ **Abb. 8.8.** Allgemeine Topographie des Magens. (Aus Siewert 2001)

Die nervale Versorgung erfolgt über den N. vagus, der die Säurebildung regelt. Der Magen wird durch Ligamente in seiner Lage gehalten, die ihn mit Milz, Kolon, Leber und Duodenum verbinden.

Indikation und Operationsprinzip

Ein Magenulkus (Ulcus ventriculi) wird chirurgisch therapiert, wenn die konservative Therapie erfolglos war, das Ulkus durch die Magenwand perforiert oder so stark blutet, dass eine endoskopische Blutstillung nicht möglich ist.

Operationsprinzip

Je nach Ausmaß der Geschwüre wird eine Resektion des distalen Magens vorgenommen, da so die säureproduzierenden Belegzellen minimiert werden. Je nach Verwachsungen wird der Magenrest entweder mit dem Duodenum End-zu-End anastomosiert (Gastroduodenostomie, Billroth-I-Operation), oder es muss eine End-zu-Seit-Anastomose des Magens mit einer hochgezogenen Schlinge des Jejunums (Gastroejunostomie, Billroth-II-Operation) angelegt werden. Die Benennung dieser Rekonstruktionen ist auf Christian Theodor Billroth (Chirurg, Zürich, Wien, 1829–1894), den Pionier der Magenchirurgie, zurückzuführen, der 1882 die erste Magenresektion durchführte. Bei der Gastroduodenostomie ist darauf zu achten, dass die beiden Jejunalschenkel zusätzlich Seit–zu-Seit verbunden werden, die sog. Braun-Fußpunkt-Anastomose, die den Gallenreflux verhindern soll, indem sie das Duodenalsekret abführt, ohne dass dieses Kontakt zum Magenrest erhält.

Die Indikation zur **Gastrektomie** besteht bei einem Magenkarzinom, das entsprechend seiner Ausdehnung und Metastasierung therapiert wird.

Operationsprinzip

Der Magen wird total entfernt, und ein »staging« der Lymphabflussbahnen mit Splenektomie en bloc wird durchgeführt. Um die Nahrungspassage wiederherzustellen, kann das Ösophagusende mit der Jejunumschlinge verbunden werden, oder es wird ein Magenersatz mithilfe einer ausgeschalteten Duodenalschlinge gebildet.

Narkoseform

Die Operation wird grundsätzlich in Intubationsnarkose durchgeführt. Da die Magenfüllung auch bei präoperativer Nüchternheit unkalkulierbar ist, wird die Einleitung grundsätzlich als Ileuseinleitung vorgenommen (▶ Abschn. 6.2.3). Intraoperativ muss die Magensonde in Abstimmung mit den Chirurgen zurückgezogen werden; hierbei ist es wichtig, die Sonde weit genug zu ziehen, sodass sie bei der Anastomosierung nicht im Wege ist. Die Magensonde wird dann entweder ganz entfernt oder unter chirurgischer Kontrolle neu platziert. Bei tumorbedingter Operation und Beteiligung von Nachbarorganen kann der Eingriff sehr aufwändig und zeitlich ausgedehnt sein, und die Patienten befinden sich oft in einem stark reduzierten Allgemeinzustand. Eine klare Verständigung mit den Chirurgen ist schon bei der Planung wichtig, um die notwendigen Ressourcen (erweitertes Monitoring, Bereitstellen von Blutkonserven, Reservieren eines Intensivplatzes usw.) sichern zu können.

Technisches Equipment

Die Operation wird in der Regel mit Grund- und Bauchinstrumentarium durchgeführt; die Zugänglichkeit des Operationsgebietes wird durch das Einsetzen von selbsthaltenden Rahmen (◻ Abb. 8.9 und 8.10) erleichtert.

Absetzen von Magen und Duodenum sowie die Anastomosierungen werden zumeist mit linearen und/oder zirkulären Klammernahtinstrumenten durchgeführt, aber auch die Handnahtanastomose wird durchgeführt.

▪▪▪ Voraussetzungen

Für eine komplikationslose Narkose und Operation sind standardisierte Verfahren Voraussetzung. Abweichungen sind zu begründen und zu dokumentieren. Die Operationsplanung sollte das Verfahren nennen, um eine korrekte Vorbereitung zu gewährleisten, Risikofaktoren des Patienten werden dem Funktionsdienstpersonal mitgeteilt. Die Operationslagerung ist standardisiert und wird unter Einhaltung aller Prophylaxen durchgeführt und vom Operateur kontrolliert. Benötigte medizintechnische Geräte, wie das HF-Chirurgie-Gerät und/oder das Ultraschalldissektionsgerät, werden gemäß MPG vorbereitet.

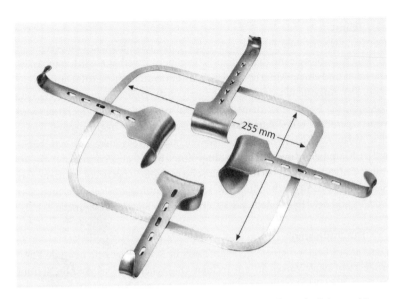

Abb. 8.9. Bauchdeckenrahmen nach Kirschner Die einzelnen Blätter des Rahmens können durch mehrere Rasten in unterschiedlichen Stellungen eingehakt werden. Die breiten Valven sind für adipöse Patienten einsetzbar (Fa. Aesculap AG & Co. KG; aus Middelanis et al. 2003)

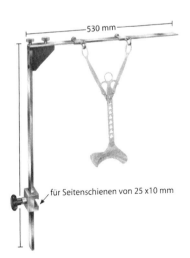

Abb. 8.10. Rochard-Haken mit Befestigungsgestell. (Fa. Aesculap AG & Co. KG; aus Middelanis et al. 2003)

▪▪▪ Team

Der Patient wird vom Funktionsdienstpersonal nach Standard eingeschleust und dem Narkoseteam zugeführt; die geplante Anästhesie wird vom Anästhesisten und einem Mitarbeiter des Anästhesiefunktionsdienstes vorgenommen. Der Allgemeinzustand des Patienten ist durch die Prämedikationsvisite bekannt, die Narkose ist dementsprechend vorbereitet. Die Operation wird vom Operateur mit 2 Assistenten durchgeführt. Der Instrumentant kennt den Ablauf und kann flexibel auf Abweichungen reagieren. Die evtl. benötigten Klammernahtgeräte liegen ungeöffnet bereit und können bei Bedarf ohne Zeitverzögerung in der gewünschten Größe angereicht werden. Der Saalassistent kann das benötigte Material kontaminationsfrei anreichen. Die Versorgung der Histologiepräparate erfolgt nach Standard (▶ Abschn. 5.3.3).

▪▪▪ Durchführung

Der Patient liegt auf einem geraden Tisch in Rückenlage; die neutrale Elektrode klebt nach Vorschrift am rechten Oberschenkel. Das Anästhesieteam ist über den Patienten informiert, und die entsprechende Narkoseform ist vorbereitet. Die Schnittführung besteht entweder in einem Oberbauchquerschnitt oder in einer oberen medianen Laparotomie. Der Instrumentant hat gemeinsam mit dem unsterilen Saalassistenten die Instrumente und Textilien gezählt; der Zählstand ist dokumentiert. In manchen Fällen entscheidet sich erst nach Eröffnung des Peritoneums das Ausmaß der Operation, sodass benötigtes Material nachgereicht werden muss. Das Funktionsdienstteam ist über diese Möglichkeit im Vorfeld in Kenntnis gesetzt. Die Operation wird vom Operateur in der Regel mit 2 Assistenten durchgeführt; das Einsetzen von selbsthaltenden Rahmen und Haken ist obligat. Der Springer verfolgt den Fortgang der Operation, um im Bedarfsfall unverzüglich benötigtes Material anzureichen und zu dokumentieren. Die Anwendung von Klammernahtinstrumenten wird rechtzeitig bekannt gegeben; sie liegen im Saal bereit. Der Umgang mit den Staplern ist dem Team bekannt.

▪▪▪ Qualitätssichernde Maßnahmen

Narkosevorbereitung, Operationslagerung und -vorbereitung sind standardisiert. In die IT-Dokumentation sind Klammernahtinstrumente mit einem Mouse-Click einzugeben, da die Modelle in der Maske hinterlegt sind. Zählen und Dokumentation des prä-, intra- und postoperativen Zählstands der Instrumente und Textilien sind standardisiert.

8.2.3 Darmchirurgie

Die Darmchirurgie befasst sich mit dem Dünndarm, dem Dickdarm und dem Rektum.

Dünndarm

Duodenum, Jejunum und **Ileum** bilden den Dünndarm, der sich an den Magen über eine Länge von ca. 5 m anschließt. Im Übergang vom Dünn- in den Dickdarm ist eine Klappe, die **Ileozäkalklappe** (Bauhin-Klappe) zu finden, die den Übergang des dünnflüssigen Nahrungsbreis in den Dickdarm reguliert. Die Gefäßversorgung der einzelnen Darmabschnitte wird von Abgängen aus der A. mesenterica superior übernommen (◘ Abb. 8.11). Der Dünndarm ist für die Aufnahme unterschiedlichster Nahrungsbestandteile verantwortlich und nimmt Gallensalze wieder auf.

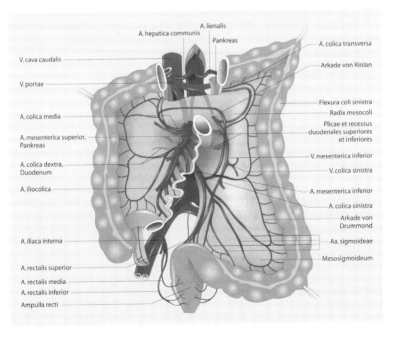

◘ **Abb. 8.11.** Arterielle und venöse Blutversorgung des Dickdarms. (Aus Middelanis et al. 2003)

Dickdarm (Kolon)

Das **Kolon** ist ca. 1,5 m lang, beginnt an der Ileozäkalklappe und endet am Anus. Der Dickdarm umschließt den Dünndarm rahmenartig, sodass ein aufsteigender, ein querverlaufender und ein absteigender Ast zu erkennen sind.

Die Benennung der Kolonabschnitte resultiert aus ihrer Lage:

- **Colon ascendens**: aufsteigender Dickdarm,
- **Colon transversum**; quer verlaufender Dickdarm und
- **Colon descendens**: absteigender Dickdarm.

Die bogenförmigen Übergänge aus dem Colon ascendens in das Colon transversum und aus dem Colon transversum zum Colon descendens nennt man **Flexur**; es gibt die rechte Flexur (Flexura coli dextra) und die linke Flexur (Flexura coli sinistra). An das Colon descendens schließt sich ein S-förmiger Anteil des Dickdarms, das **Sigma**, an; danach beginnt das **Rektum**. Die Gefäßversorgung bis einschließlich des Transversums übernehmen die Abgänge aus der A. mesenterica superior, danach übernehmen den linken Teil des Darmes die Abgänge der A. mesenterica inferior. Die einzelnen Abgänge aus den Hauptarterien werden nach dem Teil benannt, den sie versorgen:

- **A. ileocolica**: Ileum und Beginn des Kolons,
- **A. colica dextra**: den rechten, aufsteigenden Ast, das Colon ascendens,
- **A. colica media**: den mittleren Anteil des Kolons, das Colon transversum,
- **A. colica sinistra**: den linken, absteigenden Ast, Colon descendens,
- **Aa. sigmoideae**: mehrere kleine Gefäße, die die Sigmaschleife versorgen und
- **A. rectalis superior**: versorgt den oberen Teil des Rektums.
- (Der untere Teil des Rektums wird aus Abgängen der A. iliaca interna versorgt.)

Der Dickdarm übernimmt hauptsächlich die Eindickung des Nahrungsbreis und leitet den Nahrungsrest über die Peristaltik weiter. Das Rektum beinhaltet die **Ampulle**; hier wird der Darminhalt gesammelt, bevor der Impuls zur Darmentleerung gegeben wird.

Indikation und Operationsprinzip
Dünndarm

Indikationen sind Fremdkörper im Dündarm, Entzündungen (Morbus Crohn), Traumen mit Verletzungen des Dünndarms oder ein Infarkt eines Mesenterialgefäßes, der zur Nekrotisierung des Dünndarmanteils führt. Ein Dünndarmileus ist eine der häufigsten Indikationen für einen Eingriff. Seltener sind Karzinome im Dünndarm zu diagnostizieren.

Operationsprinzip

Der Dünndarm wird zur Entfernung eines Fremdkörpers längs eröffnet. Man spricht von einer Enterotomie, die zur genaueren Lokalisationsbestimmung nach dem Anteil des Dünndarms benannt wird:

- Duodenotomie,
- Jejunotomie oder
- Ileotomie.

Nach Entfernung des Fremdkörpers wird der Dünndarm allschichtig verschlossen. Hierbei ist darauf zu achten, dass eine Lumeneinengung vermieden wird. Gegebenenfalls muss die Längseröffnung quer verschlossen werden. Dazu wird synthetisches, resorbierbares, atraumatisches Nahtmaterial der Stärke 3-0 verwendet. Ist ein entzündeter Dünndarm konservativ nicht therapierbar, wird der betroffene Darmteil zwischen Klemmen entfernt, und die beiden verbleibenden gesunden Anteile werden End-zu-End miteinander verbunden. Karzinome sollten radikal entfernt werden, aber die Prognose ist schlecht, da die Diagnostik über Spiegelungen nicht optimal ist und die Symptome eher unspezifisch sind.

Dickdarm

Appendix

Im Beginn des Kolons, dem **Zäkum**, finden wir als Anhängsel die **Appendix**, deren Entzündung immer eine Operationsindikation darstellt.

Operationsprinzip

Die Appendix wird über einen kleinen Zugang im rechten Unterbauch oder über den minimal-invasiven Zugang mit Trokaren dargestellt und am Pol des Zäkums aufgesucht. Das versorgende Gefäß, die A. appendicularis, wird unterbunden und die Appendix an ihrer Basis vom Zäkum abgetrennt. Die Basis wird umstochen, oder die Appendix wird mit einem linearen Klammernahtgerät endoskopisch abgesetzt.

Im Kolon sind häufig **gutartige Polypen** zu finden. Es kann zu Entzündungen einiger Kolonanteile kommen (Enteritis regionalis) oder zu Karzinomen in allen Teilen des Kolons, vermehrt im kolorektalen Übergang.

Operationsprinzip

Benigne Erkrankungen werden mit Resektionen des betroffenen Segments therapiert, dabei werden die Arterien, die das zu resezierende Kolonsegment versorgen, unterbunden. Maligne Erkrankungen werden soweit im gesunden Gewebe reseziert, dass die Anastomose zur Wiederherstellung der Nahrungspassage mit gesunden Darmanteilen durchgeführt werden kann. Die Resektionsgrenzen werden aufgrund der Tumoraussaat und des Lymphknotenbefalls festgelegt. Die Durchtrennung des Darmes erfolgt so, dass keine Tumorzellen ausgeschwemmt werden können.

Narkoseform
Dünndarmeingriffe

Operationen am Dünndarm werden grundsätzlich in Narkose durchgeführt. Eine Kombination mit (am besten thorakaler) Periduralanästhesie ist bei Patienten ohne Gerinnnungsstörungen möglich und oft sinnvoll, da die postoperative Verminderung der Darmmotilität verkürzt und durch effektive Schmerztherapie ohne begleitende Sedierung eine frühere Mobilisierung möglich wird. Häufig ist ein bestehender Ileus die Operationsindikation für Dünndarmeingriffe. In diesen Fällen, oder wenn eine Transportstörung, z. B. durch Tumoren, vermutet wird, muss eine Ileuseinleitung der Narkose durchgeführt werden (▶ Abschn. 6.2.3). Elektrolytverschiebungen oder Gerinnungsstörungen durch Malabsorption sind häufig und müssen nach Möglichkeit präoperativ korrigiert werden. Ein ZVK wird gelegt, wenn bei größeren Eingriffen ZVD und zentralvenöse O_2-Sättigung gemessen werden müssen, oder wenn postoperativ eine parenterale Ernährung vorgesehen ist. (Weitere Einzelheiten ▶ Abschn. 8.2.1 »Anästhesie«).

Kolonoperationen

Operationen am Kolon werden grundsätzlich in Narkose durchgeführt. Eine Kombination mit (am besten thorakaler) Periduralanästhesie ist, wie bei Dünndarmeingriffen möglich. Wenn präoperativ ein Ileus besteht, muss eine

Ileuseinleitung durchgeführt werden (▶ Abschn. 6.2.3). Elektrolyt- oder Volumenverschiebungen müssen kontolliert und ggf. korrigiert werden. Ein ZVK wird gelegt, wenn bei größeren Eingriffen ZVD und zentralvenöse O_2-Sättigung gemessen werden müssen, oder wenn postoperativ eine parenterale Ernährung vorgesehen ist. (Weitere Einzelheiten ▶ Abschn. 8.2.1 »Anästhesie«).

Rektumkarzinom

Das Vorgehen entspricht dem bei Kolonoperationen. Bei Rektumexstirpation sollte evtl. ein Periduralkatheter lumbal gelegt werden, über den auch das Lokalanästhetikum beim späteren Ziehen einer eingelegten Tamponade zugeführt werden kann. Wenn der Patient in die Steinschnittlage (▶ Abschn. 5.2) gebracht wird, sind entsprechende Besonderheiten zu beachten.

Technisches Equipment

Es ist möglich, transanal einen zirkulären Stapler einzuführen und so Anastomosen im kleinen Becken zu legen, die mit einer Handnaht nur sehr schwer durchführbar wären. Dadurch ist die Anzahl der Patienten, die kontinenzerhaltend operiert werden können, angestiegen. Die Klammernaht hat den Vorteil der Zeitersparnis, der optimalen Druckverhältnisse in der Naht, und zumeist ist sie, bei optimaler Durchführung, gas- und wasserdicht. Die Operation wird in der Regel mit Grund- und Bauchinstrumentarium durchgeführt; die Zugänglichkeit des Operationsgebietes wird durch das Einsetzen von selbsthaltenden Rahmen erleichtert. Die Anwendung des HF-Chirurgie-Gerätes erfolgt unter den Vorgaben des MPG.

▪ ▪ ▪ Voraussetzungen

Die wichtigste Voraussetzung bei geplanten Darmoperationen ist die optimale Vorbereitung des Patienten. Hierzu gehört die Darmspülung mithilfe eines oral verabreichten Abführmittels und eines rektalen Einlaufs zur Elimination der im Darm vorkommenden E.-coli-Bakterien. Diese Darmspülung wird am Vortag der Operation vorgenommen. So wird vermieden, dass E. coli sich außerhalb des Darmes ansiedeln und zu schweren Infektionen führen. Zusätzlich dient die »Single-shot-Gabe« eines Antibiotikums als Entzündungsprophylaxe. Für eine komplikationslose Narkose und Operation sind standardisierte Verfahren vorhanden. Abweichungen sind zu begründen und zu dokumentieren. Die Operationsplanung sollte das Verfahren nennen, um eine korrekte Vorbereitung zu gewährleisten. Risikofaktoren des Patienten werden dem Funktionsdienstpersonal mitgeteilt. Beim Einschleusungsvorgang ist zu bedenken, dass die Patienten durch die Vorbereitungsmaßnahmen häufig geschwächt sind. Die Operationslagerung ist standardisiert, wird unter Einhaltung aller Prophylaxen durchgeführt und vom Operateur kontrolliert. Die gewünschten Klammernahtinstrumente liegen bereit und werden vom Saalassistenten bei Bedarf situationsgerecht unter sterilen Kautelen angereicht und dokumentiert.

▪ ▪ ▪ Team

Der Patient wird vom Funktionsdienstpersonal nach Standard und unter Berücksichtigung seiner besonderen Situation eingeschleust und dem Narkoseteam zugeführt. Die geplante Anästhesie wird nach Standard vom Anästhesisten und einem Mitarbeiter des Anästhesiefunktionsdienstes vorgenommen. Der Allgemeinzustand des Patienten ist durch die Prämedikationsvisite bekannt, die Narkose dementsprechend vorbereitet. Die Operation wird vom Operateur mit 2 Assistenten durchgeführt. Der Instrumentant kennt den Ablauf und kann flexibel auf Abweichungen reagieren. Die evtl. benötigten Klammernahtgeräte liegen ungeöffnet bereit und können bei Bedarf ohne Zeitverzögerung in der gewünschten Größe angereicht werden.

▪ ▪ ▪ Durchführung

Der Patient liegt auf einem geraden Tisch in Rückenlage; die neutrale Elektrode klebt nach Vorschrift am rechten Oberschenkel. Bei geplanten transanalen Stapleranastomosen wird der Patient in Steinschnittlage gebracht, sodass er während der Operation nicht umgelagert werden muss. Während der Präparation sind die Beine abgesenkt; zur Anastomose werden sie hochgestellt. Das Anästhesieteam ist über den Patienten informiert, und die entsprechende Narkoseform ist vorbereitet. Der Instrumentant hat gemeinsam mit dem unsterilen Saalassistenten Instrumente und Textilien gezählt und den Zählstand dokumentiert. Die Schnittführung ist ein medianer Unterbauchschnitt bei Dünndarmoperationen. Bei Kolonoperationen wird über dem Darmanteil, der reseziert werden soll, rechts bzw. links ein Mittelbauchquerschnitt oder eine quere Oberbauchlaparotomie vorgenommen. In manchen Fällen entscheidet sich erst nach Eröffnung des Peritoneums das Ausmaß der Operation (◻ Abb. 8.12–8.14), sodass evtl. benötigtes Material nachgereicht werden muss. Das Funktionsdienstteam ist über diese Möglichkeit im Vorfeld in Kenntnis gesetzt, sodass das Instrumentarium entsprechend vorbereitet wurde. Die Operation wird vom Operateur in der Regel mit 2 Assistenten durchgeführt; das Einsetzen von selbsthaltenden Rahmen und Haken ist obligat. Der Springer verfolgt den Fortgang der Operation, um im Bedarfsfall unverzüglich benötigtes Material anzureichen und zu dokumentieren. Die Anwendung von Klammernahtinstrumenten wird rechtzeitig bekannt gegeben, sie liegen im Saal bereit, der Umgang mit den Staplern ist dem Team bekannt. Dünndarmanastomosen werden in der Regel mit einer Einzelknopf- oder einer fortlaufenden Handnaht und mit langsam resorbierbarem synthetischem Nahtmaterial der Stärke 3-0 mit einer atraumatisch angebrachten Nadel gelegt. Dickdarmanastomosen werden vermehrt mit einem Klammernahtinstrument vorgenommen. Die Anastomosen werden nach den beiden Darmschenkeln benannt, die zusammengeführt werden:

- Colon ascendens mit Colon desendens: **Aszendodeszendostomie,**
- Colon descendens mit dem Sigma: **Deszendosigmoidostomie** und
- Colon descendens mit Rektum: **Deszendorektostomie.**

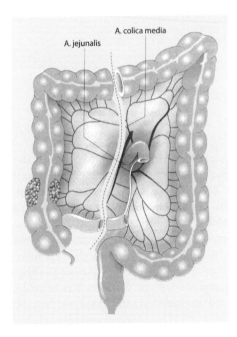

□ **Abb. 8.12.** Ausmaß der Resektion bei Hemikolektomie rechts. (Aus Middelanis et al. 2003)

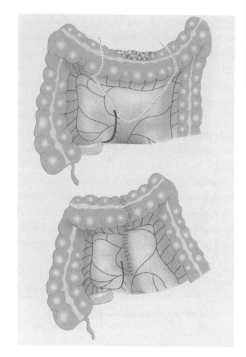

■ Abb. 8.13. Resektion des Colon transversum. (Aus Middelanis et al. 2003)

Eine Anastomose muss auf Dichtigkeit geprüft werden; hierzu wird in der Regel eine gefärbte Spüllösung anal appliziert. Bei Flüssigkeitsaustritt muss die Anstomose übernäht werden. Bei der Anwendung eines zirkulären Staplers werden die Resektionsringe aus dem Klammernahtinstrument vorsichtig entfernt. Sind sie geschlossen, kann von einer korrekt angelegten Anastomose ausgegangen werden. Eine Spülung erfolgt trotzdem. Die Ringe werden vom Pathologen histologisch untersucht, um zu dokumentieren, dass die Anastomose in gesundes Darmgewebe gelegt wurde. Die Einlage einer Drainage ist vom Operationssitus abhängig und nicht obligat. Vor dem Verschluss des Peritoneums müssen Textilien und Instrumentarium gezählt werden; der Zählstand wird dokumentiert.

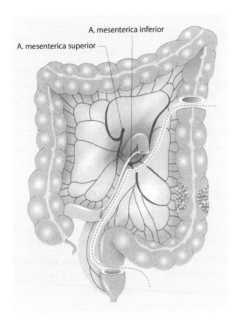

A. mesenterica inferior

A. mesenterica superior

◨ **Abb. 8.14.** Hemikolektomie links. (Aus Middelanis et al. 2003)

■ ■ ■ **Qualitätssichernde Maßnahmen**

Der Patient ist von der Station korrekt nach Standard vorbereitet worden. Narkosevorbereitung, Operationslagerung und -vorbereitung sind standardisiert. In die IT-Dokumentation sind Klammernahtinstrumente mit einem Mouse-Klick einzugeben. Zählen und Dokumentation des prä-, intra- und postoperativen Zählstands von Instrumenten und Textilien sind standardisiert. Die Vorbereitung der resezierten Darmanteile, einschließlich des Begleitschreibens für die histologische Untersuchung, ist standardisiert.

8.2.4 Endoskopische Eingriffe

Heute gelten in jeder chirurgischen Disziplin die minimal-invasiven, endoskopisch durchgeführten oder videoassistierten Eingriffe als Standardoperationen.. Deren Besonderheiten wurden im ▶ Kap. 7 beschrieben.

Indikation

Mit der videoendoskopischen Chirurgie sollen die gleichen Ergebnisse wie in der »offenen« Chirurgie erzielt werden. Dabei soll das Bauchwandtrauma so gering wie möglich gehalten werden (► Kap. 7). Manchmal ist die Indikationserweiterung im Rahmen der Videoendoskopie schwierig; eine Erweiterung ohne zu erwartende postoperative Komplikationen ist vertretbar. Die **Laparoskopie** gilt als optimales Diagnoseverfahren bei unklaren Bauchbeschwerden. Die Entscheidung zur Konversion muss jederzeit möglich sein, der Patient ist immer über diese Möglichkeit aufgeklärt. Folgende Situationen können zur Konversion führen:

- nichtbeherrschbare Blutung,
- unerwartet großer Befund und
- unbekannte Zweiterkrankung.

So muss der Patient immer vorausschauend vorbereitet werden. Vorbereitende Maßnahmen, wie Aufklärung des Patienten, Hautdesinfektion und auch die sterile Patientenabdeckung, entsprechen der der »offenen« Operation. Die benötigten Materialien stehen bereit oder sind ohne großen Zeitaufwand bereit zu stellen. Die Dokumentation der Indikation und des Zeitpunktes der Konversion übernimmt der Springer.

Narkoseform

Narkosebesonderheiten wurden in ► Kap. 7 eingehend beschrieben.

Technisches Equipment

Das technische Equipment besteht aus den Geräten, die im Videoturm bereit gestellt werden (► Abschn. 7.5). Darauf befindet sich der CO_2-Insufflator, der das Einströmen von Gas in den Patienten regelt. Bestenfalls ist ein Wärmegerät zwischengeschaltet, um dem Patienten einen Auskühlungsfaktor durch das kalte CO_2 zu ersparen. Kohlendioxid hat den Vorteil, dass es schnell diffundiert, farblos ist und in Kombination mit einem HF-Chirurgie-Gerät benutzt werden kann. Das CO_2 wird als medizinisches Gas steril geliefert. Wenn nicht mit HF-Strom koaguliert wird, ist ein Ultraschalldissektionsgerät nötig. Damit sind Schneiden und Koagulieren möglich; die Ultraschallschwingungen führen zum Verschluss der Gefäße. Die Kamera wird steril bezogen, das Bild erscheint auf einem Monitor, der für alle Teammitglieder einsehbar ist. Durch Konnektion mit einem Videorekorder und/oder Videoprinter kann die Operation aufgezeichnet oder einzelne Aufnahmen des Eingriffs können zur Dokumentation aufgenommen und ausgedruckt werden. Das Kaltlicht weist eine hohe Leistung auf, weil im Monitor tageslichtähnliche Helligkeit benötigt wird. Häufig ist eine Möglichkeit zum Spülen und Absaugen über eine Saug-Spül-Einheit gegeben. Über die Spülung mit Ringer-Lösung können Koagelreste herausgespült werden, die die Sicht behindern würden. Außerdem soll eine ausgiebige Spülung des Operationsgebietes Verwachsungen vorbeugen. Bei allen Anschlüssen ist darauf zu achten, dass die zuführenden Schläuche und Kabel lang genug sind, um eine Positionierung des Videoturmes so weit vom steril abgedeckten Patienten zu gewährleisten, dass die Sterilität eingehalten werden kann. Das Instrumentarium für die minimal-invasive Chirurgie unterscheidet sich sehr von dem der offenen Chirurgie. Daher bedarf es einer guten Vorbereitung, sodass der Instrumentant in der Lage ist, die Materialien zusammenzusetzen und nach der Operation wieder zu zerlegen. Die Instrumente können Einweginstrumente sein; diese haben den Vorteil, immer auf dem neuesten technischen Entwicklungsstand zu sein. Sie sind immer einsatzfähig und steril. Zu bedenken sind hierbei aber Lagerkapazitäten und Kosten der Müllentsorgung. Werden vermehrt Mehrweginstrumente benutzt, kennt jeder Mitarbeiter die Instrumente und ihr »handling«. Die Anschaffungskosten sind überschau- und kalkulierbar, jedoch ist die hohe Reparaturanfälligkeit zu beachten. Nachteilig bei der Benutzung von Mehrweginstrumenten sind die problematische Aufbereitung und der damit verbundene personelle Aufwand. Die Benutzung dieser langschaftigen fragilen Instrumente setzt eine hohe Kooperationsbereitschaft des gesamten Teams voraus, denn der Operateur benötigt Hilfestellung beim Einführen der Arbeitsinstrumente in die Arbeitsschäfte, da er sonst jedes Mal den Blick vom Monitor abwenden müsste. Die Umsetzung vom 2-dimensionalen Bild auf dem Monitor auf 3-dimensionales Arbeiten erfordert Übung. Eine ständige Unterbrechung würde den Operationsablauf behindern. Die antizipierende Instrumentation ist problemlos möglich, da alle Mitarbeiter freie Sicht auf den Monitor haben. Sauberhalten der Instrumente und Entfernen von Koagelresten erfolgen mit fusselfreien Tüchern. Das Durchspülen der Hohlschäfte, mit dem ein Verkrusten durch Blut und Eiweiß verhindert wird, wird mit Aqua dest. vorgenommen. Kochsalzlösung eignet sich nicht, da der Salzgehalt bei längerer

Einwirkung die Legierung der Instrumente zerstört. Die Aufbereitung beginnt am Instrumentiertisch durch das sachgerechte Vorbereiten des Instrumentariums, in Absprache mit den Mitarbeitern der ZSVA (► Abschn. 3.5.3). Die endgültige Aufbereitung sollte unmittelbar nach dem Eingriff erfolgen; das RKI spricht von **zeitnaher Aufbereitung**. Die Grundlagen der Aufbereitung erfolgen gemäß der Vorgaben vom RKI unter Berücksichtigung der EU- und DIN-Normen. Die Verantwortung der Aufbereitung trägt der Betreiber; die Arbeitsschritte sind unter Berücksichtigung der Angaben des Herstellers (DIN-EN-ISO 17664) schriftlich festzulegen.

■■■ Voraussetzungen

Voraussetzungen für die komplikationslose Durchführung eines Eingriffs mit hohem technischen Aufwand sind die optimale Schulung und die sehr gute Einweisung der Mitarbeiter in das technische Equipment. Die Vorgaben des MPG müssen erfüllt sein; das Training im Umgang mit den technischen Geräten ist obligat.

■■■ Team

Das Team kann bei standardisierten Eingriffen aus dem Operateur und einem Assistenten bestehen. Der Instrumentant ist bei der Einführung der Instrumente in die Trokare behilflich. Der Anästhesist leitet die Narkose mit einem Mitarbeiter des Anästhesiefunktionsdienstes ein und aus. Der unsterile Saalassistent überwacht die z. T. extreme Kopf- oder Fußtieflage des Patienten, überprüft die Funktion des technischen Equipments nach Vorschrift und dokumentiert die Funktionsprüfung. Gegebenenfalls benötigte Stapler liegen im Saal bereit und werden bedarfsgerecht geöffnet sowie dokumentiert.

■■■ Durchführung

Beispiel: laparoskopische Cholezystektomie

Der Patient ist nach Standard in Rückenlage eingeschleust und in Narkose versetzt worden. In vielen Kliniken wird die Steinschnittlage präferiert. Andere Operateure lagern den Patienten mit gespreizten Beinen auf einem geraden Tisch. Sofern mit HF-Chirurgie-Geräten gearbeitet wird, wird die neutrale Elektrode nach Vorschrift aufgeklebt. Die Hautdesinfektion und sterile Abdeckung erfolgen wie für eine Cholezystektomie mit Rippenbogenrandschnitt, um bei Bedarf konvertieren zu können. Während über die Veress-Nadel CO_2 insuffliert wird, schließt das Team alle benötigten Kabel und Schläuche an. Die Kamera wird steril bezogen und konnektiert. Bei Bedarf wird über die Optik ein Weißabgleich durchgeführt. Zur Dokumentation im Video kann der Patientenaufkleber mit der Optik eingelesen werden. Nachdem sich durch die Insufflation des CO_2 die Bauchdecke weit genug vom Darm abgehoben hat, werden nach Stichinzisionen 4 Trokare für Optik, Gallenblasenfasszange, HF-Haken-Elektrode (oder Ultraschalldissektionsschere) und Clipapplikator gesetzt (◘ Abb. 8.15).

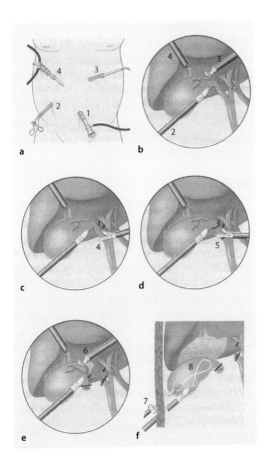

◘ **Abb. 8.15a–f.** Laparoskopische Cholezystektomie, Einbringen der Arbeitstrokare. *1* Laparoskop (10 mm), *2* rechte Fasszange (5 mm), *3* Diathermie-Hakensonde (5 mm), *4* Spül-Saug-Vorrichtung. (Nach Sievert 2001; aus Middelanis et al. 2003)

Der Eingriff beginnt mit der Präparation der A. cystica und des D. cysticus. Über den Monitor, der den gesamten Situs vergrößert, kann der Fortgang der Operation von allen Teammitgliedern verfolgt werden. Arterie und Gallenblasengang werden über jeweils 3 Clips (aus Titan oder synthetischem, resorbierbarem Material, **Cave: unterschiedliche Clipapplikatoren**) verschlossen und durchtrennt. Danach werden Verklebungen und Verwachsungen, die die Gallenblase an der Leber fixieren, gelöst. Entstehende Blutungen werden sofort durch Koagulation oder mit Ultraschall gestillt. Die Entfernung der Gallenblase erfolgt über den Nabeltrokar. Bei Bedarf kann diese Inzision erweitert und ein Bergetrokar eingesetzt werden. Danach erfolgen Blutstillung, Inspektion mit Kontrolle des Operationssitus und ausgiebige Spülung. Nachdem das Gas abgelassen ist, werden die Trokare entfernt, und die Faszie an der Nabelinzision wird verschlossen. Hautnähte können, müssen aber nicht gelegt werden; adaptierende Pflasterstreifen ersetzen häufig die Naht. Bei allen laparoskopischen Eingriffen ist zu planen, wie das Organ entfernt werden soll. Ist von einer entzündlichen Reaktion, z. B. bei einer Appendizitis, auszugehen, muss das Organ im Bauchraum in einen Bergebeutel gelegt werden. So wird verhindert, dass die Entzündungserreger beim Entfernen des Resektats den Bauchraum durch alle Schichten kontaminieren können.

▪▪▪ Qualitätssichernde Maßnahmen

Laparoskopische Eingriffe können sehr gut standardisiert werden. Planung und Durchführung werden schneller und besser, wenn das Team aufeinander eingespielt ist. Es ist wünschenswert, die gleichen Teammitglieder eine Zeitlang miteinander arbeiten zu lassen. Vor allem nach der Einführung neuer OP-Techniken entwickelt sich so schnell ein gewisse Routine. Im Laufe der Zeit werden die Teammitglieder durch andere eingewiesene Mitarbeiter ausgetauscht, um jeden Kollegen diese Methode erlernen zu lassen. Die zu benutzenden Stapler, Clipapplikatoren, Endo stich und/oder andere technische Instrumente werden unsteril erlernt, ggf. unter der Aufsicht der Bereichsleitung oder bei Einführung neuer Geräte mit dem Referenten der Herstellerfirma. Der Patient ist korrekt nach Standard von der Station vorbereitet worden. Narkosevorbereitung, Operationslagerung und -vorbereitung sind standardisiert. In der Dokumentation sind Klammernahtinstrumente, Clips, Bergeinstrumente u. Ä. mit einem Mouse-Klick einzugeben. Zählen und Dokumentation des prä-, intra- und postoperativen Zählstands von Instrumenten und Textilien sind standardisiert.

8.3 Gynäkologie und Geburtshilfe

Die Gynäkologie hat sehr viele standardisierbare Eingriffe in ihrem Repertoire, sodass das Arbeiten im multiprofessionellen Team hier sehr sinnvoll ist. Vor allem in der Geburtshilfe ist Teamwork unverzichtbar. Zum Grundwissen gehören auch hier Anatomiekenntnisse des weiblichen Beckens (■ Abb. 8.16), um den Operationsverlauf vorhersehen und begleiten zu können. Der Uterus (die Gebärmutter) wird von Bändern in seiner Lage gehalten; diese müssen bei Uterusexstirpation durchtrennt und ligiert werden. Wichtige Kenntnisse sind:

- Das **runde Mutterband (Lig. teres uteri)** hält den Uterus in seiner Anteflexions- und Anteversionstellung.
- Das **Lig. ovarii proprium** zieht vom Uterus zum Ovar.
- Die versorgende Arterie des Ovars, die **A. ovarica**, verläuft im Lig. suspensorium ovarii.
- Die versorgende Arterie des Uterus, **A. uterina**, verläuft im Lig. cardinale.
- Wichtig für die Verbindung zwischen Zervix und Rektum ist das **Lig. sacrouterinum**, die Verbindung zur Blase bildet das **Lig. vesicouterinum**.

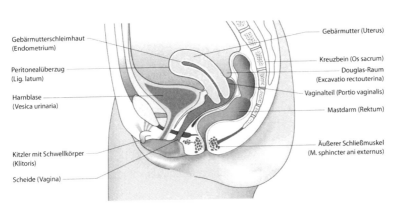

■ **Abb. 8.16.** Sagittalschnitt durch das weibliche Becken. (Aus Middelanis et al. 2003)

8.3.1 Endoskopische Eingriffe

Die diagnostische Laparoskopie, die laparoskopische Tubensterilisation und die Therapie der extrauterinen Tubengravidität gehören zum gynäkologischen Standard.

Indikationen und Operationsprinzipien

Gynäkologische Eingriffe können in folgenden Situationen nötig werden:

- **Unklare Unterbauchbeschwerden:** Die diagnostische Laparoskopie gilt als Mittel der Wahl, wenn unklare Unterbauchbeschwerden der Frau nicht spezifiziert werden können. Die Inspektion der Bauchhöhle über eine Optik führt häufig zur endoskopischen Therapie.
- **Abgeschlossene Familienplanung:** Die Tuben werden laparoskopisch dargestellt und im mittleren Drittel bipolar über eine Strecke von mindestens 2 cm koaguliert und durchtrennt, um die Durchgängigkeit zu unterbrechen.
- **EUG:** Wenn sich ein befruchtetes Ei statt in der Gebärmutter in den Tuben einnistet, führt dies zu Schmerzen und bei fortgeschrittener Gravidität zur Ruptur der Tube. Mithilfe von 4 Trokaren wird die Tube dargestellt, inzidiert und ausgeräumt. Wichtig sind die ausgedehnte Spülung und Entfernung aller Gewebereste, damit die Gefahr einer Verklebung in der Wundheilungsphase minimiert wird. Es wird immer versucht werden, die Tube zu erhalten. In manchen Fällen ist eine Tubenentfernung unerlässlich.

Narkoseform

Das Vorgehen der Anästhesie bei Tubensterilisation und/oder diagnostischer gynäkologischer Laparoskopie entspricht dem bei anderen abdominellen MIC-Eingriffen (▶ Abschn. 7.5). Beim Verdacht einer EUG besteht immer eine Notfallindikation; häufig ist eine Ileuseinleitung bei nichtnüchterner Patientin notwendig. Im Verlauf der Operation kann es jederzeit zu einer starken Blutung kommen. Es müssen mindestens 2 großlumige venöse Zugänge vorhanden sein.

Technisches Equipment

Das technische Equipment entspricht dem in ▶ Kap. 7 und 8 besprochenen. In zentralen OP-Einheiten ist es sinnvoll, für die einzelnen Disziplinen jeweils einen separaten Endoturm vorzuhalten, um Überschneidungen im OP-Plan zu vermeiden.

▪▪▪ Voraussetzungen

Voraussetzungen für eine komplikationslose Durchführung eines Eingriffs mit hohem technischen Aufwand sind die optimale Schulung und sehr gute Einweisung der Mitarbeiter in das technische Equipment. Patientinnen mit einer EUG sind psychisch stark belastet; eine Ruptur bedeutet eine Notfallindikation. Das Team muss beim Einschleusungsvorgang und bei der Einleitung unbedingt weiteren Stress für die Patientin vermeiden. Die Eingriffe sind standardisiert, die Lagerungen geübt und vorbereitet. Nur in absoluten Notfallsituationen sollte die Patientin schon in der Schleuse auf einen Steinschnitttisch gelegt werden. Ansonsten gilt die Regel, einen geraden Tisch zu wählen und die Patientin erst nach der Narkoseeinleitung in die Steinschnittlage zu bringen.

▪▪▪ Team

Das Team kann bei standardisierten Eingriffen aus dem Operateur und einem Assistenten bestehen. Der Instrumentant ist bei der Einführung der Instrumente in die Trokare behilflich. Der Anästhesist leitet die Narkose gemeinsam mit einem Mitarbeiter des Anästhesiefunktionsdienstes ein und aus. Der Saalassistent überwacht die z. T. extreme Kopf- oder Fußtieflage der Patientin, überprüft die Funktion des technischen Equipments nach Vorschrift und dokumentiert die Funktionsprüfung. Die Behandlung anfallender histologischer Präparate ist standardisiert und wird vom Springer übernommen.

▪▪▪ Durchführung

Beispiel: Tubensterilisation

Zur Tubensterilisation ist eine Vollnarkose unverzichtbar. Die Patientin liegt auf einem Steinschnitttisch; die Beine sind leicht abgesenkt. Ein Blasenkatheter, der nach der Narkoseeinleitung gelegt wurde, entleert die Blase. Die Operation beginnt mit der Insufflation von angewärmtem CO_2, um eine gefahrlose Platzierung der Trokare zu gewährleisten. Mit einer Fasszange wird erst die Tube gefasst, in der gesamten Länge inspiziert und das obere Drittel

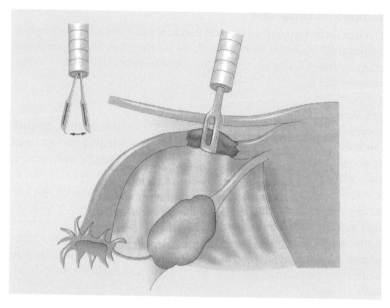

◻ Abb. 8.17. Bipolare Tubenkoagulation. (Aus Middelanis et al. 2003)

bipolar koaguliert. Durch einen weiteren Trokar wird eine Schere eingeführt und die Tube durchtrennt. Analoges Vorgehen folgt auf der anderen Seite (◻ Abb. 8.17).

Der Bauchraum wird ausgiebig gespült, um Verwachsungen vorzubeugen. Koagulation und Durchtrennung werden auf beiden Seiten vom Videoprinter abgebildet; die Bilder gehen in die Patientendokumentation ein.

▪▪▪ Qualitätssichernde Maßnahmen

Laparoskopische Eingriffe können sehr gut standardisiert werden. Planung und Durchführung werden schneller und besser, wenn das Team aufeinander eingespielt ist. Die Patientin ist korrekt nach Standard von der Station vorbereitet worden. Narkosevorbereitung, Operationslagerung und -vorbereitung sind standardisiert. Zählen und Dokumentation des prä-, intra- und postoperativen Zählstands der Instrumente und Textilien sind standardisiert; die Fotos der durchtrennten Tuben gehen in die Patientendokumentation ein.

8.3.2 Vaginale Eingriffe

Der vaginale Zugang zum Uterus bietet sich an, da eine Inzision Schmerzen, Wundheilungsprobleme und Verwachsungen nach sich ziehen kann. Für den vaginalen Zugang muss die Patientin in die Steinschnittlagerung gebracht werden; die Beine werden hochgefahren. Dabei entsteht ein hoher Druck auf das Steißbein, sodass eine optimale Polsterung Voraussetzung sein muss. Die Beine liegen gut abgepolstert in den Goepel-Stützen und werden gewärmt. Die Thromboseprophylaxe ist korrekt durchgeführt worden.

Exkurs

Der Begriff der Hysterektomie entstand, weil man früher dachte, dass klimakterische hysterische Probleme der Frauen ihre Ursache in der Gebärmutter hätten. Ergo: Wenn man die Gebärmutter entfernt, sind die hysterischen Zustände der Frau therapiert → Hysterektomie. Man sollte heute von einer Uterusexstirpation sprechen.

Indikationen und Operationsprinzipen

- Abrasio (Kürettage): unklare Blutungen, Verdacht auf maligne Prozesse an der Zervix oder im Uterus, Endometriose (Schwangerschaftsabbruch). Die Blase wird über eine Einmalkatherisierung entleert, der Uterus mithilfe von Spekula dargestellt und angehakt, der Zervikalkanal wird dilatiert und, wenn keine Schwangerschaft vorliegt, ausgemessen. Das Ausschaben erfolgt mit scharfen Küretten, das entnommene Gewebematerial wird zur histologischen Untersuchung vorbereitet. Dabei ist darauf zu achten, dass Zervix- und Korpusmaterial **getrennt und gekennzeichnet** in die Pathologie gebracht werden.
- Beim Vorliegen einer Schwangerschaft oder nach einem Abort ist die Uteruswand zu weich, als dass die Länge des Cavums mit einer Sonde ausgemessen werden kann, die Gefahr einer Perforation wäre zu groß. Aus diesem Grund wird mit stumpfen Küretten ausgeschabt.
- Vaginale Uterusentfernung: Myome im Uterus führen zu Blutungen und werden operiert. Über den vaginalen Zugang wird der Uterus von seinen Ligamenten sowie den Verbindungen zum Rektum und zur Blase abgesetzt, die versorgenden Gefäße werden ligiert, die Adnexe werden am Uterusabgang umstochen und abgesetzt, um erhalten zu werden. Die

Präparation des Uterus und seiner Anhänge lässt sich unter Sicht über die Videoassistenz durch das zusätzliche Einbringen von Trokaren optimal vornehmen (LAVH).

- **Inkontinenz, TVT:** Blasenschwäche, der Harnaustritt erfolgt unkontrolliert bei Erhöhung des intraabdominellen Druckes, z. B. beim Lachen oder Husten. Die Urethra wird mit einem nichtresorbierbaren Band umschlungen und an der vorderen Bauchwand fixiert. Während der Einheilung entsteht ein bindegewebiges Netz, dass das Band und die Harnröhre in dieser Form hält (TVT; ◲ Abb. 8.18). Dieser Eingriff erfolgt zumeist in Lokalanästhesie, um den Erfolg direkt zu testen.

Narkoseform
Abrasio

Der Eingriff wird meistens in Narkose durchgeführt, eine Spinalanästhesie ist ebenfalls möglich. Es handelt sich um einen kurzen Eingriff, bei nüchterner Patientin kann eine Larynx- oder Gesichtsmaske eingesetzt werden.

Vaginale Uterusexstirpation

Der Eingriff kann in Periduralanästhesie oder Narkose durchgeführt werden. Das Operationsfeld ist für den Anästhesisten nicht einsehbar, er ist also bei Besonderheiten während der Operation auf Information durch den Gynäkologen angewiesen.

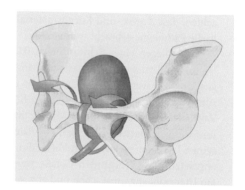

◲ **Abb. 8.18.** Platzierung des Prolenebands bei der TVT-Plastik. (Fa. Ethicon, Gynecare Division; aus Middelanis et al. 2003)

Videoasisstierte vaginale Uterusexstirpation

Anästhesiologisch ist diese Operation als abdomineller Eingriff mit intermittierender Laparoskopie anzusehen (▶ Kap. 8.2.1 »Anästhesie«).

Technisches Equipment

Für eine klassische vaginale Uterusexstirpation werden gynäkologische Instrumente zum vaginalen Einsatz benötigt. Wird videoassistiert operiert, ist zusätzlich das gesamte Equipment der endoskopischen Eingriffe vorzubereiten (s. oben).

▪ ▪ ▪ Voraussetzungen

Eine wichtige Voraussetzung bei geplanten gynäkologischen Operationen ist die optimale Vorbereitung der Patientin. Immer noch haben viele Frauen Angst, dass sie sich selbst nach dem Eingriff nicht mehr als Frau akzeptieren können, oder dass Beziehungsprobleme entstehen. Die psychische Belastung ist also groß. Voraussetzungen für eine komplikationslose Narkose und Operation sind standardisierte Verfahren. Abweichungen sind zu begründen und zu dokumentieren. Die Operationsplanung sollte das Verfahren nennen, um eine korrekte Vorbereitung zu gewährleisten. Risikofaktoren der Patientin werden dem Funktionsdienstpersonal mitgeteilt. Die Operationslagerung ist standardisiert und wird unter Einhaltung aller Prophylaxen durchgeführt und vom Operateur kontrolliert.

▪ ▪ ▪ Team

Die Patientin wird vom Funktionsdienstpersonal nach Standard und unter Berücksichtigung der besonderen Situation eingeschleust und dem Narkoseteam zugeführt. Die geplante Anästhesie wird nach Standard vom Anästhesisten und einem Mitarbeiter des Anästhesie- oder OP-Funktionsdienstes vorgenommen. Der Allgemeinzustand der Patientin ist durch die Prämedikationsvisite bekannt, die Narkose dementsprechend vorbereitet. Die Operation wird vom Operateur mit 2 Assistenten durchgeführt. Der Instrumentant kennt den Ablauf und kann flexibel auf Abweichungen reagieren. Der Operateur und der Saalassistent bringen die Patientin in die Steinschnittlagerung; dies dokumentiert der Saalassistent gemäß Standard.

■ ■ ■ Durchführung

Beispiel: vaginale Uterusexstirpation

Die Patientin liegt in Vollnarkose auf einem Steinschnitttisch; die Beine sind hochgelagert. Vor der Desinfektion untersucht der Operateur den Situs noch einmal in Relaxation, danach wird die Scheide desinfiziert. Der Unterbauch wird ebenfalls desinfiziert. Ebenso ist die Patientin in der Regel im Schambereich rasiert, sodass ggf. auf eine abdominale Operation umgestellt werden kann. Die Benutzung der Trokare zur Videoassistenz ist jederzeit durchführbar. Nach der Desinfektion wird die Harnblase über einen Einmalkatheter entleert. Bei Abdeckung wird der vor dem Gesäß sitzende Operateur über ein an ihm fixiertes Tuch in die Abdeckung miteinbezogen. Mithilfe von Spekula wird der Muttermund dargestellt und mit Kugelzangen angehakt. Die Portio wird umschnitten, die Scheide vorn eröffnet. Der Uterus wird von der Blase abpräpariert, danach wird hinten die Scheide inzidiert, um die bindegewebige Schicht zwischen Rektum und Vagina zu präparieren. Die Ligamente werden rechts und links des Uterus abgesetzt und mit synthetischem, resorbierbarem Nahtmaterial der Stärke 0 oder 1 umstochen. Die Gefäßversorgung wird unterbrochen und ligiert. Nachdem der Uterus aus seiner Fixierung gelöst ist, wird er »gestürzt«, d. h., er wird so weit gekippt, dass der Fundus sichtbar wird. Nun kann die Präparation oder das Absetzen der Adnexe vorgenommen werden. Danach wird der Uterus entfernt. Ist er zu groß, um durch den Scheidenschlauch entfernt zu werden, muss er vorher zerkleinert werden (Morcellement). Nach einer eingehenden Inspektion des Operationsgebietes und der Adnexe wird das Peritoneum verschlossen und der Scheidenstumpf vernäht. Ein Dauerkatheter oder eine suprapubische Harnableitung für wenige Tage sowie eine Scheidentamponade beenden den Eingriff. Es wird angestrebt, die Patientin postoperativ sofort zu extubieren; ein Aufenthalt im AWR ist obligat. Bevor die Patientin wieder in ein Bett gelegt wird, ist eine Inspektion der Haut, v. a. der Steißbeinregion vorzunehmen, um Lagerungsschäden sofort zu erkennen und ggf. zu therapieren. Die Dokumentation des Ergebnisses der Inspektion ist nötig.

■ ■ ■ Qualitätssichernde Maßnahmen

Die Vorbereitung dieser planbaren Operation ist standardisiert. Dem OP-Plan ist zu entnehmen, ob eine LAVH angestrebt wird. Damit werden Verzögerungen durch unzureichende instrumentelle Vorbereitung vermieden. Die Patientin ist korrekt nach Standard von der Station vorbereitet worden. Zählen und Dokumentation des prä-, intra- und postoperativen Zählstands der Instrumente und Textilien sind standardisiert. Die Narkoseausleitung erfolgt unter bekannten Bedingungen; ein Funktionsdienstmitarbeiter ist dem Anästhesisten behilflich.

8.3.3 Abdominale Uterusentfernung

Alle abdominalen Eingriffe in der Gynäkologie werden über den suprasymphysären Faszienquerschnitt nach Pfannenstiel (▶ Abschn. 7.4.2) vorgenommen. Vorteile sind die gute Erreichbarkeit des Uterus und die hervorragenden kosmetischen Ergebnisse, da die Narbe im Bereich der Schambehaarung liegt.

Indikation und Operationsprinzip

Indikationen sind Myome, mit oder ohne Entfernung der Adnexe oder bei vorliegendem Zervix- oder Uteruskorpuskarzinom. Im Klimakterium bleibt bei Blutungsstörungen, die konservativ nicht therapierbar sind, ebenfalls nur die Entfernung der Gebärmutter.

Operationsprinzip

Über den Pfannenstiel-Schnitt wird der Uterus entfernt. Die Adnexe verbleiben bei einer gutartigen Erkrankung und werden aber bei Karzinomen immer mitentfernt.

Narkoseform

Das Vorgehen verläuft analog anderen abdominellen Eingriffen.

Technisches Equipment

Außer der Bereitstellung von Grund- und Bauchinstrumenten werden nur noch ein selbsthaltender Rahmen und das HF-Chirurgie-Gerät benötigt.

▪▪▪ Voraussetzungen

Wichtige Voraussetzung bei geplanten gynäkologischen Operationen ist die optimale Vorbereitung der Patientin. Der psychischen Belastung der Patientin sollte dabei Rechnung getragen werden. Voraussetzungen für eine komplikationslose Narkose und Operation sind standardisierte Verfahren. Abweichungen sind zu begründen und zu dokumentieren. Die Operationsplanung sollte das Verfahren nennen, um eine korrekte Vorbereitung zu gewährleisten, Risikofaktoren des Patienten werden dem Funktionsdienstpersonal mitgeteilt. Die Operationslagerung ist standardisiert, wird unter Einhaltung aller Prophylaxen durchgeführt und vom Operateur kontrolliert.

▪▪▪ Team

Die Patientin wird vom Funktionsdienstpersonal nach Standard und unter Berücksichtigung der besonderen Situation eingeschleust und dem Narkoseteam zugeführt. Die geplante Anästhesie wird nach Standard vom Anästhesisten und einem Mitarbeiter des Anästhesie- oder OP-Funktionsdienstes vorgenommen. Der Allgemeinzustand der Patientin ist durch die Prämedikationsvisite bekannt, die Narkose dementsprechend vorbereitet. Die Operation wird vom Operateur mit 2 Assistenten durchgeführt. Der Instrumentant kennt den Ablauf und kann flexibel auf Abweichungen reagieren. Der Operateur und der Saalassistent bringen die Patientin in die Steinschnittlagerung; dies dokumentiert der Saalassistent gemäß Standard.

▪▪▪ Durchführung

Die Patientin hat eine Regional- oder Intubationsanästhesie erhalten. Nach der Narkoseeinleitung wurde ihr nach Standard ein Blasenverweilkatheter gelegt. Zur Operation wird die Patientin in Steinschnittlage mit abgesenkten Beinen gebracht. Nach der Hautdesinfektion des Unterbauches erfolgt die sterile Abdeckung. Die Inzision wird leicht bogenförmig am oberen Rand des Os pubis vorgenommen. Der Darm wird mit Bauchtüchern beiseite gehalten; die Urethra ist durch den Blasenkatheter geschient. Der selbsthaltende Rahmen hält den Blick auf den Situs frei. Der Uterus wird angeklemmt oder mit einem Myombohrer fixiert, um ihn während der Präparation beweglich halten zu können. Der Uterus wird mit kräftigen Klemmen und starken Durchstechungsligaturen aus seinem Halteapparat befreit. Wenn die Ovarien erhalten bleiben sollen, ist unbedingt darauf zu achten, dass deren Gefäßversorgung nicht beeinträchtigt wird. Die Adnexe werden uterusnah abgesetzt. Wenn sie bei einem vorliegenden Karzinom mitentfernt werden, werden sie angeklemmt und ohne Beeinträchtigung des Ureters entfernt, indem ihr Halteapparat durchtrennt wird. Der Uterus wird mit kräftigen Klemmen von der

Blase und vom Rektum abgesetzt; die letzte Fixation danach ist die Scheide. Die Resektion hier erfolgt so, dass kein Scheideninhalt in den Bauchraum gelangen kann, z. B. mit einer kräftigen 90°-Klemme. Der Uterus wird entfernt und als Präparat für die pathologische Abteilung vorbereitet. Das Scheidenrohr wird verschlossen, das Operationsgebiet auf Bluttrockenheit überprüft. Der Wundverschluss erfolgt, wenn die Zählkontrolle mit korrektem Ergebnis durchgeführt wurde.

■ ■ ■ Qualitätssichernde Maßnahmen

Die Vorbereitung dieser planbaren Operation ist standardisiert, dem OP-Plan ist zu entnehmen, ob eine Adnexerhaltung angestrebt wird. Damit werden Verzögerungen durch unzureichende instrumentelle Vorbereitung vermieden. Die Patientin ist korrekt nach Standard von der Station vorbereitet und rasiert worden. Zählen und Dokumentation des prä-, intra- und postoperativen Zählstands der Instrumente und Textilien sind standardisiert. Die Narkoseausleitung erfolgt unter bekannten Bedingungen, ein Mitarbeiter des Anästhesie- oder OP-Funktionsdienstes ist dem Anästhesisten behilflich. Bei Regionalanästhesie mit liegendem Periduralkatheter zur Schmerztherapie wird das AWR-Personal entsprechend schriftlich informiert.

8.3.4 Sectio caesarea

Ein Kaiserschnitt zur Entwicklung eines Kindes ist entweder geplant oder eine Notfallindikation. Diese Operation muss standardisiert sein, damit in der Notfallsituation keinerlei Unstimmigkeiten auftreten. Die Zeit bis zur Abnabelung ist häufig lebensentscheidend.

> **Exkurs**
>
> Die Bezeichnung Kaiserschnitt leitet sich aus Annahme ab, dass Julius Caesar, Kaiser von Rom, auf diese Weise das Licht der Welt erblickte.

Indikation und Operationsprinzip

Eine Notfallindikation besteht bei Geburtsstillstand oder beim Abfall der Herzfrequenz des Kindes. Eine Kaiserschnittentbindung etwa 8–10 Tage vor dem errechneten Geburtstermin wird bei einem Plazentavorfall geplant; auch

dem Wunsch der Mutter nach einer Schnittentbindung wird immer häufiger entsprochen.
Bei der Indikation werden kindliche und mütterliche Gründe unterschieden:
- kindlich: Beckenendlage, Nabelschnurumschlingungen, Plazentavorfall, Mehrlingsschwangerschaft,
- mütterlich: schwere Gestose mit Hypertonie sowie Erkrankungen der Mutter, die eine natürliche Geburt nicht zulassen; Wunsch der Mutter.
- Ein Missverhältnis zwischen mütterlichem Geburtskanals und Größe des Kindes gilt ebenfalls als Indikation zur Sectio.

Operationsprinzip

Suprasymphysärer Faszienquerschnitt nach Pfannenstiel, Inzision des Uterus, Entwicklung des Kindes, Abnabelung, Entwicklung der Plazenta, Kurettage des Uterus, Verschluss der Gebärmutter, schichtweiser Verschluss.

Narkoseform

Die Operation kann in Peridural-, Spinalanästhesie oder Narkose durchgeführt werden. Falls zur Behandlung des Wehenschmerzes im Kreißsaal schon ein Periduralkatheter gelegt worden ist, bietet es sich an, diesen auch für die Sectio weiterzuverwenden. Ein geplanter Kaiserschnitt kann in Periduralanästhesie vorgenommen werden; für Notfallindikationen allerdings ist die Anschlagzeit zu lang. Notfallsectiones werden häufig in Spinalanästhesie durchgeführt. Die Anästhesie wirkt somit nicht beim Kind. Da die Schutzreflexe der Mutter erhalten bleiben, ist die Aspirationsgefahr minimiert. Ist eine Spinalanästhesie kontraindiziert, muss in Narkose operiert werden. Eine Spätschwangere muss immer als nichtnüchtern angesehen werden, Magenentleerungsstörungen sind sehr häufig, grundsätzlich wird also eine Ileuseinleitung (▶ Abschn. 6.2.3) vorgenommen. Zur Vermeidung einer Kompression der V. cava wird die Patientin schräg seitlich gelagert. Bei einer Sectio caesarea soll die Narkosewirkung auf das Kind möglichst limitiert werden. Daher finden das Desinfizieren des Operationsgebietes und die Abdeckung **vor der Narkoseeinleitung** statt. Danach erfolgt die Ileuseinleitung mit Succinylcholin – i. Allg. zunächst ohne Opioide –, wenn hier keine Kontraindikationen bestehen. Nach der Intubation beginnen die Gynäkologen sofort mit der Operation. Es ist dann meistens möglich, die Nabelschnur nach 1–3 min abzuklemmen, und ein transplazentarer Übertritt von Narkosemitteln wird gering gehalten. Nach dem Abklemmen können Opioide und Relaxanzien nach Bedarf dosiert werden.

❗ Achtung

Schwangere sind durch Wasseraufnahme des Gewebes oft schwer zu intubieren.

Ist eine Intubation nicht möglich, wird die Operation trotz erhöhten Aspirationsrisikos mit Larynx- oder Gesichtsmaske begonnen. Nach der Geburt kann es bei Atem- oder Kreislaufproblemen des Neugeborenen dazu kommen, dass 2 Patienten zu behandeln sind: Kinderärzte sind i. Allg. nur bei vorher bekanntem kindlichen Risiko anwesend! Einrichtungen zur Beatmung und Reanimation von Neugeborenen müssen im OP-Saal vorhanden sein; der Einsatz muss beherrscht werden. Die Narkose zur Notfallsectio sollte, wenn immer möglich, von 2 Anästhesisten durchgeführt werden.

Technisches Equipment

Ein OP-Tisch zur eiligen Sectio sollte immer komplett bereit stehen. In diesem Fall ist es nötig, die Patientin sofort auf den Steinschnitttisch mit Goepel-Stützen zu bringen, da nach der Narkoseeinleitung keine Zeit für eine Umlagerung ist. Das Instrumentarium ist auf maximal 2 Siebschalen zu verteilen, damit eine schnelle Vorbereitung möglich ist.

▪▪▪ Voraussetzungen

Der OP-Tisch mit den Goepel-Stützen steht bereit. Narkoseeinleitung und instrumentelle Vorbereitung sind allen Teammitgliedern bekannt. Jeder übernimmt festgelegte Tätigkeiten, kann jedoch auch die der anderen Teammitglieder ausführen. Bei einer Notfallindikation ist die Angst der Patientin zu berücksichtigen und ggf. zu beachten, dass der Ehemann die Patientin begleitet und der Aufsicht bedarf. Die Hebamme und, wenn nötig, der Pädiater sind benachrichtigt bzw. stehen bereit.

▪▪▪ Team

Die Patientin wird aus dem Kreißsaal in den OP-Bereich überführt; hierbei wird sie von der Hebamme, dem Funktionsdienstpersonal und dem Gynäkologen begleitet. Ohne Hektik und in Zusammenarbeit aller wird sie auf dem OP-Tisch gelagert. Dauerkatheter und Rasur sind umgehend vorzubereiten. Das Anästhesieteam kann den evtl. liegenden Peridural-katheter nutzen. Oder es wird eine Vollnarkose vorbereitet, die aber erst eingeleitet wird, wenn Lagerung, Hautdesinfektion und sterile Abdeckung durchgeführt worden sind. Die zu diesem Zeitpunkt noch wache Patientin wird über jeden Schritt informiert. Die Operation wird vom Operateur mit ein oder 2 Assistenten durchgeführt. Der Instrumentant kennt den Ablauf und kann flexibel auf Abweichungen reagieren. Die Vorbereitung ist schnell vorzunehmen, die nötigsten Instrumente werden vorbereitet, Textilien und Instrumente gezählt und dokumentiert. Hebamme und Kinderarzt stehen bereit.

▪▪▪ Durchführung
Eilige Sectio caesarea
Nach Narkoseeinleitung wird sofort durchgreifend der Pfannenstiel-Schnitt durchgeführt. Die Harnblase wird zur Seite geschoben, die Gebärmutter am Übergang zur Zervix quer inzidiert und der Einschnitt mit den Fingern erweitert. Danach wird das Kind mit entsprechenden Handgriffen, abhängig davon, ob eine Schädel- oder Beckenendlage vorliegt, entwickelt. Nach der Entwicklung wird die Nabelschnur zwischen 2 Klemmen durchtrennt. Nun kann die Operation in Ruhe weitergeführt werden, da die Gefahr der Narko-semitteleinwirkung auf das Kind nicht mehr besteht. Das Kind wird an die Hebamme oder den Kinderarzt abgegeben, die oder der es den Eltern zeigt. Die Geburtszeit wird mit der Durchtrennung der Nabelschnur dokumentiert. Die Plazenta wird entwickelt und abgegeben, die Uterusschleimhaut kuret-tiert. Manchmal ist eine Erweiterung der Zervix nötig. Die Gebärmutter wird mit synthetischen resorbierbaren Nähten der Stärke 0 oder 1 verschlossen. Erst jetzt wird die Blutstillung vorgenommen, da vor der Abnabelung des Kindes keine Zeit dafür war. Nach dem Verschluss des Blasenperitoneums werden Instrumente und Textilien standardisiert gezählt; der Zählstand wird dokumentiert. Der schichtweise Wundverschluss, ggf. mit Einlage einer Drai-nage, beendet den Eingriff.

▪▪▪ Qualitätssichernde Maßnahmen
Jede vorbereitende und durchführende Tätigkeit der Sectio ist standardisiert, Zeitverzögerungen werden so vermieden. Die Dokumentation der Geburts-zeit ist obligat.

8.3.5 Mammachirurgie

Chirurgische Eingriffe an der Brustdrüse werden aufgrund von tumorösen Veränderungen in der gynäkologischen OP-Abteilung oder zur Vergrößerung/Verkleinerung der Brust in der Abteilung für plastische Chirurgie vorgenommen. Zurzeit ist etwa jede 4. an Krebs erkrankte Frau von einem Mammakarzinom betroffen. Die Anzahl der Erkrankungen steigt nach Angaben des Krebsforschungsinstituts mit steigendem Lebensalter jenseits der 40 Jahre an. Die weibliche Brust wird zur Auffindung und Beschreibung von Veränderungungen in 4 Quadranten unterteilt.

Indikation und Operationsprinzip

Jeder tastbare oder in der Mammo-/Sonographie erkennbare Knoten bedarf einer Abklärung. Selten wird dazu ein Teil des Knotengewebes herausgestanzt und zur histologischen Untersuchung gegeben.

Operationsprinzip

Üblicherweise wird der Knoten chirurgisch entfernt und das Gewebe der Schnellschnittuntersuchung zugeführt. Bei benignen Prozessen genügt die Entfernung des Knotengewebes, um eine Entartung zu vermeiden. Wird im Schnellschnitt ein Karzinom diagnostiziert, wird eine Entfernung der Brustdrüse in von Lokalistion und Tumorausbreitung abhängigen Ausmaßen durchgeführt.

Narkoseform
Mammaprobeexzision

Dieser Eingriff ist selten in Lokalanästhesie möglich, die Narkose wird mit der Larynxmaske oder als Intubationsnarkose durchgeführt. Relevante Volumenverschiebungen/Blutungen treten selten auf. Der Eingriff kann sehr kurz sein. Lang wirksame Relaxanzien sollten deshalb vermieden werden.

Ablatio mammae

Es handelt sich um eine größere Operation, die in Intubationsnarkose vorgenommen wird. Im Verlauf der Operation kann es zu transfusionsbedürftigen

Blutungen kommen. Bei einer Wartezeit wegen der Schnellschnittdiagnostik wird die Narkosemitteldosierung vermindert, um eine Hypotonie zu vermeiden.

Brustaufbau

Die Operation wird in Intubationsnarkose durchgeführt. Die Operationsdauer kann bei mikrochirurgischen Anastomosen lang sein. Blasenkatheter und Wärmevorrichtung sind obligat; ein ZVK ist fakultativ. Lagerung, Lauf der Beatmungsschläuche, Ort der venösen Zugänge usw. hängen von der chirurgischen Technik ab und müssen bei der Operationsplanung mit den Chirurgen abgesprochen werden. Chirurgisch indizierte Medikamente (Heparin usw.) werden in der entsprechenden Operationsphase nach Rücksprache gegeben.

Brustverkleinerung

Der Eingriff wird in Narkose (Larynxmaske oder Intubation) durchgeführt.

Technisches Equipment

Die Instrumente sind allgemeinchirurgischer Art, das HF-Chirurgie-Gerät kommt häufig zum Einsatz und wird gemäß MPG vorbereitet. Bei Tumorbestimmung durch Schnellschnittdiagnostik ist die pathologische Abteilung im Vorfeld informiert, damit Wartezeiten vermieden werden. Die Begleitscheine sind bei Beginn des Eingriffs ausgefüllt. Bei plastischen Operationen (Vergrößerung oder Verkleinerung der Brust) sind Instrumente zum Messen und Wiegen des Gewebes bereitzustellen.

■■■ Voraussetzungen

Histologische Untersuchungen, deren Ergebnisse Auswirkungen auf die Operationsmethode haben, sind zu planen und die betroffenen Abteilungen zu informieren. Deshalb ist bekannt, wie das Gewebe der Mammae in die Pathologie verbracht wird; wichtige Telefonnummern sind ausgehängt. Ist die Abteilung für Pathologie nicht im Haus, wird der Transport häufig über Taxiunternehmen gewährleistet. Hier ist ein komplikationsloser und geplanter Ablauf unabdingbar. Die Patientin ist im Aufklärungsgespräch über die Konsequenzen der Schnellschnittuntersuchungen aufgeklärt. Bei plastischen Operationen wird eine Fotodokumentation vorgenommen.

▪▪▪ Team

Alle Mitarbeiter sind im Umgang mit Präparaten geschult, jeder kann die Präparate korrekt beschriften und den Transport in die Pathologie in die Wege leiten. Die Anästhesieabteilung ist über geplante Schnellschnittuntersuchungen in Kenntnis zu setzen, da die Patientin während der Wartezeit auf das Ergebnis in Narkose verbleibt. Der Springer hat die Aufgabe der korrekten Beschriftung und organisiert den Transport des Gewebes. Bei plastischen Operationen ist eine Möglichkeit der Fotodokumentation vorzubereiten.

▪▪▪ Durchführung

Die Patientin liegt auf einem geraden Tisch in Rückenlage. Beide Arme sind ausgelagert, um die Symmetrie der Schnittführung zu gewährleisten. Zuerst wird der Tumor in dem betroffenen Quadranten entfernt. Häufig ist bereits makroskopisch erkennbar, ob der Tumor entartet ist; das Schnellschnittergebnis wird jedoch immer abgewartet. Bei malignen Erkrankungen der Brustdrüse ist immer die vollständige Entfernung des Tumors in der Brust indiziert. Oft ist dabei nicht mehr die Abnahme der gesamten Brust erforderlich, sondern es kann brusterhaltend operiert werden. Dazu wird der Tumor mit einem Sicherheitsabstand im gesunden Gewebe entfernt. Große Tumormassen können durch eine neoadjuvante Chemotherapie vor der Operation reduziert werden, damit brusterhaltend operiert werden kann. Bei ausgedehnten spät erkannten Tumoren mit Lymphmetastasen ist die Brusterhaltung nicht möglich. Die Mamma wird amputiert und ein Teil der Lymphknoten in der gleichseitigen Achselhöhle entfernt. In einem aus diesem Gewebe angelegten Präparat kann der Ausbreitungsweg nachvollzogen werden, der für die nachfolgende Therapie ausschlaggebend ist.

▪▪▪ Qualitätssichernde Maßnahmen

Vorbereitung und Durchführung der Brustoperationen sind standardisiert. Die Mitarbeiter der Anästhesie sind auf die besondere psychische Situation der Patientin vorbereitet und bestenfalls in der Betreuung geschult. Die Verarbeitung der Präparate wird geplant und korrekt durchgeführt. Die Dokumentation der einzelnen Präparate und der Schnellschnittergebnisse ist obligat.

8.4   Urologie

Die Urologie beschäftigt sich mit dem gesamten **Harnapparat** bei Männern und Frauen. Des Weiteren werden in den urologischen Abteilungen die **Erkrankungen der männlichen Geschlechtsorgane** therapiert.

Der Harnapparat besteht aus den beiden **Nieren**, die rechts und links seitlich der Wirbelsäule liegen. Im Nierenhilus befinden sich die versorgenden Gefäße, die A. renalis und die gleichnamigen Venen. Der **Ureter** (Harnleiter) tritt nahe des Hilus aus der Niere aus und transportiert den Urin in die Harnblase; hier treten die Ureteren in den Ostien am Blasenboden ein. Die Blase sammelt den Urin und gibt ihn bei bestimmten Füllungszuständen über die **Harnröhre** (Urethra), willkürlich gesteuert, ab. Die weibliche Harnröhre ist relativ kurz (ca. 4 cm) und mündet in den **Scheidenvorhof**. Die männliche Harnröhre verläuft durch den **Penis** und ist dementsprechend länger. Der Austritt der Urethra ist in der **Glans penis**.

Der Geschlechtsapparat des Mannes besteht u. a. aus den **Hoden**, die im **Skrotum** liegen und für die Produktion der Samenzellen (Spermien) und des Testosterons zuständig sind. Der Samen wird vom Hoden in den Nebenhoden weitergeleitet und dort gespeichert. Der **Ductus deferens** (Samenleiter) geht aus dem Nebenhoden hervor und verläuft im Samenstrang zur Mündung in die Harnröhre, nahe der Prostata. Diese **Vorsteherdrüse** (Prostata) umgibt die Harnröhre und bildet ein alkalisches Sekret, dass dem Sperma beigemischt wird. Der Penis hat 2 Schwellkörper, die die Erektion bewirken.

8.4.1 Endoskopische Eingriffe

Der Zugang durch die Harnröhre ermöglicht verschiedene endoskopische Eingriffe zur Diagnostik und Therapie in der Urologie. Der Patient liegt dazu in Steinschnittlage, das transurethrale Instrumentarium wird durch die Harnröhre eingeführt und kann dort, wie auch an der Prostata und in der Blase, eingesetzt werden.

Indikation und Operationsprinzip

Transurethrale Resektion der Prostata (◘ Abb. 8.19): Bei einem Adenom der Prostata, benigne Prostatahyperplasie, handelt es sich um eine Drüsengeschwulst im inneren Bereich der Prostata, in der unmittelbaren Nähe der Harnröhre, die dadurch eingeengt wird. Der Patient hat Probleme beim Wasserlassen.

Operationsprinzip

Über ein durch die Harnröhre eingeführtes Resektoskop wird die vergrößerte Prostata mit HF-Strom ausgeschält. Dies geschieht unter ständiger Spülung mit einer Sorbit-Mannit-Lösung.

Transurethrale Resektion in der Blase: Findet sich bei einer Blasenspiegelung ein nur oberflächlich ausgeprägtes Harnblasenkarzinom können die Tumoren mit einer Schlinge und HF-Strom abgetragen werden. (Im Spätstadium, wenn der Tumor die Muskelschicht der Harnblase schon infiltriert hat, muss die gesamte Blase entfernt werden; Zystektomie).

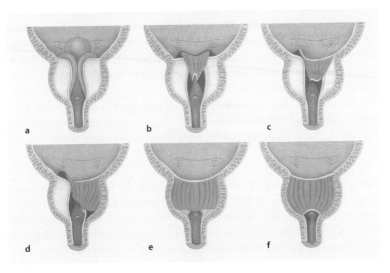

◘ **Abb. 8.19a–f.** Transurethrale Prostatektomie (TUR-P) Stadien der Resektion nach Barnes-Mauermayer. Frontalschnitt durch den unteren Harntrakt: Blase – Prostata. **a** Zustand vor der Operation: **b** Entfernung des Mittallappens und der Basis der Seitenlappen; **c** zusätzliches Abtragen der endovesikalen Portion des Mittel- und des linken Seitenlappens sowie einer endourethralen Portion von beiden; **d** vollständige Entfernung des linken Seitenlappens außer einem apikalen Rest; **e** gleiches Vorgehen auf der rechten Seite. Es steht nunmehr beidseits apikales Gewebe. **f** Endzustand nach kompletter Resektion (Nach Mauermayer 1981). (Aus Middelanis et al. 2003)

Narkoseform

Der Eingriff kann in Spinal-, Periduralanästhesie oder Narkose durchgeführt werden. Bei rückenmarknaher Regionalanästhesie muss die Anästhesiehöhe ausreichend sein, um Missempfindungen und reflektorische Bewegungen des Patienten, die das Operationsergebnis gefährden könnten, zu verhindern. Über intraoperativ eröffnete Gefäße können größere Mengen der unter Druck stehenden Spüllösung in den Kreislauf gelangen und eine Volumen-überladung sowie hohe Elektrolytverschiebungen verursachen (**TUR-Syndrom**). Nach dem Eingriff, evtl. auch intraoperativ, müssen Hämoglobin, Na^+- und K^+-Konzentration im Blut bestimmt werden.

Technisches Equipment

Der Patient liegt in Steinschnittlage auf einem Resektionstisch; hier ist ein Auffangbehälter für die Spüllösung integriert. Da mit einem HF-Chirurgie-Gerät gearbeitet wird, klebt die neutrale Elektrode an einem Oberschenkel des Patienten. Alle Kriterien der HF-Chirurgie werden berücksichtigt (▶ Abschn. 5.1). Das Instrumentarium besteht aus einem Meatotom, einem Resektoskop mit integrierter Spülmöglichkeit sowie unterschiedlichsten Schlingen für die elektrische Abtragung der Tumoren. Mithilfe einer Blasenspritze werden die ausgeschälten Gewebeteile herausgespült und in einem Auffangsieb für die histologische Untersuchung gesammelt. Die Spüllösung ist vorbereitet; der einzulegende Spülkatheter liegt, einschließlich Blockung, bereit.

▪▪▪ Voraussetzungen

Dieser Eingriff ist standardisiert. Bei hohem Alter der Patienten ist die Lagerung manchmal schwierig durchzuführen. Es muss bekannt sein, ob der Patient bewegungseingeschränkt ist oder z. B. Hüftendoprothesen implantiert wurden. Da die Operation in den meisten Fällen in Regionalanästhesie durchgeführt wird, ist auf die psychische Situation des Patienten Rücksicht zu nehmen.

▪▪▪ Team

Der Patient wird nach den in ▶ Kap. 5 beschriebenen Kriterien vorbereitet. Das Anästhesieteam betreut den Patienten von der Einschleusung, über die Anästhesie, während des Eingriffs bis hin zur Übergabe an die AWR-Mitarbeiter. Der Instrumentant setzt die benötigten Instrumente zusammen und bereitet die Abdeckung vor. Der unsterile Saalassistent bereitet die Spülung, die Begleitschreiben für die Histologie und das HF-Chirurgie-Gerät gemäß MPG vor. Der Operateur schaut während der Resektion entweder über die Optik direkt in das Operationsgebiet, oder es wird ein Monitor angeschlossen, sodass der Eingriff via Bildschirm durchgeführt wird.

■ ■ ■ **Durchführung**

Der anästhesierte Patient liegt in Steinschnittlage mit hochgestellten Beinen; der Operateur sitzt vor dem Gesäß des Patienten. Über die Urethra wird das Resektoskop mit einer Optik und einer Schlinge zur HF-Resektion eingeführt. So trägt der Operateur das Prostatagewebe unter Sicht mithilfe des elektrischen Stroms über die Schlinge ab. Die abgehobelten Prostataspäne werden mit einer Blasenspritze über das Resektoskop aus der Blase gespült. Der Instrumentant fängt diese Späne in einem Sieb auf, damit sie für die histologische Untersuchung in ein vorbereitetes Präparateglas gefüllt werden können. Im Anschluss wird ein doppellumiger Dauerkatheter eingeführt. Über diesen wird eine Dauerspülung eingebracht, die nachfolgende Koagelbildung verhindert. Eine der wichtigsten Aufgaben des AWR-Personals ist die Kontrolle dieser kontinuierlichen Spülung.

■ ■ ■ **Qualitätssichernde Maßnahmen**

Die Vorbereitung dieser planbaren Operation ist standardisiert. Dem OP-Plan ist zu entnehmen, ob es Einschränkungen bezüglich der Steinschnittlagerung gibt. Damit werden Verzögerungen durch unzureichende Vorbereitung vermieden. Wurde eine Vollnarkose vorgenommen, erfolgt die Narkoseausleitung unter bekannten Bedingungen. Ein Mitarbeiter des Funktionsdienstes ist dem Anästhesisten behilflich. Bei Regionalanästhesie mit liegendem Periduralkatheter zur Schmerztherapie wird das AWR-Personal entsprechend schriftlich informiert.

8.4.2 Nierenoperationen

Früher häufige Nierenoperationen wegen Steinbildung sind seltener geworden, seit die extrakorporale Steinzertrümmerung zum therapeutischen Standard gehört. Heute werden Eingriffe an der Niere und am Nierenbecken hauptsächlich wegen Ureterfehlbildungen, Nierentumoren oder nach Trauma durchgeführt.

Indikation und Operationsprinzip
Beispiel: Nierenteilresektion

Indikationen für eine Nierenteilresektion sind in der Regel gutartige Prozesse oder eine traumatisch verletzte, funktionslose Niere.

Operationsprinzip

Der Patient liegt in Seitenlage, der Körper ist leicht aufgebogen, sodass die Flanke angehoben wird (▶ Abschn. 5.2.2). Der Zugang wird über den Flankenschnitt oder den Interkostalschnitt vorgenommen. Nur bei großen, häufig malignen Prozessen wird der transperitoneale Zugang zur Anwendung kommen. Das befallene Nierenareal wird identifiziert und als Keil oder gerades Präparat mit dem Skalpell entfernt. Problematisch ist eine Nierenkapselnaht; hier werden vermehrt Gewebekleber und/oder resorbierbare Netze zur Kompression eingesetzt.

Narkoseform

Anästhesiologische Besonderheiten ergeben sich aus dem Ausmaß einer evtl. vorhandenen Nierenfunktionsstörung. Elektrolytveränderungen müssen beim Infusionsprogramm beachtet werden; die Volumenzufuhr muss auch postoperativ angepasst werden. Bei eingeschränkter Nierenfunktion sollten Narkosemedikamente und Relaxanzien verwendet werden, die nicht über die Niere eliminiert werden. Potenziell nierenschädliche Medikamente [z. B. Metamizol (Novalgin)] sind kontraindiziert. Bei Nierentransplantationen müssen die Medikamente zur Immunsuppression entsprechend den Richtlinien des jeweiligen Zentrums gegeben werden.

Technisches Equipment

Das Grund- und Niereninstrumentarium wird durch selbsthaltende Rahmen und durch Katheter, die den Ureter schienen, ergänzt. Wenn mit einem HF-Chirurgie-Gerät gearbeitet wird, erfolgt die Funktionsprüfung nach Vorschrift.

▪▪▪ Voraussetzungen

Voraussetzungen für eine komplikationslose Narkose und Operation sind standardisierte Verfahren. Abweichungen sind zu begründen und zu dokumentieren. Die Operationsplanung sollte das Verfahren nennen, um eine korrekte Vorbereitung zu gewährleisten. Risikofaktoren des Patienten werden dem Funktionsdienstpersonal mitgeteilt. Die Operationslagerung ist standardisiert, wird unter Einhaltung aller Prophylaxen durchgeführt und vom Operateur kontrolliert. Die Seitenlagerung kann nur mit mehreren Personen vorgenommen werden.

▪▪▪ Team

Die Einschleusung erfolgt, wie im ► Abschn. 3.3.4 beschrieben. Das Anästhesieteam übernimmt die Betreuung des Patienten während der Narkoseeinleitung. Im OP-Saal wird die geplante Operationslagerung mit dem gesamten multiprofessionellen Team durchgeführt, die neutrale Elektrode nach Vorschrift angebracht. Der Instrumentant hat alle benötigten Instrumente nach Standard vorbereitet. Der Springer führt die Dokumentation, bereitet die Histologie vor und überwacht den Fortgang der Operation, um zeitnah zusätzlich benötigte Materialien anreichen zu können. Der Operateur führt die Operation mit 2 Assistenten durch.

▪▪▪ Durchführung

Nach der Narkoseeinleitung wird der Patient im Saal in die Seitenlage gebracht (► Abschn. 5.2.2). Nach der Hautdesinfektion und der sterilen Abdeckung erfolgt der Zugang über den Flanken- oder Interkostalschnitt. Nachdem die Niere zu sehen ist, wird sie von ihrer Fettkapsel befreit, und der Ureterabgang wird dargestellt. Um den Ureter in jedem Fall zu schonen, wird dieser mit einem feuchten, zarten Gummizügel angeschlungen. Um zu erwartende Blutungen rasch zu stillen und Parenchymblutungen zu beherrschen, wird die Nierenarterie am Nierenhilus mit einem Tourniquet angeschlungen. Die Nierenkapsel wird über dem zu resezierenden Nierenanteil eröffnet und vom Parenchym abgeschoben. Die Resektion des veränderten Gewebes erfolgt mit dem Skalpell. Das entnommene Gewebe wird zur histologischen Untersuchung geschickt. Parenchym kann nur selten mit einer Naht wiederverschlossen werden. Deshalb wird in diesem Fall eher Gewebekleber benutzt, der unter kurzer Unterbrechung der Blutzufuhr mithilfe des Tourniquets am besten wirkt. Die Nierenkapsel wird mit dünnem (4-0) sythetischem resorbierbarem atraumatischem Nahtmaterial verschlossen. Die Niere kann zusätzlich in eine Netztasche verbracht werden, die die Klebestelle stabilisieren soll. Die Einlage einer Drainage wird vom

Operationssitus abhängig gemacht. Der schichtweise Verschluss erfolgt nach Zählkontrolle und Dokumentation der Vollständigkeit. Die Patienten werden, wenn immer möglich, postoperativ extubiert und in den AWR verlegt.

■■■ **Qualitätssichernde Maßnahmen**
Die Vorbereitung dieser Operation ist standardisiert. Dem OP-Plan ist zu entnehmen, welche Operation mit welcher Lagerung geplant wurde, um Zeitverzögerungen bei der Vorbereitung zu vermeiden. Die Narkose wird unter bekannten Bedingungen ausgeleitet; ein Mitarbeiter des Anästhesie- oder OP-Funktionsdienstes ist dem Anästhesisten behilflich.

8.5 Traumatologie und Orthopädie

Traumatologie und Orthopädie befassen sich mit dem Bewegungsapparat und der Wirbelsäule des Menschen. Häufig sind diese beiden Disziplinen daher in einer Abteilung zu finden; hier werden Frakturen, Endoprothesen und spezielle Wirbelsäulenschäden versorgt.

Kenntnisse über den Knochenaufbau sind wichtig für die Versorgung von Frakturen, denn die Implantate müssen auf die Knochenstruktur abgestimmt sein. Der harte Zustand der Knochen resultiert daraus, dass im knöchernen Gewebe v. a. Kalksalze abgelagert sind. Die Knochen bilden das Skelett und sind Ansatzpunkte für die Muskeln. Sie beinhalten das Knochenmark und schützen damit u. a. die Blutbildungsstätte. Mit Ausnahme der Gelenke ist jeder Knochen von einer derben Haut, der Knochenhaut (Periost), umgeben. Beim ausgewachsenen, intakten Knochen hat das Periost nur noch schützende Funktion. Bei Frakturen wird die Knochenhaut wieder zur Produktion angeregt und hilft bei der Neubildung von Knochengewebe. Die Blutversorgung der Knochen ist über kleine Gefäße gewährleistet, die vom Periost ausgehen, und sich durch kleine Kanäle im gesamten Knochen verteilen. Man unterscheidet:

- **Röhrenknochen**, deren harte, äußere Schicht, die Substantia corticalis, den Markraum umhüllt, und
- **platte Knochen**, deren Substantia corticalis den spongiösen Innenraum schützt.

8.5.1 Frakturen und Frakturversorgungskriterien

Ein Knochenbruch ist eine Unterbrechung der sonst festen Knochenstruktur durch folgende mögliche Mechanismen:

- **direkter Bruch:** gewaltsamer Bruch durch Kraft von außen auf einen gesunden Knochen,
- **Ermüdungsbruch:** durch massive Überbelastung über einen längeren Zeitraum und
- **pathologischer Bruch** (Spontanfraktur): Bruch eines krankhaft veränderten Knochens (Osteoporose, Metastasen) ohne außergewöhnliche Gewaltanwendung.

Wie ein Knochen durchbricht, hängt von der Energie und der Krafteinwirkung ab. Hinzu kommt immer eine Schädigung der umgebenden Weichteile. Ein glatter Riss durch den Knochen wird als **glatter Bruch** bezeichnet. Eine **Stauchungsfraktur** entsteht v. a. im spongiösen Bereich, wenn der Knochen aufeinander gepresst wird. Ein **Trümmerbruch** besteht aus vielen verschieden großen Teilen eines Knochens, die Fragmente verletzen in der Regel den umgebenden Weichteilmantel. Ist ein Gelenk betroffen, werden die einzelnen Gelenkanteile gegeneinander verschoben (**Luxationsfraktur**). Bei Kindern gibt es die Besonderheit, dass der Knochen bricht, die Knochenhaut jedoch intakt bleibt (**Grünholzfraktur**). Eine Fraktur geht immer mit Schmerzen einher und führt zum Funktionsverlust des betroffenen Knochens. Weiterhin gelten Fehlstellungen und das sog. Krepitationsgeräusch als Frakturzeichen. Die Diagnostik erfolgt immer über die Röntgenaufnahme, die Aufschluss über das Ausmaß der Fraktur gibt.

Bleibt der Weichteilmantel intakt, ist also die Haut unverletzt geblieben, handelt es sich um eine **geschlossene Fraktur**, die den Vorteil hat , dass ein Eindringen von Infektionserregern unwahrscheinlich ist. Die operative Versorgung geschlossener Frakturen gilt daher als **aseptischer Eingriff**.

Bei einer **offenen Fraktur** sind Weichteilmantel und die umgebende Haut verletzt; der Knochen dringt nach außen durch. Hier muss unbedingt eine Antibiose stattfinden, denn eine Infektion eines Knochens hätte extrem negative Auswirkungen auf die Knochenheilung. Wenn eine Frakturversorgung das Ziel der anatomischen Reposition – beide Frakturenden stehen nach der Versorgung genau so aufeinander wie vorher – erreicht, kann der Knochen ohne Narben ausheilen. Während der Heilungsphase muss er dazu ruhig gestellt werden; dies wird entweder durch einen Gipsverband oder durch knochenschienende Implantate erreicht. Jede Frakturversorgung muss das Ziel haben, dass der Knochen, so schnell wie möglich, seine Funktion wieder wahrnehmen kann. Dazu muss die Fraktur umgehend reponiert werden, alle Fragmente müssen in relativ anatomischer Position fixiert werden. Eine Fraktur kann durch folgende Maßnahmen versorgt werden:

- **konservativ:**
    - Verband,
    - angewickelte Schienen,
    - Gips oder
    - Drahtextensionen;
- **operativ** (Implantate, die das Repositionsergebnis stabilisieren):
    - Schrauben,
    - Platten,
    - Drähte,
    - Nägel oder
    - Fixateur interne/externe.

Werden Knochen mit einem metallenen Implantat therapiert, spricht man von einer Osteosynthese. Die Arbeitsgemeinschaft für Osteosynthesefragen (AO; Müller et al. 1977) hat dazu Regeln der Versorgung formuliert, die im Folgenden beachtet werden.

Indikation und Operationsprinzip

Jede Fraktur bedarf einer Ruhigstellung und Stabilisierung. Der Knochen heilt am besten, wenn die Frakturenden unter Kompression wieder aneinander gebracht werden. Jeder Bruch, der luxiert oder dessen Frakturenden gegeneinander verschoben sind, und jede offene Fraktur, sollten operativ versorgt werden.

Operationsprinzip		

Operationsprinzipien der Arbeitsgemeinschaft für Osteosynthese
Kompression auf die Frakturfragmente (interfragmentäre Kompression)
Damit die Frakturenden aufeinder stehen und somit keinerlei Biegungkräf-

ten ausgesetzt sind, werden die Implantate so vorgebogen, dass der Druck auf die Frakturenden mit Fixation der Platte durch die Schrauben erhöht wird und die Stabilität der Fraktur gegeben ist.

Schienung der Fraktur
Es werden die innnere und die äußere Schienung unterschieden.

Innere Schienung

Bei einer Fraktur im Schaftbereich eines Knochens kann ein Nagel in den Markraum eingeschlagen werden. Dieser kann verriegelt werden (■ Abb. 8.20).

Auch das Anbringen einer Osteosyntheseplatte kann als Schienung fungieren, dabei kann gleichzeitig das Prinzip der Zugschraube angewendet werden (■ Abb. 8.21).

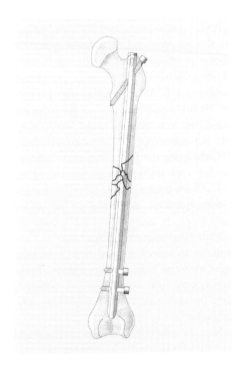

■ **Abb. 8.20.** Verriegelungsnagel. (Aus Middelanis et al. 2003)

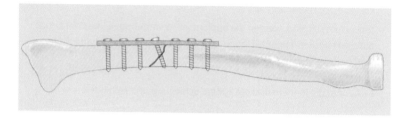

Abb. 8.21. Zugschraube und Platte. (Aus Middelanis et al. 2003)

Äußere Schienung

Mit der Anbringung eines Fixateur externe (■ Abb. 8.22) können einzelne Fragmente mit kleinen Nägeln fixiert werden, deren Position außerhalb des Weichteilmantels in einer Rahmenkonstruktion fixiert wird.

Häufig kommen kombinierte Osteosyntheseverfahren zur Anwendung, z. B. werden die interfragmentäre Kompression und die Schienung miteinander verbunden, um ein optimales Ergebnis, nämlich relativ kallusfreie Knochenheilung sowie frühe Belastungsstabilität, zu erreichen. Die Platten werden nach ihren Aufgaben bezeichnet, z. B. **Abstützplatten** oder **Neutralisationsplatten**, nach ihrer Form, **Halbrohrplatte**, oder nach der Form der Schraubenlöcher, die entweder rund oder oval sind. Bei ovalen angeschrägten Plattenlöchern hat der runde Schraubenkopf die Tendenz, sich beim Eindrehen in den Knochen an die Schrägung des Plattenloches anzupassen. Die Fixation der Schraube im Knochen nach entsprechender Platzierung des Bohrloches in der Mitte oder am Rand des ovalen Loches führt durch diese Tendenz dazu, dass die Schraubenkopfposition im Plattenloch die beiden Fragmente einander annähert.

Die Schrauben werden nach ihrem Anwendungsort bezeichnet:
- **Kortikalisschrauben** werden in der äußeren Knochenschicht verankert, das Gewinde kann sich ohne eine vorherige Vorbereitung nicht einschrauben, es sei denn, es ist selbstschneidend. Sonst kommt ein vorbereitender Gewindeschneider zum Einsatz. Die vorbereitende Bohrungsstärke richtet sich nach dem Kern der Schraube.
- **Spongiosaschrauben** greifen durch ihr gobes Gewinde in dem schwammartigen spongiösen Gewebe; es wird kein Gewindeschneider benötigt.

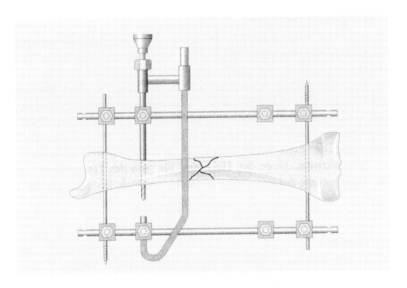

☐ **Abb. 8.22.** Bilateraler Rohrfixateur. (Aus Middelanis et al. 2003)

> Der Durchmesser der Schrauben richtet sich nach dem frakturierten Knochen. Ein Sprunggelenk benötigt kleinere Implantate als ein Tibiakopf.

Schraubenosteosynthese

Zwei kleinere Fragmente, z. B. im Tibiakopf oder im Knöchel des Sprunggelenks, können mit Schrauben fixiert werden. Je nach Knochensubstanz werden die entsprechenden Schrauben ausgesucht. Wichtig ist dabei, dass Druck auf die Frakturenden ausgeübt werden kann. Dies wird durch die sog. Zugschraube erreicht, die im ersten Fragment gleitet und im zweiten Fragment fasst.

Plattenosteosynthese

Für jede Lokalisation muss die passende Länge ausgesucht werden. Wenn nur wenig Weichteil über der Fraktur liegt, ist eine dünnere Platte zu wählen. Die Länge richtet sich nach dem Ausmaß der Fraktur, ggf. der Anzahl der Fragmente sowie den einwirkenden Kräften der bedeckenden Muskulatur, denen die Platte Widerstand leisten muss.

Marknagelosteosynthese

Die innere Schienung eines Röhrenknochens wird durch das Einbringen eines Nagels in den Markraum erreicht. Der Nagel wird in seiner Stärke dem Markraum angepasst, nur noch selten erfolgt eine Vorbohrung. Um eine Rotationsverschiebung zu verhindern, wird der Nagel in seiner Position durch eingebrachte Schrauben fixiert (Verriegelungsnagel). Die Marknagelung hat eine frühe Mobilisierung zur Folge. Dadurch, dass die Weichteile über der Fraktur nicht inzidiert werden müssen, um den Marknagel einzubringen, ist die Infektionsrate bei diesen Osteosyntheseverfahren geringer. Die Auffädelung der Fragmente erfolgt unter Röntgenkontrolle; alle Kriterien des Strahlenschutzes für Patient und Personal werden berücksichtigt.

Narkoseform

Als Anästhesieverfahren kommen Regionalverfahren oder Narkose infrage. Bei der Narkose kann der Atemweg via Endotrachealtubus oder Larynxmaske gesichert werden. Die Wahl des Verfahrens hängt von der geplanten Operation, vom Patienten und von der aktuellen Situation ab (▶ Kap. 6). Regionalverfahren sind weniger geeignet für längere Eingriffe mit speziellen Lagerungen (Bauchlagerung, Extensionstisch usw.). Eine Kombinationsanästhesie – Narkose mit einem Regionalverfahren in Kathetertechnik – kann zur postoperativen Schmerztherapie sinnvoll sein, z. B. bei der Versorgung mit einer Knieendoprothese. Bei Frakturen sind der Transport in den Funktionstrakt, insbesondere die Einschleusung und die Lagerung auf den OP-Tisch, für den Patienten schmerzhaft und können problematisch sein. Eventuell muss noch im Stationsbett eine Schmerztherapie mit i.v.-Opioid-Gabe begonnen werden; ein lückenloses Monitoring muss dann sichergestellt sein. Auch eine periphere Nervenblockade kann schon auf der Station angelegt werden. Während der Operation kann es zu erheblichen, manchmal zunächst schwer einzuschätzenden Blutungen kommen. Beobachtung des Saugerinhalts, der Tupfermenge usw. ist unerlässlich, bei größeren Eingriffen sollte zur Abschätzung des intravasalen Volumens der ZVD gemessen werden. Beim Eröffnen des Markraums kann es zu Blutungen kommen, beim Einbringen eines Marknagels oder des Endoprotheseschafts kann es zur Ausschwemmung von embolischem Material in den Lungenkreislauf kommen. Meistens ist dies keine schwere Komplikation, vorübergehende Kreislaufeffekte, Anstieg des ZVD und Absinken des arteriellen Blutdruckes sind aber häufig. Beim Einsetzen unter Druck (z. B. Endoprothesenschaft) kann es zu Luftembolien kommen. Da Lachgas in Luftblasen hineindiffundiert und sie noch erheblich vergrößern kann, sollte lachgasfrei anästhesiert werden. Die postoperative Schmerztherapie muss dem Bedarf des Patienten angepasst werden. Für bestimmte Situationen (Verbandwechsel, Übungsbehandlung) muss evtl. eine gezielte Analgesie vorgenommen werden.

Technisches Equipment

Die Instrumente der Knochenchirurgie unterscheiden sich sehr von denen der Viszeralchirurgie. Jeder Mitarbeiter, der in der Traumatologie eingesetzt wird, bedarf einer intensiven Einarbeitung, um mit diesem speziellen Instrumentarium umgehen zu können. Die Bohrmaschinen werden entweder über einen Akku oder mit Druckluft angetrieben. Bei elektrischem Antrieb über Akkus ist darauf zu achten, dass diese aufgeladen werden müssen. Die unterschiedliche Stärke der Schrauben muss bekannt sein, da daraus der Durchmesser des Bohrers und bei Bedarf des Gewindeschneiders resultiert. Die Länge der benötigten Schrauben wird über ein Messgerät, dass in das Bohrloch gesteckt wird, ermittelt. Die Schrauben haben in der Regel einen Imbuskopf, sodass der Schraubendreher gut fasst. Die Länge der benötigten Platte resultiert aus dem Bruch und der Bemuskelung des Knochens. Wenn die Platte vorgebogen werden muss, um genügend Kompression auf die Fraktur zu bringen, benötigt man dazu entweder Schränkeisen oder ein Biegegerät.

▪ ▪ ▪ Voraussetzungen

Der Patient muss so gelagert werden, dass das frakturierte Glied frei beweglich ist. Liegt z. B. eine Tibiakopffraktur vor, so wird der betroffene Fuß separat in eine sterile Hülle verpackt, damit die Extremität intraoperativ bewegt werden kann. Dazu muss das betroffene Bein während der Hautdesinfektion vom unsterilen Saalassistenten hochgehalten werden. Da dies körperlich sehr anstrengend sein kann, ist es einfacher, wenn der Haltende dazu auf einer Fußbank steht, um eine bessere Kraftausnutzung zu erreichen. Die sterile Abdeckung erfolgt in der Reihenfolge, dass zuerst der unsterile Haltende das Bein abgeben kann. Die Instrumente sind gemäß OP-Plan vorbereitet, und die Bohrmaschine ist geprüft.

▪▪▪ Team

Die Einschleusung eines Patienten mit einer Fraktur erfolgt niemals durch eine Person allein. In vielen Fällen ist es sinvoll und notwendig, wenn der Operateur oder der erste Assistent beim Überlagern auf den OP-Tisch hilft, um dem Patienten Schmerzen zu ersparen. Ist die Fraktur mit einer Extension reponiert, wird ein Extensionstisch vorbereitet, und das Überlagern wird mithilfe des Operateurs durchgeführt. Es ist im Vorfeld bekannt, ob intraoperative Röntgenkontrollen benötigt werden. In diesem Fall legen sich die Mitglieder des OP-Teams vor der chirurgischen Händedesinfektion Bleischürzen zum Strahlenschutz an, und der Patient wird nach den Regeln des Strahlenschutzes geschützt. Die Operation wird vom Operateur mit mindestens einem Assistenten durchgeführt. Der Instrumentant kennt Ablauf und Instrumentarium. Der Springer hilft bei der Lagerung, übernimmt das Anreichen der sterilen Materialien und Implantate sowie die Dokumentation. Häufig werden traumatologische Eingriffe in Regionalanästhesie durchgeführt, sodass der Patient postoperativ ohne Ausleitung in den AWR verbracht werden kann. Ist nach dem Eingriff noch ein Gipsverband nötig, wird dieser bereits während der Operation vorbereitet und danach vom OP-Team gemeinsam mit dem Springer angelegt.

▪▪▪ Durchführung

Nach der Einleitung und der Operationslagerung erfolgt häufig noch eine Röntgenkontrolle, ggf. wird dabei die Fraktur reponiert. Nach der Freilegung der Bruchenden wird das Repositionsergebnis mit Zangen fixiert, und der Bruch mithilfe von Platte und Schrauben oder nur mit Schrauben fixiert. Die abgeschlossene Osteosynthese wird durch ein Röntgenbild kontrolliert und dokumentiert.

▪▪▪ Qualitätssichernde Maßnahmen

Jeder Mitarbeiter kennt die Einschleusungsprobleme von Patienten mit Frakturen. Zur Schmerzvermeidung und, im schlimmsten Fall, zur Vermeidung von Dislokationen werden genügend Mitarbeiter angefordert, um eine Umlagerung des Patienten zu ermöglichen. Die Vorbereitung der Operation ist standardisiert. Dem OP-Plan ist zu entnehmen, welche Operation mit welcher Lagerung geplant wurde, um Zeitverzögerungen bei der Vorbereitung zu vermeiden. Der Instrumentant kennt das Instrumentarium, die Implantate und die benötigten Bohrsysteme. Der Springer kann bei der Operationslagerung und bei der Hautdesinfektion helfen. Das Anästhesieteam ist über den Patienten und seine

Anamnese informiert. Die eingebrachten Implantate (Schrauben, Platten usw.) werden korrekt dokumentiert; das Auffüllen der Implantatkästen ist geregelt. Die Narkoseausleitung erfolgt unter bekannten Bedingungen; ein Mitarbeiter des Anästhesie- oder OP-Funktionsdienstes ist dem Anästhesisten behilflich.

8.5.2 Arthroskopie

Nahezu jedes Gelenk des Körpers kann gespiegelt werden; die häufigste Arthroskopie ist sicherlich die des Kniegelenks. Eine Arthroskopie kann zwar aus diagnostischen, wird aber häufiger aus therapeutischen Gründen durchgeführt werden. Selten noch geht eine diagnostische Spiegelung der Therapie voraus, denn hier haben sich MRT und CT bewährt.

Indikation und Operationsprinzip

Indikationen sind Verletzungen im Kniegelenk, wie Bandrupturen und Meniskusverletzungen, sowie Knorpelschäden und Synovialzysten.

> **Operationsprinzip**
>
> Über eine Stichinzision wird ein Trokar eingestochen; die Sicht wird durch eine Spülung verbessert. Über eine weitere Inzision wird der Meniskus therapiert oder entfernt; die Bänder können arthroskopisch durch autologe Transplantate ersetzt weden.

Narkoseform

Als Anästhesieverfahren kommen Regionalverfahren oder Narkose infrage. Bei Narkose kann der Atemweg via Endotrachealtubus oder Larynxmaske gesichert werden. Die Wahl des Verfahrens hängt von der geplanten OP, vom Patienten und von der aktuellen Situation ab (▶ Kap. 6).

Technisches Equipment

Benötigt werden arthroskopisches Spezialinstrumentarium und Spülflüssigkeit, nur in Ausnahmefällen synthetisches Bandersatzmaterial. Der Monitor muss für alle Mitarbeiter einsehbar sein.

■■■ Voraussetzungen

Die Patientenlagerung ist von der Verletzung abhängig und kann unterschiedlich gewünscht sein. Die bevorzugte Lagerung ist aus der Operationsplanung ersichtlich. Die Mitarbeiter kennen das technische Equipment und können die Funktionsprüfungen vornehmen sowie dokumentieren.

■■■ Team

Das Anästhesieteam hat die gewünschte und mit dem Patienten besprochene Anästhesie vorbereitet und führt sie nach Standard durch. Häufig ist die Regionalanästhesie die Anästhesie der Wahl. Die Instrumentierende und der Springer sind über die geplante Operation informiert und können sie deshalb nach Standard vorbereiten. Der Operateur benötigt einen Assistenten.

■■■ Durchführung

Nach der Narkoseeinleitung wird der Patient in die gewünschte Lagerung gebracht. Der Patient liegt dabei auf dem Rücken, das betroffene Bein kann hängend gelagert werden. Die sterile Abdeckung erfolgt so, dass das Bein intraoperativ bewegt werden kann. Nach der Stichinzision wird vorsichtig der Trokar eingebracht. Kamera und Kaltlichtkabel werden angeschlossen. Eine Spülung wird angebracht, die Saugung eingestellt. Zuerst wird die Diagnose mit einem Tasthäkchen überprüft. Der Situs wird dargestellt, der Meniskus abgetastet, die Bänder werden beurteilt. Dazu wird das Gelenk vorsichtig bewegt. Die therapeutischen Maßnahmen werden mit den nötigen Instrumenten, Messern, »shavers« oder Schrauben mit Unterlegscheiben für die Reinsertion von Ab- bzw. Ausrissen vom Kreuz- oder Seitenband durchgeführt. Vielfach beendet die Einlage einer Saugdrainage den Eingriff. Die arthroskopische Technik führt zu einer schnelleren postoperativen Mobilisation des Patienten.

■■■ Qualitätssichernde Maßnahmen

Die Vorbereitung dieser Operation ist standardisiert. Dem OP-Plan ist zu entnehmen, welche Operation mit welcher Lagerung geplant wurde, um Zeitverzögerungen bei der Vorbereitung zu vermeiden. Der Instrumentant kennt das Instrumentarium und die evtl. benötigten Implantate sowie die Bohrsysteme. Der unsterile Saalassistent kann bei der Operationslagerung und bei der Hautdesinfektion helfen. Das Anästhesieteam ist über den Patienten und seine Anamnese informiert. Werden Implantate benötigt, müssen sie korrekt dokumentiert werden. Die Narkoseausleitung erfolgt unter bekannten Bedingungen; ein Mitarbeiter des Anästhesie- oder OP-Funktionsdienstes ist dem Anästhesisten behilflich.

8.5.3 Endoprothetik

Gelenkersatz durch eine Endoprothese gehört zum Repertoire orthopädischer Operationen. Der häufigste Ersatz und auch der älteste ist der Hüftgelenkersatz. Eine Endoprothese kann mit Knochenzement verankert werden. Auch zementfreie Prothesen können implantiert werden; diese werden in einen gut durchbluteten, osteoporosefreien Knochen eingeschlagen oder mit einem Gewinde eingedreht.

Indikation und Operationsprinzip

Operationsprinzip

Bei jungen Patienten mit medialen Schenkelhalsfrakturen wird versucht, den Hüftkopf zu erhalten und eine Osteosynthese mit Spongiosaschrauben vorzunehmen. Diese führt bei schneller operativer Versorgung selten zu Nekrosen des Hüftkopfes.
Bei älteren Patienten wird unterschieden, ob eine TEP (◻ Abb. 8.23) implantiert werden muss, die einen Teil des Femurschafts, den Hüftkopf und die Hüftpfanne ersetzt, oder ob auf den Ersatz der Pfanne zugunsten eines schnelleren Operationsverlaufes verzichtet werden kann. Dann wird eine sog. Duokopfendoprothese gewählt werden, deren Kopf sich in einer Metallkappe bewegt, die sich in die Hüftpfanne des Patienten einpasst.

Narkoseform

Zur Anästhesie kommen Regionalverfahren oder Narkose infrage. Bei Narkose kann der Atemweg via Endotrachealtubus oder Larynxmaske gesichert werden. Die Wahl des Verfahrens hängt von der geplanten OP, vom Patienten und von der aktuellen Situation ab (▶ Kap. 6). Eine Kombinationsanästhesie – Narkose mit einem Regionalverfahren in Kathetertechnik – kann zur postoperativen Schmerztherapie sinnvoll sein, z. B. bei der Versorgung mit einer

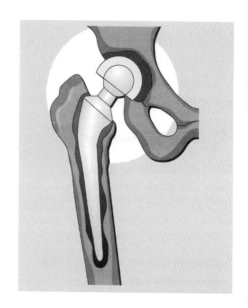

Abb. 8.23. Zementierte Totalen-
doprothese des Hüftgelenks. (Aus
Middelanis et al. 2003)

Knieendoprothese. Bei Frakturen sind der Transport in den Funktionstrakt,
insbesondere die Einschleusung und die Lagerung auf den OP-Tisch, für
den Patienten schmerzhaft und können problematisch sein. Eventuell muss
noch im Stationsbett eine Schmerztherapie mit i.v.-Opioid-Gabe begonnen
werden; ein lückenloses Monitoring muss dann sichergestellt sein. Während
der OP kann es zu erheblichen, manchmal zunächst schwer einzuschätzenden
Blutungen kommen. Beobachtung des Saugerinhalts, der Tupfermenge usw.
ist unerlässlich, bei größeren Eingriffen sollte zur Abschätzung des intravasalen Volumens der ZVD gemessen werden. Beim Eröffnen des Markraums
kann es zu Blutungen kommen, beim Einbringen des Endoprotheseschafts
kann es zur Ausschwemmung von embolischem Material in den Lungenkreislauf kommen. Meistens bedeutet dies keine schwere Komplikation, vorübergehende Kreislaufeffekte, Anstieg des ZVD und Absinken des arteriellen
Blutdruckes sind aber häufig. Beim Einsetzen unter Druck (z. B. Endoprothesenschaft) kann es zu Luftembolien kommen. Da Lachgas in Luftblasen
hineindiffundiert und sie noch erheblich vergrößern kann, sollte lachgasfrei
anästhesiert werden. Wenn zementierte Endoprothesen verwendet werden,
kommt es beim Kontakt mit dem Knochenzement oft zu einem erheblichen

vorübergehenden Blutdruckabfall, insbesondere beim Einbringen des Schaftes einer Hüftgelenkendoprothese. Während der Aushärtung des Knochenzements muss dann bei intermittierender Blutdruckmessung häufiger, am besten jede Minute, gemessen werden. Die postoperative Schmerztherapie muss dem Bedarf des Patienten angepasst werden. Für bestimmte Situationen (Verbandwechsel, Übungsbehandlung) muss evtl. eine gezielte Analgesie vorgenommen werden.

Technisches Equipment

Neben dem Grundinstrumentarium der Knochenchirurgie werden spezielle Implantierungsinstrumente benötigt, die z. B. den Femurschaft für die Aufnahme des Metallschafts der Prothese vorbereiten, sowie Instumente, die die Hüftpfanne zur Vorbereitung auffräsen. Diese Arbeiten werden z. T. unter Zuhilfenahme einer Bohrmaschine durchgeführt. Wenn die Entscheidung getroffen wurde, die Prothese mit Knochenzement zu fixieren, werden Hilfsmaterialien zum Einbringen des Zements benötigt. Der Knochenzement ist ein 2-Komponenten-Zement, der durch Zusammenführen von Pulver und Flüssigkeit angerührt wird. Da die einzelnen Komponenten während der Verbindung miteinander reagieren, wird der Zement in den ersten 10 min extrem heiß, deshalb muss das Gewebe während der Applikation gekühlt werden. Bei dem Einfüllen in den Oberschenkelschaft wird eine Entlüftung zur Prophylaxe einer Luftembolie benötigt. Das Anrühren des Zements ist Aufgabe des Instrumentanten, der hierzu doppelte Handschuhe trägt und den Zement korrekt nach Herstellerangabe zubereitet. Da jedes Prothesenmodell eigenes Implantantationsinstrumentarium benötigt, muss für die Vorbereitung bekannt sein, für welches Modell der Operateur sich entschieden hat.

▪▪▪ Voraussetzungen

Die Patientenlagerung für eine Hüftendoprothese variiert, da es 2 mögliche Zugänge gibt. Wird der Zugang unterhalb der Spina iliaca gewählt, muss der Patient in Rückenlage gelagert werden. Die zu operierende Seite soll hierbei auf einem Gelkissen leicht über die Tischkante herausragen. Für den seitlichen Zugang liegt der Patient, mit Abstützungselementen an Bauch und Rücken, auf der gesunden Seite. Das zu operierende Bein wird frei beweglich desinfiziert und abgedeckt. Die Hautinzision erfolgt bogenförmig leicht hinter dem Trochanter major. Der Anästhesist kennt die Anamnese des Patienten und hat eine entsprechende Anästhesieform gewählt. Der Zugang, dementsprechend die Lagerung und auch die gewünschte Prothese sind aus der Operationsplanung ersichtlich, sodass eine standardisierte Vorbereitung der Instrumente und Implantate möglich ist. Die Implantate werden erst geöffnet, wenn anhand des Operationsbefundes klar ist, welche Größe und welche Form benötigt werden; es sei denn, im Vorfeld wurde eine passende Größe für den Patienten durch Computertechnik errechnet und die Prothese passend angefertigt.

■ ■ ■ **Team**

Der Anästhesist benötigt einen Mitarbeiter des Funktionsdienstes, um die zumeist älteren Patienten zu versorgen. Der Operateur bereitet das Gelenk mit 2 Assistenten vor; hierbei wird der zweite Assistent v. a. für die Luxation des Beines nach der Entfernung des patienteneigenen Hüftkopfes benötigt. Der Instrumentant kennt die spezifischen Implantate sowie Implantatsysteme und das Verfahren der Zementzubereitung. Der Mitarbeiter, der zur unsterilen Saalassistenz eingeteilt ist, kann die operationsspezifische Lagerung durchführen, kennt die Implantate, weiß, wo sie gelagert werden, und kann sie korrekt anreichen. Diese Prothesenkomponenten werden in die IT-Dokumentation ► Abschn. 2.2.2) eingegeben; Nachbestellungen werden geregelt.

■ ■ ■ **Durchführung**

Nach der Narkoseeinleitung erfolgt die gewünschte Lagerung der Patienten. Zur Hautdesinfektion muss das betroffene Bein vom Saalassistenten hochgehalten werden, um ein kreisförmiges Desinfizieren um das gesamte Bein herum zu ermöglichen. Dazu ist es häufig nötig, dass der Springer auf einer Fußbank steht. Nach der Desinfektion wird zuerst die sterile Abdeckung des Beines vorgenommen, damit der Springer sich zurückziehen kann. Nach der Hautinzision wird die Gelenkkapsel freigelegt. Der Schenkelhals wird mit einer Säge unterhalb des Kopfes an der Basis durchtrennt, der Hüftkopf aus der Pfanne luxiert. Der Hüftkopf wird vermessen, um die Implantatgröße zu ermitteln. Aus dem Femurschaft wird die Spongiosa mit einem Löffel entfernt und zur späteren Replantation aufbewahrt. Der Schaft wird mit Raspeln erweitert und für den Prothesenschaft vorbereitet. Die Raspeln sind immer dem Prothesentyp zuzuordnen.

❶ Achtung

Mit Raspeln des Typs A kann keine Prothese des Typs B implantiert werden.

Zu manchen Prothesen gibt es Probemodelle, die zum Testen eingebracht werden können. Danach wird das passende Modell beim Springer angefordert, dieser vergewissert sich vor dem Öffnen der Materialien, ob er das gewünschte Modell vorbereitet hat.

> Einmal geöffnete Prothesenkomponenten könnnen nicht resterilisiert werden.

Wird Knochenzement benötigt, erfolgt das Anrühren nach Herstellerangaben und unter genauer Beachtung der Zeit. Die Prothesenkomponenten werden eingebracht (Hüftpfanne aus Polyäthylen, Hüftkopf häufig aus Keramik, Prothesenschaft aus Metall). Nach der Aushärtung des Zements kann die Reposition des luxierten Beines erfolgen. Nach der Überprüfung der korrekten Reposition erfolgt die Blutstillung. Textilien und Instrumente werden gezählt und dokumentiert. Die Einlage von Saugdrainagen ist obligat, der Wundverschluss erfolgt schichtweise mit resorbierbarem Nahtmaterial.

■■■ Qualitätssichernde Maßnahmen

Die Vorbereitung der Operation ist standardisiert. Dem OP-Plan ist zu entnehmen, welche Operation mit welcher Lagerung geplant wurde, um Zeitverzögerungen bei der Vorbereitung zu vermeiden. Die Instrumentierende kennt das Instrumentarium und die evtl. benötigten Implantate sowie die Bohrsysteme. Der Springer kann bei der Operationslagerung und muss bei der Hautdesinfektion helfen. Das Anästhesieteam ist über den Patienten und seine Anamnese informiert. Die benötigten Implantate müssen korrekt dokumentiert werden. Die Narkoseausleitung erfolgt unter bekannten Bedingungen; ein Mitarbeiter des Funktionsdienstes ist dem Anästhesisten behilflich.

Ambulante Funktionsbereiche

9.1 Arbeitsbereich ambulantes Operieren im Krankenhaus

S. Grüning

Das deutsche Gesundheitswesen hat sich im Laufe seiner Entwicklung in 2 Versorgungsebenen geteilt. Diese Zweiteilung bestand über Jahrzehnte aus der ambulanten haus- und fachärztlichen Versorgung und der stationären Versorgung im Krankenhaus. Durch den zunehmenden Kostendruck werden seit einigen Jahren aber eine Verkürzung der Verweildauer in den Krankenhäusern und eine Verschiebung von ehemals stationären Leistungen in den ambulanten Bereich angestrebt (Merten 2003). Möglich wurde dies durch den medizinischen und technologischen Fortschritt; heute werden Eingriffe, die noch bis vor wenigen Jahren mehrtägige oder sogar wochenlange Krankenhausaufenthalte notwendig machten, deutlich kürzer oder stationsersetzend vorgenommen. Seit dem 21.12.1992 bereits besitzen Krankenhäuser die Erlaubnis zur Durchführung solcher ambulanten Operationen, die in einer gemeinsam von der DKG, den gesetzlichen Krankenversicherungen (GKVen) und der Kassenärztlichen Bundesvereinigung (KBV) verabschiedeten Liste aufgeführt sind (Richter-Turtur 2004). Ein Gutachten der Roland Berger Strategy Consulting zeigte allerdings, dass weniger als 5% aller ambulanten Operationen bis zum Jahr 2002 durch Krankenhäuser vorgenommen wurden, da hier keine wirtschaftlichen Vorteile gesehen wurden.

Durch die seit dem 01.01.2004 neu geltenden Regelungen im SGB V wurde die Pflicht der ambulanten Leistungserbringung für Krankenhäuser erhöht. Zwischen den Spitzenverbänden der Krankenkassen, der DKG, den Bundesverbänden der Krankenhausträger und der KBV wurde der Katalog *Ambulantes Operieren* (§ 115b SGB V; http://www.sozialgesetzbuch.de/gesetze/05/index.php?norm_ID=0511502; ▶ Abschn. 1.2.6) neu ausgehandelt. Dieser enthält nun ambulant durchführbare Operationen und stationsersetzende Eingriffe sowie allgemeine Umstände, bei denen eine stationäre Durchführung erforderlich werden kann. Eine Vielzahl von Operationen und Eingriffen aus den folgenden Fachgebieten, die in der Vergangenheit durchweg stationär durchgeführt wurden, ist hier aufgeführt:

- Augenheilkunde,
- Chirurgie,
- Hals-Nasen-Ohren Heilkunde,

- Handchirurgie,
- Gynäkologie,
- Neurochirurgie und
- Urologie.

Kann ein Krankenhaus die ambulante Versorgung zukünftig nicht sicherstellen, wird dies zu einem Fallzahlverlust und zur Aufgabe dieses Geschäftsfeldes führen. Will ein Krankenhaus jedoch diese Option nicht verlieren, muss ein entsprechendes Geschäftsfeld etabliert werden. Nur die Gründung einer separaten organisatorischen Einheit, wie z. B. ein ambulantes OP-Zentrum, mit eigener Organisation und eigenem Team verspricht nach Vetter u. Hoffmann (2005) Erfolg. Im Folgenden wird dargelegt, wie sich der Prozess der ambulanten Operationen im »ambulanten OP-Zentrum eines Krankenhauses« vom Prozess der stationären Operationen unterscheidet, und warum hier eine Trennung notwendig ist. Ferner werden die Auswirkungen auf den Personal- und Materialeinsatz betrachtet, und es wird erläutert, welche neuen Handlungsfelder sich für den Funktionsdienst ergeben können.

Die primäre Aufgabe im Bereich der operativ-tätigen Fachabteilungen bestand bisher in der Versorgung vollstationärer Fälle. Der **Prozessablauf in der Versorgung der stationären Patienten** stellt sich, wie folgt, dar:

- Aufnahme des Patienten auf der Station,
- Transport in den OP-Trakt,
- Einschleusung in den Funktionsbereich,
- Durchführung der Operation entsprechend der OP-Planung, inklusive Notfallgeschehen,
- Ausschleusung aus dem OP-Saal in den AWR,
- Transport auf die Station und
- Entlassung von der Station.

9.1.1 Voraussetzungen

Die Entwicklung des ambulanten Prozesses muss die vorgehaltenen personellen und infrastrukturellen Ressourcen dem Bedarf anpassen. Unterschiede zur stationären Patientenversorgung ergeben sich einerseits aus dem ausschließlich »gesunden« Patientenklientel (ASA I und II, ASA III unter Vorbehalt), andererseits aus dem OP-Spektrum, das durchweg aus Operationen/Eingriffen **niedrigster Komplexität** besteht. Dadurch gelingt ein schlankerer Prozess, bezogen auf den Personal- und Materialbedarf. Die Patienten können aktiv in den Versorgungsablauf einbezogen werden. Unabdingbare Voraussetzung ist allerdings eine den Prozess unterstützende räumliche Kapazität und Infrastruktur.

9.1.2 Infrastruktur

Der Ambulanz-OP ist in einem Krankenhaus möglichst so einzurichten, dass die Aufnahme der Patienten separat von der Aufnahme der stationären Patienten verläuft. Idealerweise liegt der Ambulanz-OP der zentralen OP-Einheit unmittelbar angrenzend, um bezüglich der operationsspezifischen Ver- und Entsorgungsprozesse, Sterilgutversorgung und -aufbereitung sowie ggf. im medizinischen Notfall eine kurze Anbindung zu haben. Außerhalb des Reinraumbereiches befinden sich ein Empfang (◘ Abb. 9.1), ein Erholungsraum (◘ Abb. 9.3) mit abwischbaren Sitzmöbeln sowie ein Raum mit einigen Liegestellplätzen. Außerdem sind für die postoperative Nachuntersuchung Untersuchungsräume in geeigneter Anzahl und mit fachbezogener Einrichtung vorzuhalten. In unmittelbarer Nähe der Einschleusung/Patientenumkleide befindet sich außerhalb der Reinräume ein WC. Innerhalb der Reinräume steht eine geeignete Anzahl abschließbarer Schränke zur sicheren Verwahrung des Patienteneigentums zur Verfügung. In den ambulanten OP-Einheiten ist eine POBE (perioperative Behandlungseinheit) in den Reinraumbereich integriert. Ein- und Ausleitungsräume für die Narkose werden nicht benötigt. Nach Zahl und Größe ausreichend bemessene OP-Säle oder Eingriffsräume, Flächen zur Vorbereitung der anästhesiologischen und operativen Prozeduren stehen zur Verfügung; ein Büro für die Operateure und ein Pausen-/Aufenthaltsraum für die Beschäftigten sind erforderlich.

9.1.3 Soll-Prozess

Grundsätzlich gilt, dass Diagnostik, Indikationsstellung, ggf. operative Risikoabklärung sowie die Aufklärung und Einverständniseinholung zur Operation im Vorweg ambulant erfolgt sind und am Tag der Operation vorliegen.

Empfang des Patienten

Der erste Patientenkontakt der Mitarbeiter des ambulanten Funktionsbereiches findet am OP-Tag am Empfang des Ambulanzfunktionsbereiches (◪ Abb. 9.1) statt.

Hier erfolgen:

- Prüfung der Patientendaten,
- anamnestische Überprüfung der Operationsfähigkeit,
- Information des Patienten über den Ablauf und
- Sicherstellung der Organisation des Heimtransports sowie der häuslichen Betreuung.

Im Anschluss wird der Patient zur Einschleusung begleitet. Diese Tätigkeiten sind nicht zwingend von einer Krankenpflegekraft durchzuführen, sondern nach entsprechender Schulung auch von anderen Mitarbeitern, z. B. einer Arzthelferin, zu leisten. Wichtig ist hier Empathiefähigkeit, um v. a. die psychische Betreuung der Patienten zu gewährleisten und mit deren Ängsten vor dem Eingriff umgehen zu können.

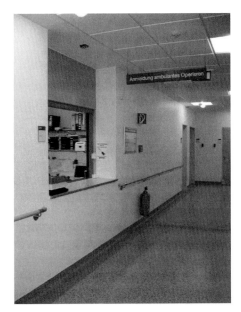

◪ **Abb. 9.1.** Empfang für ambulante Patienten

Patientenumkleide, Einschleusung

In unmittelbarer Nähe des Umkleideraums befindet sich ein WC. Der Patient wird darauf hingewiesen, dass er vor der Einschleusung die Toilette aufsuchen soll. Im Anschluss betritt er von der unreinen Seite aus die Umkleidekabine. Hier wird die persönliche Kleidung gegen ein OP-Hemd getauscht. Danach betritt der Patient den Reinraumbereich; hier wird das Patienteneigentum in einen Schrank eingeschlossen. Anschließend legt sich der Patient auf eine Liege und wird von einem Mitarbeiter des Funktionsdienstes in die POBE verbracht.

Im Gegensatz zum Vorgehen im zentralen OP-Bereich gibt es im ambulanten Funktionsbereich keinen Patientenschleusenraum bzw. keine mechanische Maquet-Schleuse. Die Mobilität des Patienten wird genutzt; Hilfestellungen und der Transport auf der Liege in die POBE werden anteilig von den Funktionsdienstmitarbeitern, die für die Betreuung in der POBE zuständig sind, geleistet.

Präoperative Betreuung in der perioperativen Behandlungseinheit

In der POBE erhält der Patient die verordnete Prämedikation, in der Regel einen Venenzugang und wird danach an den für die Überwachung der Vitalfunktionen erforderlichen Monitor angeschlossen. Monitore in der POBE und den Operationssälen sind kompatibel, sodass die Kabel leicht umgesteckt werden können. Daneben werden in der POBE spezielle Operationsvorbereitungen, wie z. B. die Rasur des Operationsgebietes, durchgeführt.

Die Aufgaben in der POBE können anteilig, je nach Größe der ambulanten OP-Einheit, von einer Funktionsdienstkraft geleistet werden. Durch die Anwesenheit des Operateurs und eines Anästhesisten ist eine Arztbesetzung gewährleistet.

Operation

Zur Operation wird der Patient aus der POBE, in der er vollständig vorbereitet wurde, in den OP-Saal gefahren. Hier kann nun unmittelbar die Narkoseeinleitung erfolgen. Niedrig komplexe Operationen, die in der Regel nicht länger als 60 min dauern, und geeignete gut steuerbare Narkosen gewährleisten einen Prozess ohne wesentliche Verzögerungen. Zwischenreinigungen des Saales sind nur reduziert notwendig, da die Operationen in der Regel

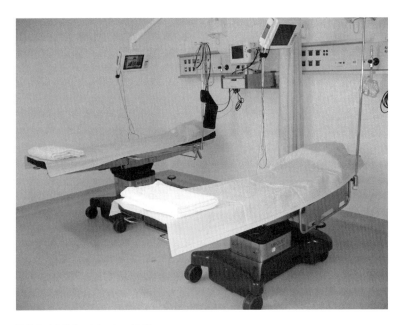

◘ **Abb. 9.2.** Teilansicht einer POBE

nicht sehr blutig verlaufen. Nach erfolgter Narkoseausleitung wird der Patient in die POBE zurückverlegt.

Postoperative Betreuung in der perioperativen Behandlungseinheit

Die postoperative Überwachung erfolgt unter Beachtung definierter Leitlinien. Eine auch aus den OP-Sälen einsehbare zentrale Monitorüberwachung definiert die Notwendigkeit einer dauerhaften POBE-Besetzung in Abhängigkeit zu der Größe des Ambulanz-OP. Der Patient verbleibt in der POBE, bis er bei subjektivem Wohlbefinden, weit gehender Schmerzfreiheit und unauffälligen Wundverhältnissen, sitzen und zumindest kurzzeitig sicher stehen kann. Dann wird er auf der Liege zur Ausschleuse/Patientenumkleide gefahren. Hier erhält er seine Kleidung zurück und verlässt den Reinraumbereich über die Ausschleusung in den Erholungsraum.

Erholungsraum

Der Erholungsraum (□ Abb. 9.3) ist mit bequemen Sitzgelegenheiten eingerichtet und bietet Unterhaltungsmedien. Vereinzelt ist damit zu rechnen, dass Patienten sich noch einmal hinlegen möchten. Deshalb ist auch hierfür zu sorgen. Geeignete Speisen und Getränke werden angeboten; ein WC ist in der Nähe. Nach Feststellung der Entlassungsfähigkeit durch einen Arzt wird der Patient von hier abgeholt.

Nachuntersuchung

Vor der Entlassung des Patienten ist eine Untersuchung durch den Operateur notwendig. Er untersucht den OP-Situs und beachtet dabei postanästhesiologische Hinweise sowie die vom Funktionsdienst ausgefüllten Checklisten für ambulante Operationen. Die Entlassung wird vom behandelnden Arzt schriftlich bestätigt. Für diesen Prozess sind geeignete Untersuchungsräume

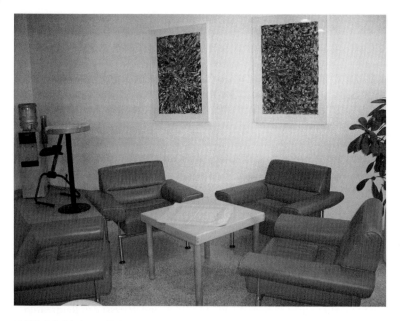

□ **Abb. 9.3.** Erholungs-/Ruheraum

gemäß dem OP-Spektrum in der Nähe des Erholungsraums vorzuhalten. Hier erfolgt auch die Übergabe eines Entlassungsbriefes für den Hausarzt.

9.1.4 Spezialprozesse

Zusätzlich werden innerhalb der ambulanten OP-Einheit weitere Prozesse notwendig, um die Qualität der Versorgung und die Sicherheit der Patienten zu gewährleisten.

Vorbereitung der OP-Tische

Die Vorbereitung der OP-Tische richtet sich nach der Art:

- Werden OP-Liegen, auf denen der Patient schon in der POBE liegen kann, verwendet, sind diese unmittelbar nach dem Hineinfahren in den OP-Saal eingriffsgerecht vorzubereiten.
- Werden OP-Tische verwendet, müssen diese vor dem Auflegen eines Patienten für den anstehenden Eingriff vollständig aufgerüstet und evtl. umgebaut zur Verfügung stehen, entsprechend der in ▶ Kap. 5 beschriebenen Kriterien.

Eingriffe ohne Beteiligung der Anästhesie

Eingriffe ohne Beteiligung der Anästhesie finden im Sinne ambulanter MAC-(Monitorassoziierte-Chirurgie-)Konzepte in der Verantwortung der operativ tätigen Mitarbeiter statt. Die Aufgaben werden entsprechend der anwesenden Personen verteilt.

Tageschirurgischer bzw. kurzzeitchirurgischer Prozess

Wenn nach einer ambulanten Operation eine verlängerte Liegezeit oder eine kurzzeitstationäre Weiterbehandlung des Patienten notwendig wird, so hat dies bis zum Zeitpunkt der Ausschleusung keine Auswirkung auf den beschriebenen Prozess. Für kurzzeitstationäre Patienten wird von einem Mitarbeiter der peripheren Station ein Bett an die Ausschleusung gebracht und der Patient liegend auf die Kurzzeitstation transportiert. Für ambulante Patienten mit verlängerter Liegezeit wird durch einen Mitarbeiter des Krankentransportdienstes ein Bett zur ambulanten Einheit gebracht und der Patient im Liegebereich des Erholungsraums von den Mitarbeitern des ambulanten Funktionsdienstes überwacht.

9.1.5 Wirtschaftliche Aspekte

Personal- und Materialeinsatz müssen in einer ambulanten OP-Einheit genau kalkuliert sein, insbesondere weil die Erlöse für ambulante Operationen deutlich geringer sind als die für stationäre Operationen. So wurde im Jahr 2004 ein Erlös von lediglich 322,80 EUR/ambulanter Operation ermittelt (Blum et al. 2005). Betrachtet man demgegenüber die anfallenden Kosten (▶ Abschn. 2.1.1) wird deutlich, wie wichtig eine genaue Kalkulation für den Personal- und Materialeinsatz in der ambulanten OP-Einheit ist.

Auslastung des ambulanten OP-Saales

Bei einer Anzahl von ca. 2000–2500 Operationen/Saal und Jahr kann von einer guten Auslastung gesprochen werden. In niedergelassenen ambulanten OP-Zentren werden diese Zahlen seit Jahren erreicht. Die Anzahl richtet sich natürlich nach den Operations-/Eingriffszeiten, die je nach Fachgebiet variieren.

Personalbedarf

Beispielhaft besteht der qualitative und quantitative Personalbedarf, bezogen auf eine einschichtige Betriebszeit/Saal bzw. Eingriffsraum, in:

Empfang	Ein Mitarbeiter des Funktionsdienstes oder der Krankenpflege oder eine Arzthelferin anteilig
POBE (einschließlich Ruheraum)	Ein Mitarbeiter des Funktionsdienstes, anteilig
OP-Saal	Ein Mitarbeiter des OP-Funktionsdienstes
	Ggf. ein Mitarbeiter des Anästhesiefunktionsdienstes
	Ein oder bei Bedarf 2 Operateure je nach Art der Operation
	Ein Anästhesist (bei Operationen mit Narkose)
Erholungsraum	Ein Mitarbeiter des Funktionsdienstes oder ein Mitarbeiter der Krankenpflege bzw. eine Arzthelferin, anteilig

Der tatsächliche Personalbedarf muss sich nach Menge und Art der operativen Eingriffe richten und kann daher hier nicht festgelegt werden. Der qualitative Personalbedarf (nichtärztliche Assistenz) wird nach § 115b SGB V, wie folgt, vorgeschrieben:

> Es muss mindestens ein qualifizierter Mitarbeiter mit abgeschlossener Ausbildung in einem nichtärztlichen Heilberuf oder im Beruf als Arzthelfer als unmittelbare Assistenz bei der ambulanten Operation anwesend sein.

Im Rahmen der Qualitätssicherungsmaßnahmen schreibt § 115b SGB keine »examinierte OP-Pflegekraft« vor (Busse 2005, S. 222):

> Der im stationären Bereich übliche Personaleinsatz bei operativen Eingriffen muss sich bei ambulanten Operationen stärker an eine reduzierte Personaldichte sowohl bei der ärztlichen als auch bei der funktionspflegerischen Assistenz und dem Einsatz der anästhesiologischen Präsenz orientieren (Plücker 2004, S. 80)

Für den OP-Funktionsdienst bedeutet dies eine reduzierte Präsenz von einer Kraft und für den Anästhesiefunktionsdienst eine reduzierte Präsenz situationsbezogen nach Bedarf. Abweichungen davon sind selbstverständlich je nach Art der Operationen möglich. Entscheidend dafür werden jedoch die **Erlöse** sein, die das Krankenhaus für die ambulanten Operationen erhält.

Zusammenarbeit der Berufsgruppen

Das »gesunde« Patientenklientel (ASA I und II, ASA III unter Vorbehalt) und die Operationen/Eingriffe niedrigster Komplexität im ambulanten OP-Bereich haben zur Folge, dass die Operationsdauer kurz und die -frequenz der Eingriffe/Saal in der Regel sehr hoch ist. Bei 2500 Operationen/Jahr sind dies täglich durchschnittlich 10 Patienten/Saal bzw. Eingriffsraum. Um so notwendiger und wichtiger ist hier eine enge und prozessorientierte Zusammenarbeit aller am ambulanten Prozess beteiligten Berufsgruppen. Das Modell »multiprofessionelles Team« könnte hierbei vollumfänglich zum Einsatz gebracht werden.

Eine **realistische OP-Planung** ist für ambulante Operationen unerlässlich. Geplante Operationen können schwerlich abgesetzt werden, die Patienten müssten sonst unverrichteter Dinge wieder nach Hause geschickt werden. Dies wäre nicht zumutbar. Der Gesamtorganisationsaufwand für den ambulanten OP-Bereich ist für alle Berufsgruppen ungleich größer als der Organisationsaufwand für den OP-Bereich mit stationären Patienten. Dies ist allein schon mit den zu leistenden Aufnahme- und Entlassungsprozessen verbunden. Ambulantes Operieren im Krankenhaus hat sich vielfach noch nicht regelhaft etabliert. Häufig werden ambulante Eingriffe in den zentralen OP-Bereichen durchgeführt. Demzufolge fehlt dort die notwendige Infrastruktur. Das Funktionsdienstpersonal ist häufig nicht darüber informiert, dass es sich um einen ambulanten Eingriff handelt und daher nicht in der Lage, Personal- und Sachmittelressourcen entsprechend anzupassen.

Fazit

Fakt ist, dass die Zahl der ambulanten Operationen in jedem operativen Fachgebiet steigt, und dass die Zahl der stationär durchgeführten Operationen sinkt. Wenn Krankenhäuser dieses Geschäftsfeld für sich erschließen wollen, müssen sie eine unterstützende Infrastruktur zur Verfügung stellen und Personal- und Sachmittelressourcen entsprechend anpassen. Wird ein separater Bereich für ambulante Operationen etabliert, kann dort ein weiteres Handlungsfeld für Funktionsdienste im Krankenhaus entstehen. Die Ausgestaltung dieses neuen Handlungsfelds hängt im Wesentlichen vom Engagement des Funktionsdienstes ab, sich auf diese neuen Aufgaben und Anforderungen einzulassen. Das professionelle Know-how des OP- und Anästhesiefunktionsdienstes könnte dann auch in die Gestaltung und Durchführung der ambulanten OP-Prozesse einfließen.

9.2   Arbeitsbereich ambulante Anästhesie

M. Liehn

Auch für den Anästhesiefunktionsdienst birgt das ambulante Operieren Chancen und Möglichkeiten. Schon im Jahr 1997 hat der Bund deutscher Anästhesisten (BDA) seine Leitlinien für ambulantes Operieren bzw. für die Tageschirurgie definiert (http://www.uni-duesseldorf.de/WWW/AWMF/ll/001-003.htm). Daraus leiten sich die im Folgenden beschriebenen Voraussetzungen, Patientenselektion sowie Kriterien zur Datenerfassung und zur Entlassung ab.

9.2.1 Voraussetzung

Die Möglichkeit, den Patienten zu untersuchen, um Vorbefunde zu erheben und eine Prämedikation festzulegen, sollten z. B. in einer anästhesiologischen Ambulanz gegeben sein. Die Operationen sind klar zu definieren. Ein erheblicher Blutverlust oder respiratorische Komplikationen müssen unwahrscheinlich sein. Ebenso sollte keine postoperative Pflegebedürftigkeit vorliegen. Die räumlichen und personellen Voraussetzungen wurden im ► Abschn. 9.1.2 und 9.1.5 beschrieben. Des Weiteren wird vom BDA eine Parkplatzanbindung an die ambulante Funktionsabteilung erwartet, damit das Abholen nach der Operation für den Patienten keine langen Wege mit körperlichen Anstrengungen bedeutet.

9.2.2 Patientenselektion

Für die Patienten muss der Heimtransport durch eine verantwortliche Person geregelt sein. Auch die Betreuung für die nach der Entlassung folgenden 24 h muss gewährleistet sein. Von der Begleitperson muss erwartet werden können, dass Instruktionen vom Funktionsdienstpersonal und von den Ärzten verstanden und umgesetzt werden können. Der Patient muss körperlich und psychisch stabil sein. Erkrankungen, wie Diabetes, Asthma oder Hypertonie, müssen eingestellt sein. Gerade in der Kinderchirurgie besteht im ambulanten Operieren eine hervorragende Möglichkeit, den Kindern ein Trennungstrauma zu ersparen. Jedoch sollten Säuglinge älter als 3 Monate oder durch eine anästhesiologische Konsultation für geeignet befunden worden sein. Alle Befunde werden im Vorfeld erhoben und liegen am Operationstag vor. Das Alter des Patienten gilt bei der Entscheidung für oder gegen eine ambulante Operation nicht als ausschlaggebend.

9.2.3 Entlassungskriterien

Der Patient soll ca. 1 h nach dem Aufwachen räumlich und zeitlich orientiert sein. Er kann allein sitzen und kurz auch stehen. Die orale Aufnahme von Analgetika muss möglich sein. Es sollte keine Übelkeit vorliegen, damit eine Flüssigkeitsaufnahme ohne Probleme möglich ist. Der Patient kann allein zur

Toilette gehen; eine Blasenentleerung ist möglich. Bei der Entlassungsuntersuchung sind sowohl anästhesiologische als auch chirurgische Kriterien zu beachten. Der Patient erhält eine Telefonnummer, unter der jederzeit eine Kontaktperson erreichbar ist, die bei Komplikationen nötige Schritte in die Wege leitet. Grundsätzlich werden geeignete Medikamente empfohlen; Analgetika für mindestens den ersten postoperativen Tag werden mitgegeben. Der Patient wird mündlich und schriftlich darauf hingewiesen, dass nach einer Operation mit Anästhesie das Lenken eines Fahrzeugs für 24 h nicht erlaubt ist. Ebenfalls sollten keine geschäftlichen Vorgänge, wie Verträge etc., abgeschlossen werden. Nichtempfohlene Medikamente und alkoholhaltige Getränken dürfen nicht zugeführt werden.

9.2.4 Organisationsaufwand

Alle Befunde, Einwilligungen und Anweisungen hinsichtlich der geforderten Nüchternheit sind schriftlich zu erheben; vorgefertigte Formulare und Checklisten bieten sich hier an. Für die Organisation der Befunderhebung und Durchführung der Anästhesie sind Standards unerlässlich. Ein regelmäßiges »controlling« hilft, Schnittstellenprobleme rechtzeitig zu erkennen und zu lösen.

Glossar/
Abkürzungsverzeichnis

AED	automatische externe Defibrillation
AHA	American Heart Association
Aids	»aquired immune deficiency syndrome«
Analgesie	Schmerzfreiheit
APL-Ventil	»Adjustable-pressure-limit-Ventil«
ASA	American Society of Anesthesiologists
ATA	anästhesietechnische Assistenten
AVB	anästhesiologische Verlaufsbeobachtung
AWR	Aufwachraum
BDA	Bund deutscher Anästhesisten
BfArM	Bundesinstitut für Arzneimittel
BTMG	Betäubungsmittelgesetz
BZ	Blutzucker
CT	Computertomographie
CTG	Kardiotokographie
DGSV	Deutsche Gesellschaft für Sterilgutversorgung
DIN	Deutsches Institut für Normung
DKG	Deutsche Krankenhaus-Gesellschaft
DKI	Deutsches Krankenhaus-Institut
DMP	»disease management programms«
DPR	Deutscher Pflegerat
DRG	»diagnosis related groups«, zur Abrechnung mit den Kostenträgern werden die Patienten in Diagnosegruppen eingeteilt
EBT	»electron beam tomography«
EFQM	European Foundation for Quality Management
EK	Erythrozytenkonzentrat
EMLA	»eutetic mixture of local anaesthetics«
EN	Europäische Norm
EO	Ethylenoxid
ERC	European Resuscitation Council
EU	Europäische Union
EUG	extrauterine Gravidität
EWR	europäischer Warenverkehr
FA	Formaldehyd
F_IO_2	»fraction of inspired oxygene«, Sauerstoffanteil in der Inspirationsluft
GBA	geplante Behandlungsabläufe

G-DRG	»German refined-diagnosis related groups«
GFP	gefrorenes Frischplasma
HF	Hochfrequenz
HIV	»human immunodeficiency virus«
ILCOR	International Liaison Committee on Resuscitation
IT	»information technology«
Kapnometrie	Messung des CO_2-Gehalts am Ende der Exspiration
Kinästhetik	Lehre von der Bewegung und der Wahrnehmung von Bewegung durch die Sinne
KTQ	Kooperation für Transparenz und Qualität im Krankenhaus
LAVH	laparoskopisch assistierte vaginale Hysterektomie
MAC	minimale alveoläre Konzentration. Um die Wirkstärke volatiler Anästhetika vergleichen zu können, wurde die MAC, wie folgt, definiert: Die Konzentration in den Lungenalveolen, bei der sich 50% der Patienten bei einem chirurgischen Hauteinschnitt von 10-cm-Länge nicht bewegen, wird als MAC 1,0 definiert.
MAC	Monitor assoziierte Chirurgie
MedGV	medizinische Geräteverordnung
MIC	minimal-invasive Chirurgie
MP	Medizinprodukt
MPBetreibV	Medizinproduktebetreiberverordnung
MPG	Medizinproduktegesetz
MRI/MRT	»magnetic resonance imaging«/Magnetresonanztomographie
MRSA	Methicillin-resistenter Staphylococcus aureus
nosokomiale Infektion	im Krankenhaus erworbene Infektion
NSZ	Naht-Schnitt-Zeit, Zeitspanne zwischen letzter Hautnaht und erstem Hautschnitt des nächsten Patienten
OTA	operationstechnische Assistenten
p.p.	per primam intentionem; primär einsetzend, störungsfrei, glatt verlaufend
PCV	»pressure controlled ventilation«
PE	Probeexzision
PEEP	»positive endexpiratory pressure«
PET	Positronen-Emissions-Tomographie
Pharmakopöe	Arzneibuch
PiCCO	»pulse-induced contour cardiac output«

POBE	perioperative Behandlungseinheit
PONV	»postoperative nausea and vomiting«
RDA	Reinigungs- und Desinfektionsautomat
Redundanz	Doppelinformation
RKI	Robert Koch-Institut
RLTA	raumlufttechnische Anlagen
RSI	»rapid sequence induction«, Ileuseinleitung
SGB	Sozialgesetzbuch
SIRS	»systemic inflammatory response syndrome«
SNZ	Schnitt-Naht-Zeit, Zeitspanne zwischen erstem Hautschnitt und letzter Hautnaht
Stent	starres, implantiertes Rohr zum Offenhalten eines Lumens
TAPP	transabdominale präperitoneale Patchanlage
T_3	Trijodthyronin
T_4	Tetrajodthyronin
TEP	Totalendoprothese, aber auch totale extraperitoneale Patchanlage
TIVA	totalintravenöse Anästhesie
TSH	thyroidstimulierendes Hormon
TURB	– transurethrale Resektion der Blase
TURP	transurethrale Resektion der Prostata
TVT	»tension free vaginal tape«
volatile Anästhetika	gasförmige Anästhetika
ZFDL	zentrale Funktionsdienstleitung
ZSVA	zentrale Sterilgutversorgungsabteilung
ZVD	zentraler Venendruck
ZVK	Zentralvenenkatheter

Literatur

352 Literatur

Anonymous (2004) Bauchoperationen ohne sichtbare Narben. Apotheken Umsch 11

Anonymous (2005) Weltpremiere im UKE. Hamburger Abendblatt, 22.02.2005, S 21

Arbeitsgemeinschaft LBK Hamburg (2003) Definierte Anforderungen an eine OP-Software im LBK Hamburg, Extrakte aus dem Pflichtenheft: IT im OP. Eigendruck

Bibliographisches Institut (1977) Der kleine Duden, Fremdwörterbuch. Eigenverlag, Mannheim

Bibliographisches Institut (1997) Das Fremdwörterbuch, Bd. 5. Eigenverlag, Mannheim

Bibliographisches Institut (2003) Medizin-Duden. Das Wörterbuch medizinischer Fachausdrücke. Eigenverlag, Mannheim

Blum K, Offermanns M, Schilz P (2005) Krankenhaus-Barometer, Erhebung 2004. Deutsches Krankenhausinstitut, Düsseldorf

Bundesverband Medizintechnologie e.V. (2003) Medizinprodukterecht MPG. http://www.bv-med.de/themen/Medizinprodukterecht_MPG/. Gesehen 22 Jan 2006

Busse T (1998) OP-Management. Decker, Heidelberg

Busse T (2005) OP-Management. Economica, Heidelberg

Diemer M (2004) Herausforderung OP-Management. Struktur – Konzepte – Visionen. 2. Interaktiver Kongress, Bremen, April 2004

Ethicon (2002) Schon gewusst? Informationsbroschüre zu Nahtmaterial. Eigenverlag, Norderstedt

Grönemeyer DHW (2005) Gesundheitswirtschaft. Die Zukunft für Deutschland. ABW, Berlin

Krettek C, Aschemann D (2005) Lagerungstechniken im Operationsbereich. Springer, Berlin Heidelberg New York Tokyo

Larsen R (2004) Anästhesie und Intensivmedizin, 6. Aufl. Springer, Berlin Heidelberg New York Tokyo

Lauterbach KW, Schrappe M (2004) Gesundheitsökonomie, Qualitätsmanagement und Evidence-based-Medicine. Schattauer, Stuttgart

Lohmann H (2004) Mut zum Wandel. Bibliomed, Melsungen

Lohmann H, Wehkamp KH (2002) Vision Gesundheit, Bd 1. WIKOM, Wegscheid

Merten M (2003) Krankenhäuser: anhaltender Bettenabbau. Dtsch Arztebl 100:A-299/B-265/C-257

Middelanis I, Liehn M, Steinmüller L, Döhler JR (2003) OP-Handbuch, 3. Aufl. Springer, Berlin Heidelberg New York Tokyo

Molcho S (2001) Körpersprache im Beruf. Goldmann, München

Müller ME, Allgöwer M, Schneider R, Willenegger H (1977) Manual der Osteosynthese – AO-Technik. Springer, Berlin Heidelberg New York Tokyo

Plücker W (2004) Personalbedarfsermittlung im Krankenhaus, 8. Aufl. DKI, Wuppertal

Pschyrembel (1986) Klinisches Wörterbuch, 255. Aufl. De Gruyter, Berlin

Pschyrembel (1994) Klinisches Wörterbuch, 257. Aufl. De Gruyter, Berlin

Richter-Turtur M (2004) Ambulantes Operieren im Krankenhaus, Mehrleistung für Gotteslohn? Bundesverband Deutscher Chirurgen online; http://www.bdc.de/bdc/bdc.nsf/0/3ea6d9cf1e2b4214c1256e3700364edb?OpenDocument&ExpandSection=1. Gesehen 22 Jan 2006

Robert Koch-Institut (Hrsg) (1999) Empfehlungen zur Prävention und Kontrolle von Methicillin-resistenten Staphylococcus-aureus-Stämmen (MRSA) in Krankenhäusern und anderen medizinischen Einrichtungen. Mitteilungen der Kommission für Krankenhaushygiene und

Infektionsprävention am RKI. Bundesgesundheitsbl Gesundheitsforsch Gesundheitssch 42: 954–958; http://www.rki.de/cln_006/nn_226928/DE/Content/Infekt/Krankenhaushygiene/Kommission/Downloads/MRSA_Rili,templateId=raw,property=publicationFile.pdf/MRSA_Rili. Gesehen 10.01.2006

Robert Koch-Institut (Hrsg) (2004) Richtlinie für Krankenhaushygiene und Infektionsprävention. Lose Blattsammlung, 1. Aufl. Elsevier, München; http://www.rki.de >Infektionsschutz >Krankenhaushygiene >Kommission für Krankenhaushygiene und Infektionsprävention. Gesehen 09.01.2006

Schulz v. Thun F (1981) Miteinander reden, Bd 1. Rowohlt, Reinbek

Schulz v. Thun F (1989) Miteinander reden, Bd 2. Rowohlt, Reinbek

Schulz v. Thun F (1998) Miteinander reden, Bd 3. Rowohlt, Reinbek

Siewert JR (2001) Chirurgie, 7. Aufl. Springer, Berlin Heidelberg New York Tokyo

Spornitz U (1996) Anatomie und Physiologie, 2. Aufl. Springer, Berlin Heidelberg New York Tokyo

Texhammar R, Colton C (1995) AO-Instrumente und -Implantate. Springer, Berlin Heidelberg New York Tokyo

Trill R (1996) Krankenhaus-Management. Aktionsfelder und Erfolgspotentiale. Luchterhand, Neuwied

Vetter U, Hoffmann L (2005) Leistungsmanagement im Krankenhaus: G-DRGs. Springer, Berlin Heidelberg New York Tokyo

Watzlawick P, Beavin JH, Jackson DD (2003) Menschliche Kommunikation. Formen, Störungen, Paradoxien. Huber, Bern

Willig W (1989) Arbeitstexte für Psychologie, Soziologie und Pädagogik an Pflegeschulen, 6. Aufl. Willig, Balingen

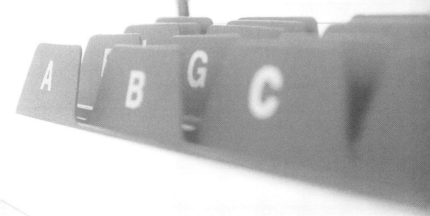

Stichwortverzeichnis